Rastlos im Beruf, ratlos im Ruhestand?

Die Zugangsinformationen zum eBook Inside finden Sie am Ende des Buchs.

Wolfgang Schiele
Rastlos im Beruf, ratlos im Ruhestand?

Wegweisende Impulse zur aktiven Gestaltung der dritten Lebensphase

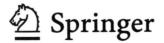

Wolfgang Schiele
Bad Saarow, Deutschland

ISBN 978-3-662-56566-7   ISBN 978-3-662-56567-4   (eBook)
https://doi.org/10.1007/978-3-662-56567-4

Die Deutsche Nationalbibliothek verzeichnet diese Publikation in der Deutschen Nationalbibliografie; detaillierte bibliografische Daten sind im Internet über http://dnb.d-nb.de abrufbar.

© Springer-Verlag GmbH Deutschland, ein Teil von Springer Nature 2018
Das Werk einschließlich aller seiner Teile ist urheberrechtlich geschützt. Jede Verwertung, die nicht ausdrücklich vom Urheberrechtsgesetz zugelassen ist, bedarf der vorherigen Zustimmung des Verlags. Das gilt insbesondere für Vervielfältigungen, Bearbeitungen, Übersetzungen, Mikroverfilmungen und die Einspeicherung und Verarbeitung in elektronischen Systemen.
Die Wiedergabe von Gebrauchsnamen, Handelsnamen, Warenbezeichnungen usw. in diesem Werk berechtigt auch ohne besondere Kennzeichnung nicht zu der Annahme, dass solche Namen im Sinne der Warenzeichen- und Markenschutz-Gesetzgebung als frei zu betrachten wären und daher von jedermann benutzt werden dürften.
Der Verlag, die Autoren und die Herausgeber gehen davon aus, dass die Angaben und Informationen in diesem Werk zum Zeitpunkt der Veröffentlichung vollständig und korrekt sind. Weder der Verlag noch die Autoren oder die Herausgeber übernehmen, ausdrücklich oder implizit, Gewähr für den Inhalt des Werkes, etwaige Fehler oder Äußerungen. Der Verlag bleibt im Hinblick auf geografische Zuordnungen und Gebietsbezeichnungen in veröffentlichten Karten und Institutionsadressen neutral.

Einbandabbildung: © Olha Rohulya, Adobe Stock
Verantwortlich im Verlag: Iris Ruhmann

Gedruckt auf säurefreiem und chlorfrei gebleichtem Papier

Springer ist ein Imprint der eingetragenen Gesellschaft Springer-Verlag GmbH, DE und ist ein Teil von Springer Nature
Die Anschrift der Gesellschaft ist: Heidelberger Platz 3, 14197 Berlin, Germany

Geleitwort

Mit dem Eintritt in den Ruhestand begeben wir uns auf unsere letzte große „Heldenreise". Die vorangegangenen haben wir z. B. während unserer Pubertät und mit dem Eintritt in die Berufswelt erfolgreich gemeistert. Nun steht eine weitere an, und sie ist nicht weniger knifflig; verlangt sie doch von uns eine Anpassung an völlig neue Bedingungen, auf die uns niemand wirklich vorbereitet hat. Wenn uns auch der Begriff der „Heldenreise" etwas überhöht vorkommen mag: Es gilt, während dieser Fahrt eine Reihe von Prüfungen abzulegen, Bewährungsproben zu bestehen und eigene Verwandlungen zu vollziehen. Damit steht sie in der besten Tradition der Heldenreisen, die Paul Rebillot und Joseph Campbell im vergangenen Jahrhundert beschrieben haben und die heute noch als Erfolgsrezept für jeden guten Hollywoodfilm gelten. Denn es ist bei Weitem nicht jedem von uns vergönnt, problemlos in

VI   Geleitwort

einen erfüllten und sinnvollen Ruhestand hinüberzuwechseln. Bei vielen gehört eine anständige Portion Mut, Planung und Ausdauer dazu, die dritte Lebenszeit aktiv und selbstbestimmt anzugehen und zu gestalten, um schließlich zum Helden im Ruhestand zu werden. Dazu gehören Informationen, Kenntnisse und Fähigkeiten, die den wenigsten unter uns bisher bewusst waren oder rechtzeitig zur Verfügung standen. Erst dann, wenn wir von den Herausforderungen wissen, die Risiken überschauen und die Chancen erkennen, können wir die Schätze des Ruhestandes heben.

Dem Dichter und Literaturnobelpreisträger Hermann Hesse ist es gelungen, die Heldenreisen zwischen unseren verschiedenen Lebensphasen mit wunderschönen Worten[1] treffend und stimmig zu beschreiben:

Stufen

Wie jede Blüte welkt und jede Jugend
dem Alter weicht, blüht jede Lebensstufe,
blüht jede Weisheit auch und jede Tugend
zu ihrer Zeit und darf nicht ewig dauern.

Es muss das Herz bei jedem Lebensrufe
bereit zum Abschied sein und Neubeginne,
um sich in Tapferkeit und ohne Trauern
in andre, neue Bindungen zu geben.

---

[1]aus: Hermann Hesse, *Sämtliche Werke in 20 Bänden. Herausgegeben von Volker Michels. Band 10: Die Gedichte.* © Suhrkamp Verlag Frankfurt am Main 2002. Alle Rechte bei und vorbehalten durch Suhrkamp Verlag, Berlin.

Geleitwort   **VII**

Und jedem Anfang wohnt ein Zauber inne,
der uns beschützt und der uns hilft, zu leben.

Wir sollen heiter Raum um Raum durchschreiten,
an keinem wie an einer Heimat hängen,
der Weltgeist will nicht fesseln uns und engen,
er will uns Stuf' um Stufe heben, weiten.
Kaum sind wir heimisch einem Lebenskreise
und traulich eingewohnt, so droht Erschlaffen,
nur wer bereit zu Aufbruch ist und Reise,
mag lähmender Gewöhnung sich entraffen.

Es wird vielleicht auch noch die Todesstunde
uns neuen Räumen jung entgegensenden,
des Lebens Ruf an uns wird niemals enden …
Wohlan denn, Herz, nimm Abschied und gesunde!

Auch ich musste ein paar Stufen erklimmen, um zum aktuellen Zwischenziel, diesem Buch, zu gelangen.

Bei dessen Vorbereitung standen mir eine Reihe von Mutmachern und Motivatoren zur Seite. Sie haben mich einen Teil meines Weges in den eigenen Ruhestand begleitet, mir wertvolle fachliche Ratschläge erteilt und mich vor Irrwegen bewahrt. Dabei öffneten sie mir immer wieder den Blick für das Besondere und regten mich zu neuen Sichtweisen an. An herausragender Stelle möchte ich Evelyne Maaß und Karsten Ritschl vom Spectrum KommunikationsTraining und Christoph Mahr vom gleichnamigen Institut in Berlin erwähnen, die mich als Coach und Trainer geprägt und nicht zuletzt als Autor stark

VIII Geleitwort

beeinflusst haben. Beinahe unentbehrlich sind für mich die Anregungen und Impulse aus den Resilienztrainings von Sebastian Mauritz und die Inputs aus meiner Therapeutenausbildung bei Andreas Zimmermann gewesen. Besonderer Dank für die ehrlichen, offenen und klaren Kritiken beim Probelesen, das „Zeitopfer" und die Diskutierfreude zum Buch gilt meinen Berater- und Coachkolleginnen Ingrid Mayer-Dörfler aus Garching und Kerstin Eicker aus Nürnberg. Ebenso verbunden fühle ich mich der Familie Raab-Düsterhöft aus Grevenhagen, von der ich einerseits eine sauber strukturierte ingenieurtechnische Stellungnahme und andererseits ein qualifiziertes journalistisches Feedback erhielt. Sehr geschätzt habe ich die professionellen Hinweise und Gedanken von Karl-Wilhelm Strödter, der mir als langjähriger Verlagsprofi einen Einblick in die Arbeitsweise von Buchverlagen vermittelt hat. Für die wertvollen handwerklichen und kreativen Hinweise im Schreibprozess möchte ich Ulrike Scheuermann aus Berlin herzlich danken. Und nicht zuletzt und selbstverständlich Dank an mein geduldiges familiäres und privates Umfeld, das mir die nötige Zeit und Freiheit einräumte, um dem Buch den Weg in die Öffentlichkeit zu bahnen.

im Frühjahr 2018   Wolfgang Schiele

www.coachingfiftyplus.de
www.spaetefreiheitruhestand.de

Inhaltsverzeichnis

1 Prolog: Man hat uns den Ruhestand noch nicht erklärt — 1

2 Abschied vom Arbeitsleben – oder: Wie ich beruflichen Suizid beging — 7

2.1 Berufsausstieg ohne Nachfolge — 7

2.2 Mein Ausstiegstagebuch „X minus 10" — 13

2.3 Verabschiedung erwünscht? Ja – aber wie? — 19

2.4 Neustart in die „dritte Lebenshälfte" — 23

X Inhaltsverzeichnis

3 Eine neue Alterszeit – oder:
Wie lange währt das Älterwerden? 29
3.1 Die Entstehung der Best-Ager-
Generation 29
3.2 Modelle für das Altern 35
3.3 Neue Lebenserwartungen 40
3.4 Wie viel Zeit uns noch bleibt … 44

4 Das Leben neu managen – oder:
Was sich in uns und um uns
alles verändert 49
4.1 Unsere Sandwichposition in der
Generationenfolge 49
4.2 Das unterschätzte
Changemanagement 55
4.3 Das Sieben-Phasen-Modell
des Alterns 65

5 Vorsicht, Ruhestandsfallen! – oder: Wie
wir Mythen entzaubern und Fallstricken
erfolgreich ausweichen 73
5.1 Ruhestandsmythen entmachten 73
5.2 Ruhestandsfallen erfolgreich
umgehen 81
5.3 Typologien des Ruhestandes 90
5.4 Vom Gelingen der „späten Freiheit" 96
5.5 Tatort neuer Lebensmittelpunkt 103

Inhaltsverzeichnis XI

6 Träume und Helden unserer Kindheit – oder: Wie frühe Visionen zu späten Zielen werden 109

6.1 Veruntreute Biografien 109

6.2 Die „Schatztruhe" der Kindheit öffnen 113

6.3 Von der Vision zum Ziel 119

6.4 Veränderungen einleiten – klare Altersziele setzen 127

6.5 Endlich frei von Zwängen sein 134

7 Wider den Rentnerblues – oder: Wie wir der Langeweile entgehen können 141

7.1 Psychische Belastungen im Alter 141

7.2 Die „Bore-out-Uhr" 150

7.3 Seelische Energie tanken 160

7.4 Alles, was Körper und Geist fit hält 169

8 Unsere Alterskompetenzen – oder: Wie wir Wissen und Erfahrung nachberuflich effektiv nutzen 177

8.1 Die neurologischen Tricks unseres reifen Gehirns 177

8.2 Der Ideenbaum der späten Fähigkeiten 183

8.3 Neun wertvolle Alterskompetenzen 189

XII Inhaltsverzeichnis

**9 Schluss mit dem Lernen? – oder:
Was uns zu altersgerechtem Lernen
ermuntern sollte** 199
9.1 Endlich wirklich lernen dürfen 199
9.2 Lernmethoden altersgerecht anwenden 206
9.3 Motivatoren für alterskonformes
Lernen 215

**10 Die Endlichkeit der eigenen
Existenz – oder: Was wir bisher
erfolgreich verdrängt haben** 225
10.1 Lebensbestimmende Kernthemen 225
10.2 Was den Abschied so schwer
macht … 234
10.3 Sinnlos glücklich nach dem Beruf 241

**11 Die Kunst des späten Gelingens –
oder: Wie wir uns wandeln und
aufblühen im Alter** 249
11.1 Ankunft in den „Wechseljahren" 249
11.2 Lust auf Genuss im Alter 254
11.3 Aufblühen im aktiven Ruhestand 263

**12 Epilog: Ruhestand jetzt! – oder: Von
der Exklusivität des Ruhestandes 3.0** 271

Anhang 277

Literatur 279

Sachverzeichnis 285

1

Prolog: Man hat uns den Ruhestand noch nicht erklärt

Das Leben wird vorwärts gelebt und rückwärts verstanden.
(Sören Aabye Kierkegaard)

Glaubt man Psychologen, so gibt es lediglich fünf kritische Entwicklungsphasen im Leben: unsere Geburt, unsere Pubertät, unseren Eintritt in die Berufswelt, unseren Eintritt in den Ruhestand und unseren Tod.

Auf unsere Geburt hatten wir keinen Einfluss; wir mussten sie über uns ergehen lassen und schalteten dann unser Lebenslicht an. Was wir fürs Leben mitbekommen hatten, lernten wir erst im Laufe der Jahre verstehen – und was wir nicht verstanden, wurde uns erklärt.

In der Pubertät strotzten wir vor Energie, waren auf der Suche nach der eigenen Identität und entschlossen,

© Springer-Verlag GmbH Deutschland, ein Teil von
Springer Nature 2018
W. Schiele, *Rastlos im Beruf, ratlos im Ruhestand?,*
https://doi.org/10.1007/978-3-662-56567-4_1

2   W. Schiele

selbstständig zu werden. Wir verfügten über einen impulsiven Vorwärtsdrang, stellten die Welt infrage und lehnten Unterstützung trotzig ab. Und wir eroberten die Welt auf unsere Weise, wollten nichts erklärt haben – schon gar nicht von unseren Eltern.

Auf die Berufswelt wurden wir mit Lehre, Ausbildung und Studium vorbereitet. Der Eintritt in das Arbeitsleben war flankiert von Berufsberatern und wohlwollenden Unterstützern. Wir bekamen einmal mehr, einmal weniger gute Ratschläge. Wir konnten uns ausprobieren, im Zweifel noch einmal neu ausrichten. Alles, was wir für unsere Profession wissen mussten, wurde uns erklärt.

Der Tod ist unausweichlich und rätselhaft, aber es gibt unendlich viele Versuche, ihn uns zu erklären. Am Ende sind wir frei, uns für ein Erklärungsmodell zu entscheiden. Doch was ist mit dem Ruhestand und seinen Herausforderungen sowie mit seinen Risiken und Chancen?

Ich kenne nur ganz wenige Menschen, die ihn uns zu erklären versuchen. Zur Übergangsphase vom Beruf in den Ruhestand machen wir uns vorher – wenn überhaupt – nur wenige Gedanken. Das hat verschiedene Gründe. Der wichtigste ist, dass wir für den Eintritt in den Ruhestand keine nachweisbare Qualifikation benötigen. Eigentlich ein Unding im strikt reglementierten Deutschland, eine echte Gesetzeslücke. Aber zurzeit scheint es Wichtigeres zu tun zu geben. Da wir weder ein Zertifikat noch einen Ausbildungsnachweis vorlegen müssen, um in den Ruhestand gehen zu können, kursiert landauf, landab die feste Überzeugung, dass das mit der Rente nicht so schwierig sein kann. Die Rentenzeit sei doch die Belohnung für ein langes Arbeitsleben, und man wolle sich doch endlich

1 Prolog: Man hat uns den Ruhestand ...

etwas gönnen! Darauf müsse man sich doch nicht extra vorbereiten, geschweige denn, auch noch eine Prüfung ablegen! Doch leider sieht für viele Menschen die Realität etwas anders aus. Nunmehr selbst betroffen vom Ruhestand bin ich in meinen Seminaren, Workshops und Coachings immer wieder Menschen begegnet, die aus den verschiedensten Gründen vor kleinen, belastenden oder auch großen, existenziellen Schwierigkeiten in ihrer dritten Lebenszeit standen. Diese Erkenntnisse und eigene Erfahrungen veranlassten mich, in der Literatur und in den sozialen Netzwerken aktiv nach Erklärungen rund um das Themenfeld Ruhestand zu suchen. Ganz besonders aus dem Blickwinkel unserer Psyche; zu den Vorgängen, die sich vor und während des Ruhestandes in unserem Kopf abspielen. Und wie es der Zufall wollte, erreichte mich genau zu diesem Zeitpunkt der Ruf, ein Buch darüber zu schreiben.

Und hier ist es nun. Dieses Buch richtet sich an alle zukünftigen Ruheständler, an Menschen, die den Schritt vom Berufsleben in den Ruhestand gehen werden, ja zum Teil sogar müssen. Viele Millionen Vertreter der Babyboomer werden in den nächsten Jahren ihr angestammtes Arbeitsumfeld verlassen und in den Ruhestand wechseln. Wer erklärt ihnen diese dritte Lebenszeit möglichst schon vor dem Einschnitt?

Wenn Ihnen noch zwei bis drei Jahre bis zum Berufsausstieg bleiben: Gratulation! Das ist genau der optimale zeitliche Abstand, und Sie können sich gelassen und unaufgeregt auf Ihre „späte Freiheit" vorbereiten. Sie verfügen dann über genügend Zeit für Ihr ganz persönliches Training und können in aller Ruhe die eine oder andere Übung machen, die ich Ihnen in diesem Buch anbiete.

Steht Ihnen der Eintritt in den Unruhestand demnächst ins Haus, dann müssen Sie nicht in Panik verfallen: Das Buch wird dann zum aktuellen Begleiter Ihrer alltäglichen Erfahrungen. Sie können zeitnah einen Abgleich vornehmen zwischen der erlebten Ruhestandsrealität und den Chancen und Möglichkeiten, die ich Ihnen in diesem Ratgeber vorstelle.

Es ist aber auch dann noch nicht zu spät, wenn Sie bereits in die Rolle des Rentners oder Pensionärs geschlüpft sind. Für einen Veränderungsprozess ist es nie zu spät. Sie können jederzeit nachlesen, was Sie optimieren und wie Sie zukünftig unangenehme Situationen vermeiden können. Ganz nach einem Motto aus dem Berufsleben zum Thema Arbeitsschutz, das da lautet: „Gefahr erkannt, Gefahr gebannt!"

Zum Beginn der Lektüre dieses Buches sollten Sie sich mit Zettel und Stift ausstatten, um wichtige Hinweise notieren und diverse Übungen durchführen zu können. Lassen Sie am besten Tablet, PC oder Smartphone außen vor. Wissenschaftler haben herausgefunden, dass sich Menschen Fakten und Sachverhalte besser merken, wenn sie sie handschriftlich festhalten. Von zwei Studentengruppen, die derselben Vorlesung lauschten, behielt die Gruppe den Lehrstoff am besten im Gedächtnis, die die Mitschrift nicht in den Laptop tippte, sondern von Hand anfertigte. Ich empfehle Ihnen deshalb den Kauf eines etwas teureren Notizbüchleins, um darin eine Sammlung Ihrer Übungsergebnisse und Selbstreflexionen anzulegen. Ich selbst bevorzuge seit Jahren die Editionen von

1 Prolog: Man hat uns den Ruhestand ... 5

Paperblanks, Boncahier oder vom Korsch Verlag. Sie verfügen in der Regel über ein hochwertiges Papier, eine praktische Ausstattung und vor allem über eine anspruchsvolle künstlerische Gestaltung und eine eindrucksvolle Haptik. Und wenn Sie das Notizbüchlein fertig beschrieben haben, passt es im Regal hervorragend neben das Buch, das Sie gerade lesen.

Sollte Ihnen jedoch Ihr digitaler Begleiter zu einem zweiten Notizbuch geworden sein, dann steht es Ihnen selbstverständlich frei, Ihre Überlegungen und Übungsergebnisse Ihrem elektronischen Freund anzuvertrauen.

2

Abschied vom Arbeitsleben – oder: Wie ich beruflichen Suizid beging

Immer im Urlaub ist eine brauchbare Arbeitsdefinition von Hölle.
(George Bernard Shaw)

2.1 Berufsausstieg ohne Nachfolge

Jeder Verlust ist psychologisch gesehen ein Trauerfall. Das leuchtet sofort ein, wenn man einen geliebten oder nahestehenden Menschen verliert. Aber auch der Verlust eines Gegenstandes, an den man viele Erinnerungen knüpft, macht uns traurig. Die Trauer ist eine Basisemotion, mit der alle Menschen, unabhängig von ihrer Gesellschaft und Kultur, auf die Welt kommen. Und die Psychologen wissen, dass Verluste verarbeitet, betrauert werden müssen,

© Springer-Verlag GmbH Deutschland, ein Teil von
Springer Nature 2018
W. Schiele, *Rastlos im Beruf, ratlos im Ruhestand?*,
https://doi.org/10.1007/978-3-662-56567-4_2

8   W. Schiele

um die Seele zu schützen. Für die Trauerarbeit gibt es keine wirklichen Regeln oder zeitlichen Vorgaben, denn sie ist ein ganz individueller, auf die Schwere und Wichtigkeit des Verlustes bezogener psychischer Verarbeitungsprozess. Gelingt es uns nicht, den Trauerprozess vollständig zu durchlaufen, kann das zu ernsthaften gesundheitlichen Schäden führen: von Entschlusslosigkeit und Niedergeschlagenheit über Anpassungsstörungen bis hin zu schweren Depressionen.

Vor einigen Jahren bahnte sich für mich ein idealer Verlust an: der Verlust meines Berufes oder, besser gesagt, meiner mehr als vierzigjährigen beruflichen Beschäftigung bei einem Dienstleistungsunternehmen der Energiewirtschaft. Dass es eines Tages so weit sein würde, war mir klar. So richtig bewusst wurde mir diese Tatsache aber erst, als sich der genaue Zeitpunkt mathematisch exakt aus verbliebener Restarbeitszeit, aufgesparten Urlaubstagen und diversen Zeitgutschriften berechnen ließ – und als mich mein Unternehmen unmissverständlich aufforderte, meine Arbeitsergebnisse zu ordnen und zu archivieren. In der Vergangenheit war immer die Rede von einem Nachfolger für mein Arbeitsgebiet gewesen. Kurz vor meinem Übergang in die passive Altersteilzeit stellte sich jedoch heraus, dass meine Position im Unternehmen nicht ersetzt und es keine Nachfolgeregelung geben würde. Das war schon bitter: Angelangt auf dem Höhepunkt jahrelang angesammelter Fähigkeiten, ausgestattet mit umfangreichem informationellem Wissen und versehen mit speziellen fachlichen Kompetenzen gab es niemanden, dem ich meine beruflichen Kenntnisse und Erfahrungen hätte übergeben können. Die praktizierte Generativität, die Weitergabe erworbenen Wissens an nachfolgende Generationen, blieb mir verwehrt. Das Unternehmen hatte jahrelang in meine fachliche Kompetenz investiert und schrieb sie nun ohne wirkliche Not komplett ab.

Mir blieb in dieser Situation nichts anderes übrig, als pflichtgemäß den betriebswirtschaftlich sensiblen Teil meines Wissens im digitalen Archiv des Unternehmens abzulegen. Doch es waren noch gefühlte 98 % überschüssig. Und da ich mein Hauptarbeitsinstrument, den Personal Computer, „sauber" an die zuständige IT-Abteilung zu übergeben hatte, begann ich mit dem Löschen der offiziell nicht schützenswerten Informationen. Vor mir lagen geschätzte 1,5 bis 2 Terabyte Datenmenge. Ich begann bei den ältesten Dateien und besuchte Ordner für Ordner, klickte mal in die eine, mal in die andere Datei hinein. So durchlief ich meine fachhistorische Entwicklung der letzten 15 Jahre durch die verschiedenen Stellen, Fachgebiete und Abteilungen des Unternehmens. Und dann begann ich mit dem Löschen der virtuellen Thesen und Arbeitsergebnisse. Erst langsam, immer wieder hängen bleibend an früheren reizvollen und spannenden Arbeitsaufgaben, dann schneller und schneller werdend – zuerst ein paar Dutzend und dann ein paar Hundert Dateien pro Arbeitstag. Es war, als ob ich mit dem Löschen immaterieller Daten mein eigenes Berufsleben, ja einen großen Teil von mir selbst, auslöschte: Schritt für Schritt, unaufhaltsam. Ich schaffte nicht nur meine berufliche Vergangenheit, sondern auch einen großen Teil meiner eigenen Identität ab! Fast jeder atomisierte Ordner verursachte in mir ein Gefühl der Trauer und der Sinnlosigkeit. Ich betrieb erst unwillkürlich, doch dann immer bewusster nichts anderes als meinen virtuellen beruflichen Suizid! Ich selbst brachte mir die Verluste bei, demontierte mein fachliches Selbst und schaffte mich letzten Endes beruflich endgültig ab.

Trauerarbeit, den Umgang mit Verlusten, kann man auf sehr verschiedene Art und Weise leisten. Um den Schmerz der eigenen Auslöschung ertragen zu können und ihn zu lindern, kam mir eine Idee: Ich legte ein Tagebuch der letzten zehn Arbeitstage an und schrieb täglich auf, welche Emotionen mich konkret während der Löschprozedur bewegten und welchen Berufskollegen und ehemaligen Mitstreitern ich während des Countdowns begegnete. Ich fragte sie, was sie selbst über den zukünftigen Ausstieg aus dem Beruf dachten und wie sie sich selbst darauf vorbereiten würden. So schaffte ich einen Ausgleich zur Selbstauslöschung und hatte ein Medium zur Hand, das geduldig und selbstreflektierend eine versöhnliche Trennungsarbeit ermöglichte. Nach zehn Tagen hielt ich siebzehn eng bedruckte DIN-A-4-Seiten in Händen, das finale Tagebuch des Abschiednehmens von mehr als 35 Berufsjahren! Heute weiß ich, dass der übergabelose Abschied von meiner beruflichen Tätigkeit dank meiner Notizen keine bleibenden traumatischen Verletzungen an und in meiner Seele hinterlassen hat. Und ich nehme eine ganz wichtige Erfahrung für vergleichbare Situationen in der Zukunft mit: Mit dem Schreiben verfüge ich über eine zuverlässige Bewältigungsstrategie, die mir auch zukünftig in den verschiedensten Lebenslagen ein weiser Helfer und reflektierender Ratgeber sein kann.

Die Krux beim Abgang aus dem Berufsleben besteht darin, dass es in der Regel keinen abgestuften, gleichmäßigen und harmonischen Übergang in die Welt danach

2 Abschied vom Arbeitsleben – oder … 11

gibt – heute noch unter Volldampf am Arbeitsplatz tätig, morgen schon aus allen beruflichen Verpflichtungen und Strukturen entlassen. Es ist wie das Umlegen eines Schalters: Licht an, Licht aus! Dazwischen gibt es keine Entwöhnungsphase, wir fallen aus voller Arbeitsbelastung von einem Moment zum anderen in den Leerlauf. Das kann uns von heute auf morgen wertlos, hilflos und ohnmächtig machen. Wir verlieren unverschuldet die Kontrolle über einen wichtigen Teil unseres Lebens. Was bei Spitzensportlern am Karriereende zur Routine gehört – das planmäßige Abtrainieren und die Neujustierung auf geringere Leistungsanforderungen – ist am Abschluss unseres Berufslebens regelmäßig nicht vorgesehen. Nur wenige Unternehmen haben verstanden, dass man die „Droge Arbeit" wie ein Antidepressivum gezielt ausschleichen sollte, um psychischen Entzugsproblemen aus dem Wege zu gehen.

Wenn Sie zu den Menschen gehören, die sich nach einem raschen Ausstieg aus dem Beruf sehnen, dann werden Sie den „Trauerfall Berufsverlust" sehr schnell verkraften und nicht als eine psychische Belastung empfinden. Das ist vielfach dann der Fall, wenn Sie bereits konkrete und langfristige Pläne für den Ruhestand haben oder aus ernsten gesundheitlichen Erwägungen heraus die Berufstätigkeit rasch hinter sich lassen wollen.

Gehören Sie jedoch zu dem Teil der Berufstätigen, die sich 35, 40 oder gar mehr Jahre durch ihre Profession definiert haben, dann sollten Sie dem Loslassen vom Beruf mehr Aufmerksamkeit widmen – insbesondere dann, wenn Sie Ihre Kompetenzen und Erfahrungen mangels Nachfolge nicht weitergeben können. Würdigen Sie die

Höhepunkte ihrer Berufsbiografie. Wertschätzen Sie, was Sie erreicht haben und verbuchen Sie Ihre Erfolge auf der Habenseite Ihres Lebens. Finden Sie ein ganz persönliches Ritual oder eine symbolträchtige Zeremonie, mit der Sie ganz allein für sich Ihr langes Berufsleben abschließen. Und lassen Sie dann los! Stellen Sie sich zum Beispiel vor, wie Sie als Kind die Schnur an einem Luftballon loslassen und ihn entschwinden sehen. Ziehen Sie in Gedanken den Vorhang zu, der nach dem letzten Akt der Aufführung „Mein Berufsleben" die Bühne wieder verschließt. Packen Sie alle wichtigen Erinnerungen aus Ihrer Arbeitswelt wie Schätze in eine Truhe und versenken Sie sie in einem See. Finden Sie Ihre ganz persönliche Abschieds- und Bewältigungsstrategie.

Vielleicht liegt Ihr neues, optisch wie haptisch attraktives Notizbuch bereits parat und Sie können es mit den ersten Übungsantworten füllen. Auf geht's!

- Wäre für Sie der Abschied vom Beruf eine Art Trauerfall? Wenn ja: Wie würden Sie ihn bewältigen?
- Wenn bestimmte berufliche Dinge für Sie unvollendet blieben – was würde das in Ihnen auslösen und wie würden Sie damit umgehen?
- Wie werden Sie die letzten Tage Ihres Berufslebens verbringen? Wie könnte für Sie ein harmonischer und idealer Berufsabschied aussehen?
- Auf wen werden Sie in den letzten Tagen aktiv zugehen und sich austauschen und wer könnte aktiv auf Sie zukommen?
- Wie genau würden Sie Abschied nehmen? Würden Sie ein spezielles „Abschiedsritual" vorziehen? Welches genau würde zu Ihnen passen?

> **Kompakt für die Praxis**
> Wenn Ihnen der Ausstieg aus dem Beruf schwerfällt: Finden
> Sie Ihr ganz persönliches Abschiedsritual! Lassen Sie los!
> Verdrängen Sie den Verlust nicht, sondern verarbeiten
> Sie ihn. Nehmen Sie sich die Zeit, die Sie dazu brauchen.
> Verabschieden Sie sich wertschätzend und würdigend
> vom Berufsleben und begreifen Sie den Start in den Ruhe-
> stand als eine wertvolle Bereicherung und Chance.

Geben Sie der Zukunft einen Vertrauensvorschuss. So, wie
Hermann Hesse in seinem berühmten Gedicht „Stufen"
die Worte von Meister Eckhart aufgreift und uns auf-
fordert, dem Zauber des neuen Anfangs zu vertrauen …
(s. „Zum Geleit").

2.2 Mein Ausstiegstagebuch „X minus 10"

Hat Sie Ihr Arbeitgeber oder Vorgesetzter schon gefragt,
wie Sie sich am letzten Arbeitstag fühlen werden? Die
Betonung liegt hier auf „fühlen". Da ich ahnte, dass
(auch) mir diese Frage nicht gestellt würde, stellte ich sie
mir selbst und schrieb in den letzten Tagen des Berufs-
countdowns darüber Tagebuch:

Der vorletzte Freitag meines aktiven Berufslebens. Ich
erwische mich beim intensiven Beobachten vertrauter und
bekannter Personen, verfolge ihre Bewegungsabläufe und
ihren Habitus. Ein bisschen Wehmut steigt als leises Pri-
ckeln in meinem Körper auf. Die visuelle Wahrnehmung

ist geschärft vor dem Hintergrund der Vorahnung, demnächst eingeschliffene Abläufe nicht mehr ausführen zu dürfen. Fühle mich gestresst, weil – wie immer am Ende einer wichtigen Erlebensetappe – noch eine schwierige Aufgabenstellung ansteht, die man zwanghaft mit Erfolg lösen möchte …

So beginnen die ersten Zeilen meiner Berufsabschlussnotizen. Wir schreiben den Tag **X – 9.** Ich will Personen im Kopf behalten, Eindrücke aus so vielen Jahren Beruf konservieren. Neben einem leichten Anflug von Melancholie über das Gewesene ist immer noch der berufliche Erfolgsdruck zu spüren, dem ich mich selbst aussetze.

X – 8 … Niemand engagiert sich wirklich für die Übernahme meiner bisherigen Aktivitäten. Ein unbefriedigendes, flaues Gefühl fehlender Wertschätzung beschleicht mich: begreifen zu müssen, dass man nur eine verzichtbare Nummer gewesen ist … Aber die organisierten Messen und das Kundenbetreuungsprojekt waren für mich ein Riesenerfolg! … Kreativität und „Altersstarrsinn" haben sich durchgesetzt! Ich bin im inneren Zwiespalt: Unruhe, weil ich noch etwas bewegen will, Resignation, weil es eh schon zu spät ist. … Langsam wächst die Überzeugung, dass man nie alles erledigen kann, was man sich vornimmt. Mein Blick schweift auf den ach so verstaubten PC-Tisch: Tastatur, Laptop, Bildschirm … wie werden sie mir als gestaltende Elemente in meinem Tagesablauf fehlen …

Ich falle von einer Gefühlslage in die andere. In die Unzufriedenheit über die fehlende Nachfolge mischt sich ein triumphierendes Erfolgsgefühl ein – gegen diverse

2 Abschied vom Arbeitsleben – oder ...   15

Widerstände im Management doch etwas erreicht zu haben! Dann ist da wieder das Bedauern über den Verlust gewohnter, eingespielter Arbeitsabläufe – eine quälende innere Auseinandersetzung.

X – 7 ... ist es nun Befreiung oder Bestrafung zu gehen – oder gar beides zugleich? Es soll angeblich jemand nachfolgen. Wann? Sonst hinterlasse ich meine Arbeitsergebnisse im luftleeren Raum ... Und dann würde bereits ein kurzes Abschlussgespräch ausreichen ...

Zweifel am Sinn der späten Freiheit kommen in mir auf. Von einer Nachfolge wird nebulös und geheimnisvoll gesprochen, Personen aber nicht benannt. Die Frustration verstärkt sich weiter, und ich beschließe verbindlich, vor dem Abgang nur ein kleines Abschlussfrühstück zu inszenieren. Es soll kurz, knapp und soweit wie möglich schmerzfrei bleiben.

X – 6 ... Ich glaube, die „Ordnungssysteme", die „Leitplanken", die Halt und Richtung gegeben haben, werden mir wohl fehlen. ... Die Tagesabläufe werden entfallen und neue sind noch nicht vorgedacht. Verfahren und Muster fallen schlagartig weg und am Alten kann man sich nicht mehr festhalten oder Rückendeckung holen ...

In dieser Phase ist mir bewusst, dass es zu einem sehr komplexen Strukturverlust in meinem Leben kommen wird. So banal es klingen mag: Es wird höchste Zeit, über veränderte Tagesabläufe nachzudenken. Die aber muss ich selbst erfinden und gestalten!

16   W. Schiele

X — 5 Habe mir die Mitarbeiterzeitung nach Hause bestellt. … Ein Versuch, zumindest mental noch am/im Netzwerk der alten Gesellschaft zu sein. Oder doch eher ein zweckloses Anrennen gegen die Trennung, diese Art des einseitigen Kommunikationserhalts?

Zeilen, die den Versuch widerspiegeln, die Bindung an die Berufswelt nicht völlig zu verlieren. Eine dünne Nabelschnur soll erhalten bleiben, aber es bleiben berechtigte Zweifel, ob sie nicht reißen wird. (In der Tat bekam ich genau ein Exemplar der Zeitung zugeschickt. Dann hatte mich die Redaktion vergessen.)

X — 4 Die Unaufhaltsamkeit des Countdowns. … Beim Löschen der alten Dateien komme ich mir vor wie ein Ertrinkender, vor dessen geistigem Auge ein ganzes Leben in nur wenigen Bruchteilen einer Sekunde vorbeizieht. … Hin und wieder öffne ich eine Datei, um zu sehen, welch kluge oder auch absurde Gedanken ich in der Arbeitswelt hinterließ …

Ich hätte gern weitergearbeitet! Der Altersteilzeitvertrag war jedoch nicht verhandelbar. Und das Bild vom Untergehenden, vom Ertrinkenden, beschreibt bildlich meine eigene unaufhaltsame berufliche Abschaffung.

X — 3 Bald letzter Arbeitstag …! Da fährt einem doch ein leichter Schauer über den Rücken. … Am Freitag den „Persönlichen Ordner" abschließend gelöscht, heute den E-Mail-Verkehr ins Datennirwana geschickt. … Aber es ist Frühling … schlimmer wäre der Zwangsausstieg im

2 Abschied vom Arbeitsleben – oder … 17

Spätherbst, wenn Depressionen leichter entstehen durch lange Dunkelheit, Kälte und trostlose Natur …

Die Endgültigkeit des Ruhestandes hat einen Namen, ein eindeutiges Datum. Die Befürchtung, einen seelischen Knacks mitzubekommen, schwelt im Hintergrund. Woher kämen sonst die Bedenken vorm möglichen Winterblues? Doch der Frühling motiviert zu neuem Denken.

X – 2 Die nervöse Unruhe nimmt zu … und ich laufe seit drei Tagen ohne Krawatte durch die Gänge, hemdsärmelig und genieße sogar diese Art der Veränderung! … Wir sammeln ein Leben lang Erfahrungen und gerade dann, wenn wir das Maximum erreicht haben, verlieren sie mit einem Schlag an Bedeutung. … Der Arbeitskalender wird am 18. April gestoppt, das Leben nicht! Mein Wunschtraum als zukünftiger Trainer oder Coach soll sich erfüllen …

Ich führe erste Veränderungen ein: Der Dresscode wird liberalisiert und reformiert. Zugleich steigen in mir Gedanken über die Sinnlosigkeit von Erfahrungswissen auf. Es ist in mir drin und bleibt auch in mir drin. Doch der Prozess des Wandels ist nicht zu stoppen, und eine neue Idee nimmt mehr und mehr Gestalt an: der Wiedereinstieg ins Berufsleben, die Metamorphose vom Ingenieur zum Coach.

X – 1 Der formelle Abgang wird schnörkellos und unspektakulär. Nur morgen noch das Blut aufwischen, das aus den Wunden der Vergangenheit getropft ist, wie mein großer Chef sagte. … Die IT-Zugangskarte und den

Betriebsausweis kann man im Vorübergehen beim Pförtner abgeben ...

Die Prozedur ist unkompliziert und wenig wertschätzend. Das große Orchester spielt für mich keinen Abschiedstusch. Wenn in kurzer Zeit einige hundert Mitarbeiter das Haus verlassen, spielt der Abgang des Einzelnen eben nur eine untergeordnete Rolle.

Tag X ... Nun ist unwiderruflich das Ende der ersten Berufsära erreicht. ... Mir wird die Mission fehlen, die sozialberufliche Kompetenz und die unsichtbaren Insignien, die mir mein Arbeitgeber in seiner Allgegenwart stets mitgegeben hat, um Aufgaben umzusetzen und Macht durchzusetzen.

Ein letzter Rundgang durch den erblühenden Betriebsgarten und dann ab durch den Hauptausgang!

- Wie könnten Ihre letzten Eindrücke vom Berufsleben aussehen? Werden Sie sich mit Wehmut und bangen Gedanken oder mit Zukunftsoptimismus und einem Kopf voller neuer Ziele von Ihrem Arbeitsplatz trennen?
- Was wird bleiben vom Berufsleben und was wollen Sie auf gar keinen Fall mitnehmen in den Ruhestand?
- Wie werden Sie sich fühlen, wenn Sie den unwiderruflich letzten „Arbeitsgang" aus dem Unternehmen hinaus in die Welt des Ruhestandes vollziehen?

Kompakt für die Praxis

Wenn's auch schwerfällt: Bewahren Sie neben den Arbeitserfolgen und beruflichen Episoden auch all die Emotionen der letzten Tage, die mit diesem Einschnitt einhergehen, als gute Erinnerung in Ihrem Kopf auf.

Seien Sie dankbar für gemeinsame Zeit und die Erfahrungen, die Sie gemacht haben – sowohl für die angenehmen als auch für die misslichen. Sie alle haben Ihr Leben ausgemacht und letztlich auch bereichert.

Etwa zwei Jahre vor meinem Übergang in die passive Altersteilzeit habe ich meine zweite berufliche Laufbahn vorbereitet – damit für mich die möglichen Abschiedsreden nicht wirklich den Schluss zielbewusster und sozial nützlicher Tätigkeit einläuten. Doch wie könnte der ideale Abgang aussehen, wie könnten die Reden sich anhören und woran sollten sie sich überhaupt orientieren?

2.3 Verabschiedung erwünscht? Ja – aber wie?

Erinnern Sie sich noch an die letzte Verabschiedung eines Ihrer Kollegen? Haben Sie das Bild noch vor Ihrem geistigen Auge? Wie wirkten auf Sie der Rahmen, der Ort, das Publikum für die Trennungszeremonie? Gab es einen Redner und wenn ja: Wie fanden Sie sein Auftreten, seine Wissenskompetenz in Bezug auf den angehenden

Ruheständler? Wie kam die Rede für den wahrscheinlich langjährigen Mitarbeiter bei Ihnen an? Verspürten Sie im Verlaufe der Veranstaltung eine drängende Sehnsucht nach der eigenen Verabschiedung und die sich anschließende Rentnerzeit? Oder überlief Sie ein eiskalter Schauer bei dem Gedanken an Ihr eigenes Ausscheiden aus dem Berufsleben?

Zu den Standardfragen, die ich während meiner Workshops zu den Herausforderungen des Ruhestandes an die Teilnehmer richte, gehört auch diese: „Wie möchten Sie, wenn der Tag der Trennung vom Arbeitsplatz heranrückt, von Ihrem Arbeitgeber verabschiedet werden?" Und jedes Mal bin ich erstaunt, dass die Mehrheit eine hochoffizielle Veranstaltung mit einer Laudatio durch den Vorgesetzten ablehnt: Keine ausschweifende Rückschau über die früheren beruflichen Stationen und Erfolge, keine witzigen Anekdötchen über berufsbegleitende Kuriositäten, keine eloquente Lobrede über die Entwicklung des Unternehmens und zur eigenen Person. Einfach nur im Kreise der aktuellen Mitarbeiter die meist langjährige Beschäftigung in unaufgeregtem und harmonischem Rahmen ausklingen lassen und über die persönlichen Pläne reden. Punkt.

Wo liegen wohl die Ursachen dafür, dass sich die Ausscheidenden mehrheitlich gegen ein ausschweifendes Event aussprechen? Und wie würden Sie selbst Ihre Verabschiedung begehen wollen?

Vielleicht gehören Sie zu den Mitarbeitern, die Zeit ihres Berufslebens das Gefühl hatten, nicht akzeptiert oder wenig geschätzt zu werden. Dann ersparen Sie sich besser eine unaufrichtige und peinliche Lobrede oder einen

2 Abschied vom Arbeitsleben – oder ...   21

Vortrag, der Ihnen und anderen Teilnehmern geheuchelt vorkommt. Haben Sie sich öfter übergangen, ignoriert oder benachteiligt gefühlt, dann verzichten Sie besser auf ein Routineevent mit Teilnahmepflicht. Damit vermeiden Sie gleichzeitig das unangenehme Gefühl, nicht einen Tag im Berufsleben so gut gewesen zu sein, wie es Ihnen bei der Verabschiedung offiziell nachgesagt werden könnte.

Ein anderer Teil der Ruhestandsanwärter betrachtet den „großen Bahnhof" als eine unrealistische Herausforderung für den aktuellen Vorgesetzten. Ob er es wohl vermag, die oftmals langen und verschlungenen Pfade Ihrer Berufsbiografie anhand der Aktenlage aus dem Personalarchiv korrekt, vollständig und wahrhaftig nachzuvollziehen? Oder wird es für Sie eine peinliche und verlegen machende Veranstaltung, weil die schmeichelnde und lobhudelnde Rede Sie, den Ruheständler, in einem Bild erscheinen lässt, das mit Ihrer beruflichen Vergangenheit im krassen Widerspruch steht?

Vielleicht gehörten Sie zu den Zufriedenen, fühlten sich voll in das Unternehmen integriert und sind mit interessanten Aufgaben betraut wurden. Dann ergibt es Sinn, sich mit einer wertschätzenden, wahrhaftigen und würdigenden Rückschau vom Chef beschenken zu lassen. Sie haben es sich verdient! Gönnen Sie sich die Freude eines versöhnlichen und harmonischen Berufsausklanges. Erfreuen Sie sich noch einmal an Ihrer ganz persönlichen Erfolgsgeschichte, die Ihnen und den zurückbleibenden Kollegen vorgetragen wird.

Füllen Sie jetzt gern Ihr Büchlein mit Gedanken zu diesen Fragen:

> - Kann Ihr aktueller Vorgesetzter Ihre ganz persönlichen Erwartungen an eine gelingende und wirklichkeitsnahe Verabschiedung erfüllen?
> - Würde eine Abschiedsrede für Sie der notwendige und gelungene Abschluss einer wichtigen Entwicklungsphase sein, der Ihnen Mut für die Zukunft macht?
> - Oder wäre eine solche Prozedur eher demotivierend für Ihr Loslassen vom Beruf und den Start in eine neue Lebensetappe?
> - Tun Sie so, als ob der letzte Arbeitstag unmittelbar bevorsteht. Nehmen Sie sich einen Moment Zeit und stellen Sie sich vor, was Sie sehen, hören und fühlen wollen, wenn Sie sich für eine offizielle Abschiedsfeier entscheiden. Notieren Sie Ihre Eindrücke!

Bedenken Sie: Hier geht es um den Abschluss einer langen individuellen Lebensphase, der vermutlich längsten in Ihrem Leben überhaupt. Wollen Sie die Kurzfassung Ihrer Karriere noch einmal hören und sich der Episoden erinnern, die prägend für Ihre Entwicklung waren? Oder haben Sie sich innerlich bereits von ihrem Unternehmen verabschiedet?

Kompakt für die Praxis

Bestimmen Sie selbst, wie Sie Ihren Abschied vom Berufsleben begehen wollen.

Reden Sie einige Wochen vorher mit Ihrem aktuellen Vorgesetzten über Ihre persönlichen Vorstellungen und über die Art und Weise des Abschiedes.

Behalten Sie das Heft des Handelns weitgehend in Ihrer eigenen Hand, denn es ist Ihr Karriereende – niemand der Kollegen kann Sie im Nachhinein kritisieren für die von Ihnen gewählte Form des Abschieds!

2 Abschied vom Arbeitsleben – oder ...   23

Wie auch immer Ihr letzter Auftritt im Unternehmen abläuft: Hinter Ihnen schließt sich eine Tür. Vor Ihnen öffnet sich das Tor zum (Un-)Ruhestand. Drehen Sie den Schlüssel im Türschloss herum, aber werfen Sie ihn nicht weg. Und durchschreiten Sie das vor Ihnen liegende Tor mit Neugier und Offenheit für die Zukunft!

2.4 Neustart in die „dritte Lebenshälfte"

Es ist ein sonniger und beschwingter Tag. Die vertrauten Kollegen betreten den Raum – sie kommen ohne erkennbaren Arbeitsstress und mit sichtlich guter Laune in unseren kleinen Versammlungsraum. Das Büfett ist von Anfang an eröffnet – es gibt keine gesonderte Freigabe. Der Chef gibt sich locker und ich weiß, er hat keine Nobelpreisrede vorbereitet. An meine konkreten Arbeitsinhalte erinnert er in seiner kurzen Rede kaum; auch verkneift er sich, eine historisierende Unternehmensgeschichte vorzutragen. Im Kern spricht er über eine Episode aus meinem Arbeitsleben, die nicht nur mich, sondern eine Reihe anderer Menschen sowohl emotional betroffen als auch erfolgreich gemacht hat. Er ergänzt sie um eine Geschichte, die ihm aus meinem privaten Umfeld zu Ohren kam, mich persönlich sehr berührt hat und mir eine wichtige Erfahrung im Leben war – genau wie diese Episode jetzt. Die guten Wünsche der Kollegen am

Schluss wirken ehrlich und aufrichtig. Alkohol wird nicht gereicht – es ist eine Tagesverabschiedung –, so habe ich es ausdrücklich gewollt. Den Abend meines unwiderruflich letzten Arbeitstages möchte ich ganz für mich allein haben. Denn er ist unwiederholbar, und ich will mir die Zeit für ein ganz privates Abschiedsritual freihalten und die vergangenen 39 Jahre Berufsleben in aller Ruhe bei einem Gläschen Wein vorbeiziehen lassen ...

So, wie gerade beschrieben, könnte sie vielleicht abgelaufen sein, die offizielle und von Ihnen gezielt inszenierte Trennung: zwanglos und am Ende versöhnlich. Abschiedstrauer kommt da eher nicht auf. Die Brücke in die dritte Lebenshälfte ist gebaut. Oder doch nicht?

Wenn Sie das bisherige Leben als Freiberufler, Firmenpatriarch oder Führungskraft selbstbestimmt verbracht haben, haben Sie gute Karten, auch in der nächsten Lebensphase mit sich ins Reine zu kommen. Gelang es Ihnen gleichzeitig, Arbeit und Partnerschaft, berufliches Engagement und soziales Netzwerken in Einklang miteinander zu bringen, wird Ihnen der anstehende Rollenwechsel leichter fallen. Stand jedoch Ihre berufliche Funktion in Ihrer Wertewelt weit über Ihrer Rolle als Privatperson, kann der Übergang zum Ruheständler in einem persönlichen Desaster enden. Dann setzt sich die sprichwörtliche Erfahrung „an der Spitze ist man einsam" nach dem Ausscheiden aus einer selbstständigen Beschäftigung im Ruhestand übergangslos fort – und kann sich sogar noch weiter zuspitzen.

Sind Sie Ihr gesamtes Berufsleben jedoch abhängig und fremdbestimmt gewesen durch Unternehmen und Vorgesetzte, müssen Sie nun den Verlust gewohnter Strukturen, Abläufe und Vorgaben hinnehmen. Das Risiko, den erfolgreichen Neustart in die „dritte Lebenshälfte" zu verpassen, ist besonders groß, wenn Sie vorher in spannenden Projekten mit hohem Anerkennungscharakter gearbeitet haben. Das Gleiche gilt, wenn Sie als Arbeitnehmer nur in geringem Kollegen- und Kundenkontakt standen. Als besonders schwierig kann sich der Übergang gestalten, wenn Sie sich bislang keinerlei Gedanken über die Zeit danach gemacht haben – und wenn Sie über keine oder eine nur lose familiäre Verbindung verfügen. Ein Drittel aller Menschen in Deutschland über 60 Jahre sind Singles, und das zukünftige Vereinsamungspotenzial wird oft unterschätzt.

Vorteilhaft für den Berufsausstieg – unabhängig von der bekleideten Funktion – ist eine bereits bestehende Mitgliedschaft in Vereinen, Sportverbänden oder die aktive Mitarbeit in nebenberuflichen Projekten. Was auf den ersten Blick absurd klingen mag: Wenn Sie mit wenig kreativen und unspektakulären Aufgaben betraut waren, könnte Ihnen der Absprung in den Ruhestand erheblich leichter fallen als Ihren stresserprobten und erfolgsgewohnten Kollegen. Hatten Sie bereits während Ihres Berufslebens innerlich gekündigt – und das soll Untersuchungen zufolge etwa ein Drittel aller Arbeitnehmer betreffen –, trennen Sie sich zwar nicht wirklich friedlich, aber leichter von der Berufslaufbahn. Und nicht zuletzt: Wenn Sie gesundheitlich angeschlagen waren und sich schon länger ein Ende der schweren psychischen oder physischen Tätigkeit wünschten, dann gelingt die Trennung vom Berufsleben meist leichter.

Doch die neue Welt wird nicht mehr die sein, die sie bisher für Sie war. Unsere Gesellschaft hat noch keinen sortierten Werkzeugkasten für den Umgang mit dem Phänomen (Un-)Ruhestand entwickelt. Die Politik hat unsere grundsätzliche Verrentung zu einem frühen Zeitpunkt ermöglicht, ohne ein Modell zu schaffen, das der verlorenen Zugehörigkeit zum Arbeitsleben einen neuen und annähernd gleichwertigen Platz einräumt. Und es fehlt noch an einer Kultur, die den immer zahlreicher werdenden Ruheständlern ihren wertschätzenden Platz in unserer Gesellschaft zuweist. Deshalb ist es von immenser Wichtigkeit, selbst aktiv zu werden – und bitte nicht erst, wenn die Verabschiedungsrede längst verhallt ist.

Folgende Übung lädt Sie ein, Ihre eigenen Gedanken zu den Risiken und Nebenwirkungen Ihres Berufsausstiegs zu formulieren:

- Was erleichtert Ihnen den Übergang in den Ruhestand? Was empfinden Sie als hinderlich für Ihren Berufsausstieg?
- Worin liegen Ihre Chancen und Möglichkeiten für die nächste Lebensetappe?
- Was passt besser zu Ihrer Person: Warten auf das, was dann auf Sie zukommt oder selbst einen aktiven Neustart in die Zukunft hinlegen?
- Was könnte Ihre allererste Idee, Ihre vorläufige Arbeitsthese oder gar ein neues Lebensmotto für Ihre Rentnerzukunft sein?

2 Abschied vom Arbeitsleben – oder ... 27

Kompakt für die Praxis

Der Prozess vom Berufsleben hin zum Ruhestand ist nichts anderes als klassisches Projektmanagement: Machen Sie sich so zeitig wie möglich Gedanken über Ihren Ruhestand!

Wenn Sie sich bisher zu den Verlierern im Berufsleben gezählt haben, dann lassen Sie so schnell wie möglich die Vergangenheit zurück und planen Sie die Zeit des Ruhestands als einen Lebensabschnitt konstruktiven Alterns!

Fühlten Sie sich im Unternehmen wie in einer großen harmonischen Familie, dann nutzen Sie Ihre umfangreichen beruflichen Erfahrungen und krönen Sie Ihr Leben mit den bisher verschobenen und verdrängten Ideen und Sehnsüchten!

Für die neue Zeit gibt es zwei wichtige Dinge, die ich Ihnen aus eigener Erfahrung empfehlen kann: weiter aktiv bleiben und schön neugierig sein. Dann kann Ihr neues „Zeitalter" beginnen.

3

Eine neue Alterszeit – oder: Wie lange währt das Älterwerden?

Warum bekommt der Mensch die Jugend in einem Alter, in dem er nichts davon hat?
(George Bernard Shaw)

3.1 Die Entstehung der Best-Ager-Generation

Wann sind Sie alt? Vielleicht wird Ihre Antwort lauten „Wenn ich mich alt fühle" oder auch „Wenn ich aus dem Beruf raus bin". Der Begriff des Alterseintritts und Altseins wird aus statistischen und soziologischen Erwägungen heraus sehr unterschiedlich definiert. Der sogenannte „Bundesaltenplan" datiert den Beginn des Alters beispielsweise auf das 60. Lebensjahr. Die Weltgesundheitsorganisation

© Springer-Verlag GmbH Deutschland, ein Teil von
Springer Nature 2018
W. Schiele, *Rastlos im Beruf, ratlos im Ruhestand?*,
https://doi.org/10.1007/978-3-662-56567-4_3

ist etwas moderater und meint, dass das Alter mit 65 beginnt. Der staatlich bürokratische Ansatz in der Bundesrepublik spricht von älteren Menschen, wenn sie das 55. Lebensjahr erreicht haben. Ab 70 sind wir alte Menschen, ab 75 betagte und mit 80 Jahren gehen wir als hochbetagte Menschen in die Statistik ein. Ich meine, wir sollten die Antwort auf die Frage nach dem individuellen Altersbeginn an unterschiedlichen Aspekten festmachen. Einige davon könnten lauten: Wie stellt sich anhand von medizinischen Untersuchungen mein biologisches Alter im Verhältnis zum amtlichen Alter dar? Wie empfinde ich meine geistige und physische Altersfitness im Vergleich zu anderen? Wie alt wirke ich im Aussehen auf Außenstehende? Und last but not least: Was ist mein selbstgefühltes Alter?

Wissenschaftler haben in verschiedenen Untersuchungen festgestellt, dass sich junge Menschen ein wenig älter fühlen, als sie sind. Ältere Menschen dagegen fühlen sich erheblich jünger, als es ihr biologisches Alter angibt. So erleben sich 4-Jährige zum Beispiel wie 5-Jährige; 16-Jährige wollen gern als 18-Jährige wahrgenommen werden. Im Alter kehrt der Trend sich um, und mit zunehmenden Lebensjahren klafft die Lücke zwischen gefühltem und tatsächlichem Alter immer weiter auseinander: Ein kalendarisch 60-Jähriger fühlt sich wie 46 und ein 70-Jähriger gar wie 52. Das sind 14 bis 18 Jahre Zeitdifferenz! Selbst viele 90-jährige Menschen geben an, sich wie 80 zu fühlen. Als ich einmal meine Mutter im fortgeschrittenen Alter von 87 fragte, wie alt sie sich fühle, erhielt ich, ohne dass sie auch nur einen Augenblick zögerte, die Antwort: wie 65. Anhand von Fotos hat man herausgefunden, dass

3 Eine neue Alterszeit – oder: Wie lange …   31

ein heute 60-Jähriger etwa acht Jahre jünger ausschaut als ein Gleichaltriger um das Jahr 1900! Als mein Opa seinen 60. Geburtstag feierte – damals war ich zehn Jahre alt – dachte ich: „Der Opa ist ja schon mächtig alt; und so, wie er aussieht, wird er bestimmt bald sterben!"

Nach Angaben des Statistikportals *statista* konnten im Jahre 1900 geborene Frauen mit einer Lebenserwartung von etwa 48 Jahren rechnen, Männer lediglich mit rund 45 Jahren. Die um die Jahrhundertwende Geborenen durften sich glücklich schätzen, wenn sie noch ein paar Jährchen Rente beziehen konnten, bevor sie starben. Um 1950 herum – das Wirtschaftswunder in Westdeutschland stand in den Startlöchern – hatten beide Geschlechter vom Leben bereits einen Erwartungszuschlag von 20 Jahren erhalten! Heute dürfen wir mit einer Lebenserwartung von gut 83 Jahren bei Frauen und über 78 Jahren bei Männern rechnen. Die fernere Lebenserwartung, die wahrscheinliche Lebensdauer, die uns ab einem gewissen erreichten Alter noch bevorsteht, liegt bei einer 60-Jährigen bei knapp 25 Lebensjahren. Männer in diesem Alter dürfen mit fast 22 weiteren Erlebensjahren rechnen (Abb. 3.1).

Pro Jahr, so Wissenschaftler, gewinnen wir sechs Wochen Lebenszeit hinzu! 2040 werden zumindest Mädchen bereits eine Lebenserwartung um die 100 Jahre haben. Wir werden immer älter, und das bei zunehmender Gesundheit, Mobilität und Flexibilität. Zwar gibt es auch kritische Stimmen, die meinen, wir erkauften uns Lebenszeit durch ein kostspieliges und bald nicht mehr finanzierbares Gesundheitssystem. Doch war Lebenszeitgewinn, vielleicht sogar die Unsterblichkeit, nicht immer schon ein Menschheitstraum? Und lohnt es sich nicht,

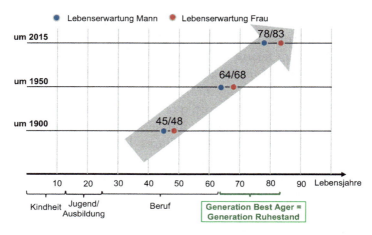

Abb. 3.1 Mit steigender Lebenserwartung entsteht die Generation Ruhestand

in ein langes, friedvolles und vitales sowie weitestgehend von Gebrechen und Einschränkungen freies Dasein zu investieren?

Wir können auf der einen Seite also eine erhebliche Verlängerung der Lebenszeit über die vergangenen 100 Jahre feststellen. Auf der anderen Seite verlassen wir den Beruf nach weniger Jahren, als es unsere Eltern und Großeltern taten. In den 1950er-Jahren traten die meisten Menschen spätestens um das 20. Lebensjahr in die Berufswelt ein. Sie verblieben dort bis etwa zum 65. Lebensjahr, was lange Zeit für deutsche Männer als Regeleintrittsalter in die Rente galt. Nach Recherchen der Zeitung *Die Welt* (2016) möchten Befragte aller Altersgruppen unter

3 Eine neue Alterszeit – oder: Wie lange … 33

50 nicht länger als bis zum 60. Lebensjahr arbeiten. Erst wenn man Mitbürger über 60 fragt, steigt die Bereitschaft wieder, länger zu arbeiten. Bewegte sich die Verweildauer im Beruf um 1950 bei durchschnittlich 47 Jahren, so verbleiben heutige Arbeitnehmer durchschnittlich noch etwa 36 Jahre im Berufsleben. Im Extremfall arbeiten Vertreter der Babyboomergeneration nur um die 30 Jahre lang! Das ist u. a. auch dem späten Eintritt in den Beruf durch Studium, Praktika und Auslandsaufenthalte geschuldet. Je nach Geschlecht und selbst gewähltem Renteneintrittsalter öffnet sich ein ganz neues, noch nie da gewesenes Fenster der „Alterszeit": die Zeit der Best-Ager, der Senior Entrepreneurs, der Silver Citizens, der Master Consumer und wie sie alle heißen! Und dieses Zeitfenster, das sich früheren Generationen nicht erschloss, hat es in sich. Es erstreckt sich statistisch gesehen über etwa 20 Jahre! Mit anderen Worten: Diese Spanne ist die aufsummierte Zeit unserer Kindheit, unserer Schulzeit, unserer Ausbildung und für viele von uns auch ein Teil unserer Studienzeit! Welch gewaltiger zeitlicher Horizont, der sich uns da auftut (Abb. 3.2)!

Viele werden diese neue, zwischen unseren Berufsaustritt und unseren Tod eingeschobene Lebensphase noch erleben dürfen. Nach der bislang letzten Bevölkerungsvorausberechnung aus dem Jahre 2015 steht uns die massive Bugwelle des Austritts der Babyboomer aus dem Berufsleben nämlich erst noch bevor! Und deren Vertreter werden die Zeit des Ruhestandes materiell so gut abgesichert erleben wie kaum eine Generation vor ihnen.

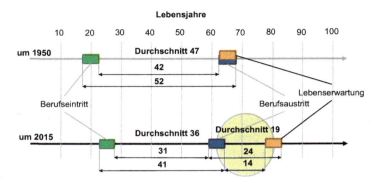

Abb. 3.2 Sinkende Lebensarbeitszeit erschafft das Ruhestandsfenster

- Wie hoch schätzen Sie ihr gefühltes Alter ein? Welche Differenz besteht zu Ihrem biologischen Alter?
- Lassen Sie sich von einem Sportmediziner auf Ihre Fitness testen. Wie alt wären Sie aus kardiologischer Sicht?
- Stellen Sie sich vor, Sie verbringen noch 12, 15 oder mehr Ihrer ruheständischen Jahre in einem vitalen und mobilen Zustand. Wie könnte Ihr ganz persönliches Lebensabschnittskonzept heißen, nach dem Sie leben würden?
- Schreiben Sie in Ihrem Büchlein am linken Rand die Buchstaben des Alphabets von A bis Z herunter. Versuchen Sie, in den nächsten drei Minuten so schnell wie möglich alle Ideen für Ihr neues Lebensabschnittskonzept in jeweils ein oder mehreren Worten hinter die jeweiligen Buchstaben zu schreiben!
- Schauen Sie die Liste im Anschluss durch. Bei welchen Gedankenblitzen sehen Sie eine hohe Attraktivität – und damit auch eine hohe Umsetzungswahrscheinlichkeit?

Kompakt für die Praxis

Die Wahrscheinlichkeit, dass der vitale Anteil der „Generation Ruhestand" die weitaus größere Hälfte der 20 Jahre ausmacht, ist sehr hoch und steigt weiter an.

Es bleibt Ihnen genug Zeit, neben den Freuden des Lebens noch über ein wirklich großes Lebensprojekt nachzudenken und es auch umzusetzen!

Sie können stolz darauf sein, diese enorme Lebenszeitphase noch vor sich zu haben. Sie ist ein Geschenk der wirtschaftlichen, soziologischen und demografischen Entwicklung – vergessen Sie nicht, es auszupacken und zu nutzen!

Zwischen das Ende Ihrer beruflichen Karriere und den Beginn Ihrer Altersweisheit hat sich eine neue „Alterszeit" geschoben. Wie Sie im Weiteren sehen werden, verfügen Sie auch über die notwendigen Erfahrungen, Kompetenzen und Strategien, dieses sinnstiftend und zielorientiert auszufüllen!

3.2 Modelle für das Altern

Im Jahre 1979 führte die US-amerikanische Psychologin Ellen Langer ein Experiment mit 75 bis 80 Jahre alten Männern durch. Sie richtete für die Probanden ein Lebens- und Wohnumfeld ein, das dem vor etwa 20 Jahren entsprach. Und nicht nur das: Die Probanden erhielten auch Kleidung und Einrichtungsgegenstände, die für sie und die vergangene Zeit typisch waren. Selbst die Nachrichten waren denen der Zeit um 1959 nachempfunden. Kurzum: Es wurde alles dafür getan, dass eine möglichst perfekte Illusion der Vergangenheit entstand. Bereits

36   W. Schiele

nach einer Woche stellten die Forscher fest, dass sich die Vitalfunktionen der Probanden in dieser zurückversetzten Umgebung signifikant verbessert hatten. Die wesentlichen Körperfunktionen wiesen deutlich bessere Werte als vor dem Test auf. Die Mobilität der alten Menschen verbesserte sich, und sie verhielten sich aktiver als vor dem Versuch. Zudem berichteten die untersuchten Personen über ein besseres Allgemeinbefinden. Neben den messbaren Gesundheitsgewinnen stellte sich auch eine größere Lebenszufriedenheit ein. Der Exkurs in die Vergangenheit hatte diese Menschen scheinbar jünger, aktiver und widerstandsfähiger gemacht! Diese Studie ist ein bemerkenswerter Beweis dafür, welchen wesentlichen Einfluss ein Zurückversetzen in einen jüngeren Lebensabschnitt auf unser körperliches Wohlbefinden haben kann und wie wir dieses „Downagen", wie es der Zukunftsforscher Matthias Horx nennt, zum eigenen Altersvorteil nutzen können.

Aus diesen und anderen Versuchsanordnungen sowie empirischen Erfahrungen entstanden in den vergangenen Jahren verschiedene Modelle vom Altern, so z. B. das Defizitmodell, das Aktivitätsmodell und das Kompetenzmodell.

Das **Defizitmodell** ist ein Kind der aufkommenden Leistungsgesellschaft und entstand bis zur Mitte der 1960er-Jahre. Der „Stand der Ruhe" war sein Motto. Sicher erinnern Sie sich noch an die Rentenzeit Ihrer Eltern: Viele verstanden den Ruhestand als verdiente Rückzugszeit in die eigenen vier Wände und konzentrierten sich mehr aufs Altern als auf eine aktive Lebensgestaltung. Eine selbstbestimmte und sinnerfüllte Perspektive sahen die Wenigsten vor sich. Das Defizitmodell geht

3 Eine neue Alterszeit – oder: Wie lange ... 37

davon aus, dass der biologische Verfall des Menschen unumkehrbar sei und mit dem körperlichen Abbau eine psychische Degeneration einhergehe. Eine bewusste Anpassung an das Älterwerden ist in diesem Modell nicht vorgesehen. Der Gesamtzustand des alternden Menschen würde sich dem Modell zufolge nachteilig auf alle Lebensbereiche erstrecken. Früher oder später würden wir einsamer, isolierter und depressiver. Das fortschreitende Alter ende in hochgradiger Hilfsbedürftigkeit, Unselbstständigkeit und vollständiger Abhängigkeit von der Gesellschaft.

Das **Aktivitätsmodell**, das sich nach 1965 mit der fortschreitenden Konsumgesellschaft herausbildete, steht unter der Überschrift: „Wer rastet, der rostet!" Aktivität macht glücklich. Der Mensch, der aktiv ist, hat noch das Gefühl des Gebrauchtwerdens und entwickelt einen hohen Grad an persönlicher Zufriedenheit. Schauen Sie auf unsere heutigen Rentner: Viele von ihnen sind in Vereinen und Klubs organisiert, sie leben gesundheitsbewusst, tragen oft noch Verantwortung für andere Menschen und streben einen hohen Grad an sozialer Teilhabe an.

Das moderne **Kompetenzmodell** und die Kontinuitätstheorie gehen davon aus, dass der immense Wissens- und Erfahrungsschatz zu einem gelingenden Leben im Alter beiträgt. Biografische und berufliche Erfahrungen werden zum Altersvorteil genutzt. Erworbene Fähigkeiten und Ressourcen werden für Strategien zur Lebensbewältigung im Alter eingesetzt. Die Akzeptanz und Annahme von technischen Hilfsmitteln und sozialen Einrichtungen zur Alltagsbewältigung ist selbstverständlich und fördert in hohem Maße die eigene Lebensqualität.

Eine interessante Spielart des Kompetenzmodells ist das „**SOK-Modell**", das von Gerontologen, den Altersforschern, Mitte der 80er-Jahre des 20. Jahrhunderts entwickelt wurde. Es handelt sich um ein Kunstwort, abgeleitet von den Anfangsbuchstaben der Wörter Selektion, Optimierung und Kompensation. Das Modell geht davon aus, dass sich der in den Ruhestand wechselnde Mensch nicht mehr verzetteln will, sondern anfangs seine Ziele reduziert und mit Bedacht auswählt (Selektion). In einer zweiten Phase konzentriert er sich auf seine aktuell wichtigsten Werte, zu denen er kompromisslos steht und mit denen er sich jetzt im Alter vorbehaltlos identifizieren kann. Er wird sich seiner ganz speziellen Fähigkeiten und Fertigkeiten bewusst und sucht nach einer Strategie, die ihm die Erreichung seiner Ziele unter den gegebenen Umständen erlaubt (Optimierung). Da sich seine geistigen und körperlichen Kräfte verändert haben, sucht er zugleich nach Möglichkeiten, auftretende Defizite durch alternative Denk- und Verhaltensweisen auszugleichen (Kompensation). So kann der alternde Mensch die verbliebenen Ressourcen für ein Optimum an Lebensqualität nutzen.

Altersmodelle unterliegen einem ständigen Wandel. Sie sind stark abhängig von der allgemeinen gesellschaftlichen Entwicklung und den Angeboten, an denen der Einzelne im sozialen Gefüge teilhaben kann. Der Schwerpunkt der Forschungen scheint sich auf die vitale Phase unseres Ruhestandes zu konzentrieren. Aufgrund der ständig wachsenden medizinischen Errungenschaften, der Möglichkeit gesunder Ernährung und des weltweiten Wissensaustausches verlängert sich unsere Vitalphase im Vergleich zur latenten Ruhestandsphase. Zukünftige Modelle werden diesen Umständen Rechnung tragen müssen.

3 Eine neue Alterszeit – oder: Wie lange ... 39

- Wie schätzen Sie Ihre Fähigkeit ein, sich auch im fortschreitenden Alter an veränderte äußere und körperliche Bedingungen anzupassen?
- Was würden Sie unternehmen, wenn Sie körperlich daran gehindert wären, bisher gewohnten und lieb gewordenen Tätigkeiten nachzugehen?
- An wen würden Sie sich wenden, wen um Unterstützung bitten, damit Sie trotz gewisser Einschränkungen Ihre Altersziele dennoch erreichen können?

Kompakt für die Praxis

Grundsätzlich verfügen Sie über alle erforderlichen Potenziale, die Sie für eine erfolgreiche Altersbewältigung benötigen.

Nutzen Sie Ihre langjährigen Erfahrungen und Erkenntnisse, die Sie im Beruf, aber auch in anderen Lebensbereichen gemacht haben, für die Herausforderungen im Ruhestand.

Denken Sie sich, wie im Modellversuch, jung und versetzen Sie sich hinein in eine Zeit, wo Ihnen (fast) alles gelang. Überlegen Sie, wie Sie frühere Lösungen an die Herausforderungen des Älterwerdens anpassen können.

Unsere körperliche und geistige Konstitution wird mit zunehmender Lebensdauer, je nach genetischer Veranlagung und in Abhängigkeit von den beruflichen Anforderungen, nicht besser. Verlorene Gesundheit ist vor allem im Alter nur schwer wiederzuerlangen und altersbedingter Zellabbau grundsätzlich nicht umkehrbar. Wenn Sie jedoch Ihre strategischen Fähigkeiten und Ihr im Leben erworbenes Know-how aktiv nutzen, dann dürfen Sie noch sehr viel vom Leben erwarten. Davon handelt der nächste Abschnitt.

3.3 Neue Lebenserwartungen

Bis vor Kurzem hatte ich den Begriff Lebenserwartung ausschließlich mit einer statistisch berechneten zeitlichen Dauer in Verbindung gebracht. Das änderte sich, als in einem meiner Workshops ein Teilnehmer im Brustton der Überzeugung sagte, dass alle seine Erwartungen an die eigene berufliche Entwicklung nicht eingetreten seien. Er sei enttäuscht vom Leben und er erwarte auch im Ruhestand keine Veränderung mehr. Er nähme jetzt noch alles mit, was sich ihm böte. Und ohne große Erwartungen in die Ruhestandszukunft zu gehen sei immer noch besser, als unrealen Träumereien und Altersutopien nachzujagen.

Vor gar nicht allzu langer Zeit dachten wir, dass der Mensch mit 50 Lebensjahren den Höhepunkt seiner körperlichen und geistigen Verfassung überschritten hat und ab dort die Lebenstreppe unabdinglich wieder hinab schreitet. Mit 60 ging das Alter richtig los, mit 70 war man ein Greis, mit 80 Jahren galt man als weise, sofern man dieses Alter überhaupt erreichte. Und wenn es dann die Treppe noch weiter empor ging, aß man Gottes Gnadenbrot – sofern dieser gnädig war. Auf jeder dieser Stufen, besonders nach dem Überschreiten des Zenits, wurden die Erwartungen an die Zukunft ein wenig zurückgeschraubt (Abb. 3.3).

Heute geht es auf der Lebenstreppe keinesfalls mit 50 schon bergab. Dabei sind – wie wir im vorigen Kapitel

3 Eine neue Alterszeit – oder: Wie lange …

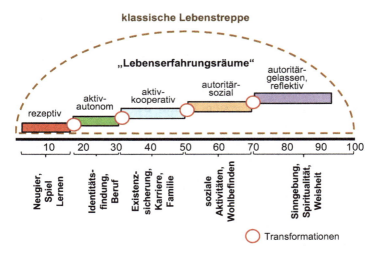

Abb. 3.3 Lebenserfahrungsräume lösen die klassische Lebenstreppe ab

gesehen haben – das erworbene berufliche Wissen und die mannigfaltigen Erfahrungen wertvolle Helfer bei der Bewältigung des fortschreitenden Alters. Mit den im Leben erworbenen Verhaltensstrategien ist es uns möglich, Defizite unserer körperlichen Verfassung auszugleichen und sie sogar als Altersvorteil zu nutzen. Ja, wir dürfen noch etwas erwarten vom Leben! Das wird uns gelingen, wenn wir die neuen Erwartungen an den Ruhestand in Übereinstimmung mit unseren geistigen und körperlichen Möglichkeiten bringen, über die wir auf den jeweiligen Treppenstufen verfügen.

Doch was genau erwarten wir im Ruhestand? Beginnen wir bei der Begriffsklärung. Erwartung bedeutet für mich die geistige Vorausschau in die Zukunft, begleitet von einer bildhaften Vorwegnahme des Kommenden. Sie hat etwas mit unserem inhaltlichen Anspruch an die Alterszeit und unseren Bedürfnissen in dieser Lebensphase zu tun. In den bisherigen Lebensaltern haben sich unsere Erwartungen in sehr unterschiedlichen Erfahrungsräumen entwickelt. Im ersten Raum, der sich bis etwa ins 18. Lebensjahr erstreckt, haben innere Neugier und eigenes Erproben entscheidend zur Identitätsbildung beigetragen. Wir haben die Welt mit allen Sinnen erfahren, wurden geprägt von uns nahestehenden Personen. Es war unsere „rezeptive" Phase. Darauf folgte eine Zeit der Selbstfindung und Identitätssuche: Wir testeten unsere beruflichen Fähigkeiten aus, gingen verschiedene Partnerkontakte ein und planten aktiv unser weiteres Leben. Die eigenen Ideen über unsere zukünftige Welt traten in den Vordergrund, wir wurden weitgehend selbstständig und unabhängig. Im nächsten Erfahrungsraum, der sich bis in die Endvierziger ausdehnt, dominierten intensive Aktivitäten mit Kollegen, mit der Familie und mit Freunden. Es galt, eine solide Existenz aufzubauen und die berufliche Karriere voranzubringen. Meist ging das nur durch kooperatives Handeln. Dann durchschritten viele von uns einen Raum des sozialen Engagements. Wir waren uns unserer Fähigkeiten und Kompetenzen bewusst und setzten sie zielgerichtet ein. Unser Handeln umfasste nunmehr auch freiwillige Tätigkeiten, wir nahmen Ehrenämter an und begannen, nach Antworten auf die wichtigen Fragen unserer Welt zu suchen. Bei dem einen standen vielleicht Menschenrechtsfragen im Vordergrund, ein anderer mahnte womöglich die Ungerechtigkeit zwischen Arm und Reich

3 Eine neue Alterszeit – oder: Wie lange ...   43

an. Ein Dritter begab sich auf die Suche nach seiner Herkunft.

Viele der in den verschiedenen Lebenszeiträumen geborenen Erwartungen haben sich in der Rückschau in gereifte und nutzbare Erfahrungen verwandelt. Den kommenden fünften Lebenserfahrungsraum werden wir wohl in einer Art verständiger und einsichtiger Gelassenheit verbringen können. Es wird ein Raum der Reflexion, der Sinngebung und vielleicht auch der Spiritualität werden. Reflexiv deshalb, weil wir nun von diesem erhöhten Punkt der Treppe besonnen und abgeklärt unser ausgebreitetes Lebenswerk bewerten können. Sinngebend, weil wir unwillkürlich darüber nachdenken werden, ob wir unserem Leben eine zweckgerichtete Bedeutung geben konnten oder ob wir für unsere persönliche Bestimmung noch etwas zu erledigen haben. Und spirituell, weil wir uns jetzt öfter fragen werden, was denn von uns bleiben wird und welchen Platz wir im Weltgefüge einnehmen oder noch besetzen wollen.

Wenn wir nichts mehr erwarten, wie der enttäuschte Teilnehmer weiter oben, dann berauben wir uns bewusst der eigenen Zukunft. Erst die konkret formulierte Erwartungshaltung auf das Kommende, unser klar artikulierter Anspruch an die Zukunft schafft den Boden für ein selbstbestimmtes Leben. Und das Beste am fünften Lebenserwartungsraum ist: Wir haben die einmalige Chance, ihn selbst zu gestalten! Und niemand kann uns da mehr reinreden – kein Vorgesetzter und keine betrieblichen Vorschriften!

- Welche Erwartungen haben Sie an die Zeit Ihres Ruhestandes? Notieren Sie spontan mindestens fünf verschiedene!
- Was erwarten Sie außerdem von den Ihnen nahestehenden Partnern, Freunden und Bekannten und von der Welt um Sie herum?
- Auf was werden Sie selbst entscheidenden Einfluss nehmen können und worauf nicht?
- Wer kann Ihnen bei der Erfüllung Ihrer Erwartungen behilflich sein?
- Woran werden Sie nach einiger Zeit merken, dass sich Ihre Erwartungen erfüllt haben?

Kompakt für die Praxis

Werden Sie sich klar, mit welchen Erwartungshaltungen Sie in die dritte Lebensphase gehen wollen.

Warten Sie nicht auf andere und erwarten Sie keinesfalls, dass sich das „Erwartete" von alleine einstellen wird.

Werden Sie schon in einer frühen Planungsphase zum aktiven Gestalter Ihres fünften Lebenserfahrungsraums.

Damit hätten wir die inhaltliche Seite der Lebenserwartung im Ruhestand beleuchtet. Daneben gibt es noch den schon erwähnten zeitlichen Aspekt.

3.4 Wie viel Zeit uns noch bleibt …

Die Frage nach der Zeit, die Ihnen noch bleibt, stellen Sie sich im Berufsleben bestimmt eher seltener. Sie funktionieren für Beruf und Familie und haben alle Hände

3 Eine neue Alterszeit – oder: Wie lange ... 45

voll zu tun, um sich in allen Lebenslagen zu behaupten. Da bleibt für den Blick nach vorn bis ans Ende des Lebens kaum Platz. Doch je mehr Sie sich dem erlebbaren Durchschnittsalter nähern, desto intensiver fragen Sie sich vielleicht, wie viel Zeit Ihnen noch bleibt. Machen Sie bitte folgendes Experiment: Gehen Sie in einem Baumarkt und nehmen Sie dort ein Papierbandmaß, das für die Vermessung von Möbeln dort hängt, mit. Es ist in der Regel 100 cm lang – so viele Lebensjahre würde ich als durchaus erwünscht ansetzen. Zu Hause reißen Sie dann das Bandmaß an zwei Stellen ab: zum einen an der Stelle Ihres statistischen Lebenserwartungsalters (aktuell für Frauen bei 83, für Männer bei 78), zum anderen an der Stelle, die dem Alter in ganzen Zahlen entspricht, das Sie aktuell erreicht haben. Zwischen diesen beiden Abrissstellen bleibt ein Stück Bandmaß übrig: Was Sie zwischen den Fingern halten, ist Ihr restliches Leben, Ihr rein statistisch verbleibender Lebenserfahrungsraum. Was geht Ihnen durch den Kopf, wenn Sie den verbleibenden Abschnitt betrachten ...?

2009 hat die Zeitschrift *Reader's Digest* Deutsche nach Ihrem Wunschlebensalter befragt. Sie hatten die Wahl, zwischen 70, 90, 110, 150, 300 Jahren und dem ewigen Leben zu wählen. Mit 56 % entschied sich die Mehrheit für 90 Jahre. 16 % votierten für 70 und 8 % für 110 Lebensjahre. Immerhin 10 % der Befragten wünschten sich ein ewiges Leben. Ob Letztere auch an die Konsequenzen der eigenen Unsterblichkeit gedacht hatten?

Werden Sie sich im Klaren darüber, welches natürliche Lebensalter Sie gern erreichen möchten, auch wenn Sie keinen unmittelbaren Einfluss darauf nehmen können. Die Wissenschaft vertritt heute die Meinung, dass man biologisch das 120. Lebensjahr erreichen kann. Die zweifelsfrei älteste Frau ist die Französin Jeanne Calment, die 122 Jahre und 164 Tage alt wurde. Sie führt seit zwei Jahrzehnten die Liste der sogenannten Supercentenarians, der Über-110-Jährigen, an. In welchem geistigen und psychischen Zustand möchten Sie – wenn überhaupt – ein derartiges Alter erleben und welche gesundheitlichen Einschränkungen würden Sie als alter(n)sbedingt tolerieren oder gar akzeptieren? Welche erworbenen Fähigkeiten und Erfahrungen würden Sie nutzen, um so gut und lange wie möglich den körperlichen und psychischen Defiziten zu widerstehen oder diese auszugleichen?

Der Neurobiologe Ernst Pöppel meint, dass unser Leben ungeachtet seiner biologischen Grenzen eigentlich viel länger sei als durchschnittliche 80 Jahre. Er spricht in seinem Buch *Je älter, desto besser* (Pöppel und Wagner 2010) von der kumulierten „Präsenzzeit" einer Generation. Seiner Auffassung nach erstreckt sie sich über mehrere hundert Jahre. Wir besitzen ein episodisches Gedächtnis, das es uns erlaubt, vergangenes Leben zu erinnern und kommendes Leben zu konstruieren. Oder anders gesagt: Unser Dasein setzt sich zusammen aus der Summe des Fortlebens der erinnerten Geschichten unserer Urgroßeltern-, Großeltern- und Elterngeneration plus der eigenen physischen Existenzzeit zuzüglich einer Zeitspanne bildhafter Zukunftsprojektionen über unsere Kinder, Enkel und Urenkel. Das macht zusammen bis zu 300 Jahre aus. Wenn das keine guten Aussichten sind!

Wir werden immer älter. Aber sind unsere zusätzlichen Lebensjahre nicht auch teuer erkauft durch Kreislaufbeschwerden, Demenz, Depressionen, Rückenschmerzen,

3 Eine neue Alterszeit – oder: Wie lange ... 47

Gehprobleme und andere chronische Störungen? Und belastet uns nicht zusätzlich deren Bekämpfung mit Therapien und Medikamenten? Aus Untersuchungen britischer Wissenschaftler zwischen 1991 und 2011 geht hervor, dass sich die Lebenserwartung eines 65-jährigen Mannes um 4,4 Jahre und die einer gleichaltrigen Frau um 3,5 Jahre verlängert hat. In gleichem Maße verlängerte sich aber auch die Zeit, die sie bei guter körperlicher Gesundheit und bei klarem Verstand verbrachten. Das ist eine sehr wichtige Nachricht! Denn alle Umfragen nach dem individuellen Wunschlebensalter gehen ungefragt davon aus, dass man sein Leben möglichst selbstbestimmbar und gesund und nicht teilnahmslos und inhaltsleer mit schwerer Krankheit oder in Siechtum verbringt. Trotz all der Prognosen über ein langes Leben werden wir jedoch nicht um eine verstärkte Gesundheitsvorsorge, körperliche Inspektionen und medizinische Eingriffe herumkommen. Denn spätestens mit dem Übergang vom Beruf in den Ruhestand beginnt für viele von uns eine wartungsintensivere Lebensphase. Solange diese Wartungen punktuell bleiben und noch nicht unser ganzes Leben bestimmen, verfügen wir über eine fast uneingeschränkte Handlungsmacht in Bezug auf unseren Körper.

Zwischen dem Wunsch nach einem langen Leben und der Wirklichkeit können Welten liegen. Solange Sie noch über einen handlungsfähigen Körper verfügen, sollten Sie ihn zum Einsatz bringen. Dafür schlage ich vor, dass Sie als Erstes eine Löffelliste schreiben. Was das ist, eine „Löffelliste"? Diejenigen von Ihnen, die den Film „Das Beste kommt zum Schluss" mit Jack Nicholson und Morgan Freeman gesehen haben, wissen es: Es ist die Liste aller

Dinge, die wir noch tun sollten, bevor wir unseren Löffel abgeben. Auf geht's:

- Welche wichtigen Dinge wollen Sie unbedingt noch erledigen?
- Was davon ist Ihnen ganz besonders wichtig, was sollten Sie zuerst angehen?
- Was könnten Sie hintanstellen, auch mit dem Risiko, es nicht mehr erledigen zu können? Sortieren Sie das Aufgeschriebene nach Prioritäten!
- Was würden Sie tun, wenn Sie nur noch ein Jahr oder einen Monat zu leben hätten?
- Und was, wenn morgen Ihr letzter Tag wäre?

Kompakt für die Praxis

Lassen Sie Ihre verbleibende kostbare Lebenszeit nicht unnütz verstreichen. Beginnen Sie so zeitig wie möglich mit der Abarbeitung Ihrer Löffelliste!

Warten Sie nicht zu lange. Sie könnten Gefahr laufen, die besten Dinge nicht mehr zu erleben und vertane Lebenschancen zu bereuen.

Passen Sie Ihre späten Lebensziele an Ihre Konstitution und die Bedingungen an, die Sie vorfinden oder beeinflussen können. Umgekehrt funktioniert es meist nicht!

Das letzte Viertel Ihres Lebens beginnt mit Ihrem Start in den Ruhestand. Interessieren Sie sich für Ihr Leben und beginnen Sie aufgrund der Ideen der Löffelliste Ihren Ruhestand aktiv zu managen! Verschwenden Sie keine Zeit mehr, sondern nutzen und gestalten Sie sie!

4

Das Leben neu managen – oder: Was sich in uns und um uns alles verändert

Der eine wartet, dass die Zeit sich wandelt, der andere packt sie kräftig an und handelt.
(Dante Alighieri)

4.1 Unsere Sandwichposition in der Generationenfolge

Zu Anfang von Kap. 3 haben Sie erfahren, dass durch die Verlängerung unserer Lebenserwartung und den relativ frühen Ausstieg aus dem Berufsleben eine völlig neue Lebensphase entstanden ist. Gemessen an der Gesamtlebenszeit macht sie rund ein Viertel Ihrer Erlebenszeit aus – und damit so viel wie noch nie im Verlauf der Menschheitsgeschichte. Sie erlangt auch in der Generationenfolge

© Springer-Verlag GmbH Deutschland, ein Teil von Springer Nature 2018
W. Schiele, *Rastlos im Beruf, ratlos im Ruhestand?*,
https://doi.org/10.1007/978-3-662-56567-4_4

eine ganz neue Bedeutung. Denn gleichzeitig leben vier, in seltenen Fällen sogar fünf Generationen einer Familienlinie zeitlich nebeneinander. Damit bekommen auch Ihre Beziehungen untereinander eine völlig neue Qualität. Für uns als Generation Ruhestand sind die Beziehungen sowohl nach „vorn" in Richtung Eltern (und eventuell noch Großeltern) als auch nach „hinten" in Richtung Nachkommen gerichtet (Abb. 4.1).

Der Blick nach vorn: Die uns folgende Kindergeneration, auch „Generation Y" genannt, will und muss in den kommenden Jahren weitere Verantwortung von uns übernehmen. Sie strebt einerseits nach persönlicher Selbstverwirklichung, andererseits versucht sie, familiäre

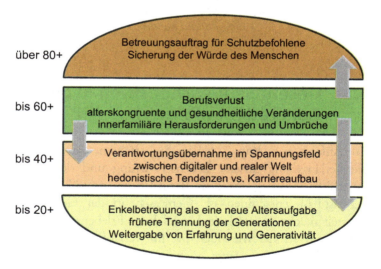

Abb. 4.1 Herausforderungen an die Generationenfolge aus der Sandwichposition

Interessen und berufliche Karriere miteinander in Einklang zu bringen. Es ist eine Generation, die sich im Spannungsfeld zwischen der analogen und der virtuellen Welt auf die Sinnsuche gemacht hat. Dafür steht der Buchstabe Y = WHY (im Englischen) = WARUM (im Deutschen) sehr treffend und fast schon programmatisch. Unsere Nachfolgergeneration ist uns nicht immer freundlich gesonnen, weil wir ihrer Meinung nach zu wenig vom komplexen Cyberspace verstünden, dafür nicht mehr lernfähig genug seien und uns vor den Folgen der industriellen Revolution 4.0 fürchteten. Als Vertreter einer fordernden Leistungsgesellschaft schauen wir manches Mal ein wenig neidisch auf unsere potenziellen Nachfolger, die Spaß und Selbsterfüllung suchen. Zugleich sorgen wir uns aber auch um ihre finanzielle Absicherung im Alter, über die sie sich bisher wenig oder keine Gedanken gemacht haben. Wir fühlen uns mehr denn je für sie verantwortlich aus der Ahnung heraus, dass ihre Renten immer unsicherer werden könnten. Und denken dabei daran, dass sie unser bereits abbezahltes Haus übernehmen könnten. Dabei verkennen wir oftmals, dass sie längst andere Lebenspläne entwickelt haben, die wenig mit unseren Überzeugungen zur materiellen Absicherung oder Heimattreue zu tun haben. Analytiker haben z. B. herausgefunden, dass sich die Wohnentfernung zwischen der Eltern- und Kindergeneration signifikant vergrößert hat. Und der Abstand wird immer größer, nicht nur räumlich, sondern auch zwischenmenschlich. Der Familienzusammenhalt verwandelt sich von greifbaren persönlichen Beziehungen zunehmend in emotionsarme digitale Kontakte. Und dennoch müssen wir mit dieser Generation intensiv kommunizieren, um wertvolle Erfahrungen und schutzbedürftige Werte unserer Zeit weitergeben zu können.

Nun der Blick zurück: 60 ist die neue 80. Die Senioren von früher sind die jungen Alten von heute – also wir. Starben unserer Vorfahren in der Mitte des 20. Jahrhunderts statistisch gesehen mit etwa 64 bis 68 Jahren, so erfreuen sich die wahren Senioren heute eines langen und rüstigen Lebens. Damit verlängert sich zwangsläufig auch der Zeitraum, den wir für die Betreuung unserer Schutzbefohlenen einplanen müssen. Gleichzeitig steigt der Energieaufwand, den wir für die Pflege unserer Vorgängergeneration aufwenden müssen. Und wer es selbst nicht vermag, sich um die Belange der Alten zu kümmern, muss ernsthaft in Sorge sein um den Zustand und die Qualität der Altenbetreuung, die eines gar nicht allzu fernen Tages auch uns betreffen wird. Wenn wir eine wertschätzende, qualifizierte und menschenwürdige Fremddienstleistung für unsere Erzeugergeneration einfordern, steht auch die Frage nach der Bezahlbarkeit der Pflege und Betreuung im Raum. Die Zeit und die Kosten für eine anspruchsvolle und halbwegs empathische Fürsorge und Pflege sind nicht zu unterschätzen! Zu unseren weiteren Aufgaben gehört es, unserer Elterngeneration die Veränderungen in der Welt begreiflich zu machen und sie zu motivieren, weiterhin aktiv im Rahmen ihrer Möglichkeiten am gesellschaftlichen Leben teilzuhaben. Das bedarf unserer vollen Aufmerksamkeit, einer behutsamen Kommunikation mit ihnen und eines großen Verständnisses für deren Alterssorgen. Letztlich stehen wir in der Pflicht, das Lebenswerk der Elterngeneration zu würdigen und zu wahren und deren reiche Erfahrungen an die nachfolgenden Generationen weiterzugeben.

Die dritte Generation, für die wir in der Geschlechterfolge ebenfalls einen Teil Verantwortung tragen, sind unsere Enkel und Urenkel. Aktuelle Forschungsergebnisse belegen, dass der Umgang und die Betreuung von jungen Kindern die Generation Ruhestand aufblühen lässt und zugleich deren Lebenserwartung messbar erhöht. Manche Forscher meinen sogar, dass wir deshalb immer älter werden, weil unser genetisches Programm die Erziehung einer weiteren Generation vorsähe. Eine unserer wichtigsten Aufgaben besteht darin, mit unseren Erkenntnissen von der Welt jungen Menschen den Weg in das Leben zu erleichtern. Eine weitere Aufgabe besteht vielleicht auch darin, ein gewisses Gegengewicht zu den unzähligen digitalen Verführungen zu schaffen, damit die bewusste Wahrnehmung der Natur und echte zwischenmenschliche Beziehungen nicht schon in frühen Jahren zu stark in den Hintergrund treten. Aber machen wir uns nichts vor: Die Zeit, wo Enkel noch bis 15, 16 Jahren gern zu den Großeltern kamen, sind heute bereits Legende. Und diesen Umstand sollten wir auch in unserer Ruhestandsplanung berücksichtigen: Das Zusammensein mit den Enkelkindern wird ein immer früheres Verfallsdatum erfahren.

Neben dem wunderbaren und wertvollen Austausch zwischen den Generationen werden Spannungen und Konflikte nicht ausbleiben. Versetzen Sie sich in die Situation der jeweiligen Generation und notieren Sie sich gern wichtige Ideen und Überlegungen.

- In welchen Fragen besteht zwischen Ihnen und der älteren Generation Übereinstimmung und wo gibt es Meinungsunterschiede?
- Auf welchen Gebieten können Sie sich mit der jüngeren Generation hervorragend verständigen und wo finden Sie partout keine Übereinkunft?
- Wie möchten Sie behandelt werden, sollten Sie vital eingeschränkt sein oder pflegebedürftig werden?
- In welchen Fragen und Lebensbereichen möchten Sie uneingeschränkt selbst weiter entscheiden können und wo wünschen Sie sich mehr Unterstützung?

Kompakt für die Praxis

Zu Ihren Aufgaben als Vertreter der Generation Ruhestand gehört es, als verbindendes und ausgleichendes Glied in der Geschlechterfolge zu wirken.

Mit Ihrer Lebenserfahrung und Gelassenheit können Sie sich entschleunigend, schlichtend und vermittelnd in die Generationenfolge einbringen.

Gegenüber den nachfolgenden Generationen haben Sie einen Mentorenauftrag: Leben Sie Generativität im Sinne von Erfahrungs- und Wissensweitergabe.

Die vor Ihnen liegende Generation bedarf Ihrer Schutzfunktion. Sorgen Sie dafür, dass für sie diese Lebensphase menschenwürdig ausklingt.

Aus einem Werbefilm der Bundesinitiative 50plus ist mir eine etwas provokante, aber durchaus berechtigte Frage im Gedächtnis hängen geblieben. Nachdem der Film die Wichtigkeit der Wissensweitergabe der Älteren an die

Jüngeren intensiv behandelt, stellt der Kommentator die Frage: „Sind wirklich nur unsere Kinder unsere Zukunft?" Ich meine: Jein! Nur wenn sich unsere Fertigkeiten und Erfahrungen mit den Fähigkeiten und dem neuen Weltverständnis der nachfolgenden Generationen verbünden, dann können wir in einer gesunden, wettbewerbsfähigen und ausbalancierten Gesellschaft leben.

4.2 Das unterschätzte Changemanagement

Was wird das für eine tolle Zeit werden, wenn ich erst meine Papiere abgeholt habe und zum letzten Mal durch das Werkstor den Heimweg antrete! Ab sofort brauche ich dem Chef nicht mehr nach dem Munde reden und im Mitarbeitergespräch kein Interesse an Fortbildungen zu heucheln. Kann selbst darüber bestimmen, wann und wie lange ich in Urlaub gehe. Muss die Präsentationen für die Teamsitzung nicht mehr zig Mal überarbeiten, nur weil sie meinem Vorgesetzten nicht gefällt. Kann kommen und gehen, wann ich will, und brauche kein akribisches Zeitkonto mehr zu führen. Darf endlich den betrieblichen Dresscode ignorieren und muss mich nicht für kurze Hosen am Arbeitsplatz rechtfertigen. Erspare mir zukünftig meine ellenlangen Erläuterungen, wenn der Azubi zum x-ten Male denselben Fehler macht. Und werde nicht mehr angemotzt, wenn ich während des Urlaubs der Kollegin vergessen habe, ihre Blumen zu gießen. Was für eine herrliche Zeit bricht an!

Doch sind es nur die unangenehmen, die lästigen Dinge, die Sie manchmal zur Weißglut brachten und die Sie jetzt loswerden? Geht Ihnen nicht etwas viel Wichtigeres verloren, als nur ein paar emotionale Aufreger am Arbeitsplatz und die wechselnden Neurosen Ihrer Vorgesetzten?

Ihr Abschied vom Berufsleben ist vor allem eines: der radikale Wegfall von jahrelang eingespielten betrieblichen Abläufen. Sie müssen keine Zielvereinbarungen in Form von Arbeitsaufträgen und Qualitätsanforderungen mehr erfüllen. Kein betriebliches Regelwerk und keine Zeitvorgabe bestimmen ab jetzt Ihren Tagesablauf. Die strukturellen Leitplanken von Ort und Zeit entfallen ersatzlos. Ihre soziale Position im Unternehmen, egal ob Sie als einfacher Mitarbeiter, Teamchef oder Direktor tätig waren, geht augenblicklich und komplett verloren. Gestern noch in einer wichtigen Funktion, heute nur noch einfache Person. Mit der wegfallenden Stellung endet gleichsam Ihre professionelle Zugehörigkeit zu einer bestimmten sozialen Gruppe. Offizielle Regelwerke, an die Sie sich bisher halten konnten und die Ihnen Schutz und Rückzugsraum boten, existieren für Sie nicht mehr. Entscheidungsbefugnisse und Handlungsvollmachten, egal ob fachlicher oder administrativer Art, gehen Ihnen unwiderruflich verloren. Disziplinarische, materielle oder psychologische Machtausübung kraft der Ihnen übertragenen beruflichen Rolle finden ein jähes Ende. Die kleinen und manchmal feinen Spielchen um Sprossengewinne auf der Karriereleiter werden Ihnen ebenso fehlen wie die Grabenkämpfe um den Erhalt Ihres Stuhles. Sie werden von nun an kein fachorientiertes Feedback mehr erhalten – weder im positiven noch im negativen Sinn. Lob von den Fachkollegen oder

Kritik vom Vorgesetzten über die Ergebnisse Ihrer Arbeit fallen ersatzlos weg. Die berufsbezogene Kommunikation, die Sie jahrzehntelang gepflegt haben und die Sie ständig auch weiter qualifiziert hat, bricht beim Abschied in den Ruhestand abrupt ab. Ihr gesamtes fachliches und informationelles Wissen ist von einem Tag auf den anderen nicht mehr gefragt! Der Zugang zu Informationskanälen, wie z. B. ins betriebliche Intranet, wird Ihnen automatisch entzogen, wenn Sie aus dem Beruf ausscheiden. Damit entfällt regelmäßig auch der Zugang zu den umfangreichen und mühsam auf- und ausgebauten Netzwerken in Ihrem bisherigen Tätigkeitsfeld und der mehr oder weniger intensive Kontakt zu den Fachkollegen. Ganz zu schweigen von den materiellen Einbußen, wie dem Einkommen oder dem Wegfall der Prämien und – wenn Sie Führungskraft waren – dem Verlust üppiger Tantiemen, Incentives und Statussymbole. Ich zumindest habe noch niemanden angetroffen, der nach dem Ausscheiden aus dem Beruf finanziell besser abgesichert war als während seiner Anstellungszeit. Und noch eine Beobachtung konnte ich machen: Wenn Sie einmal ausgeschieden sind aus dem Kreis der Berufskollegen oder Führungskräfte, dann spüren Sie regelmäßig die Endgültigkeit und Unumkehrbarkeit des Vorganges. Sie sind ausgegrenzt, „out of group". Selbst wenn Sie, wie ich, noch alle sechs Monate Ihren früheren Kollegenkreis besuchen sollten: Sie werden schnell merken, dass die Gesprächszeit von Mal zu Mal kürzer wird und der Austausch immer oberflächlicher. Die losen beruflichen Kontakte lassen sich nicht wieder fester zusammenzurren.

58   W. Schiele

An dieser Stelle könnte Ihr Notizbuch weiterhelfen:

> Fragen Sie sich: „Was wird mir bei meinem Ausstieg aus dem Beruf schwerfallen? Wovon werde ich mich nur ungern trennen wollen? Was erleichtert mir den Abschied?"

Je nachdem, aus welcher sozialen Höhe Sie vom Beruf in den Ruhestand fallen, kann die Intensität des Aufpralls unterschiedlich stark sein. Haben Sie bis zum Berufsausstieg nur für das Unternehmen gelebt und keine Netzwerke für die Zeit danach geknüpft, kann ein tiefer Fall in ein Depressionsloch folgen, dem Sie ohne Hilfe vielleicht nur schwer entkommen. Sie beginnen womöglich am Sinn des Lebens zu zweifeln, weil Ihnen alle Stützen weggebrochen sind und finden keinen ausreichenden Halt im berufslosen Raum. Eine sanfte Landung im Ruhestand vollziehen meist diejenigen, die bisher auch in anderen Lebensbereichen aktiv engagiert waren, lange vor dem Ruhestand bereits Pläne geschmiedet haben oder eine distanzierte Liebesbeziehung zum Unternehmen pflegten. Die meisten Frauen haben es leichter, weil sie in vielen Dingen des Alltags kommunikativer sind und ihre Netzwerke außerhalb des Berufslebens bereits aufgebaut haben. Schwieriger ergeht es denjenigen Frauen, die aus Führungspositionen kommen und während ihrer Berufsausübung mit großer Präsenz und hohem Engagement gegen männliche Führungsriegen ankämpfen mussten. Eine Dame, langjährige geschäftsführende Gesellschafterin

4 Das Leben neu managen – oder: Was ... 59

eines kleinen Unternehmens, kontaktierte mich mit der Bitte um ein Coaching. Sie habe ihr ganzes Leben für das Geschäft gearbeitet, jetzt mit 65 Jahren weiß sie mit sich und der Welt nichts mehr anzufangen. Gartenarbeit läge ihr nicht und der 13-jährige Enkel besuche sie auch nicht mehr. Und einen festen verlässlichen Partner gäbe es auch nicht. Die Zukunft erscheine ihr sinnlos und sie bräuchte eine geführte Selbstreflexion zur persönlichen Neuorientierung.

> Fragen Sie sich: „Werde ich den Mut haben, mir Hilfe und Unterstützung bei anderen zu holen? Wenn ja, wen werde ich ansprechen?"

All diese beruflichen Wandlungen und Veränderungen geschehen von heute auf morgen, wenn Sie nicht das Glück haben, einem langsam ausklingenden Stufenplan auf dem Weg zum Ruhestand folgen zu dürfen. Doch daneben wirken parallel noch viele andere Ereignisse auf Ihr Leben ein, mit denen Sie sich als Vertreter der Babyboomergeneration auseinandersetzen müssen. Das hat auch und vor allem mit Ihrer Stellung in der Generationenfolge zu tun, wie Sie im vorigen Abschnitt lesen konnten. Wenn Sie um die 60 Jahre alt sind, verlassen Sie erste Freunde, Bekannte und auch Familienangehörige. Sie hören von ernsthaften Erkrankungen Ihrer Kollegen und bisherigen Weggefährten. Das zunehmende Alter Ihrer Eltern zwingt Sie, sich mehr der Pflege Ihrer Erzeuger zu widmen. Sie selbst bemerken plötzlich kleine körperliche Veränderungen, die Ihnen vorher nie aufgefallen sind. Ja, Sie werden auch sichtbar älter! Dass Sie seit dem 30. Lebensjahr altern, haben Sie irgendwann schon einmal gehört. Doch jetzt wird es Ihnen vielleicht zum ersten Mal so richtig bewusst! Und nicht genug damit: Neben den altersbegleitenden Veränderungen machen sich die kleinen Wehwehchen, die Sie früher gern ausgeblendet haben, nachdrücklich und schmerzlich bemerkbar. Akute, behandelbare Störungen aus der Jugendzeit verwandeln sich in chronische Erkrankungen, und Sie treffen Ihre Leidensgenossen nicht mehr im Unternehmen, sondern als Patienten im Wartezimmer des Facharztes.

> Fragen Sie sich: „Was kann ich heute schon für meine körperliche Fitness tun? Gibt es sportliche Betätigungen, die zu mir passen und mir auch Spaß machen? Was muss ich für meine gesunde Ernährung tun?"

Ihre bereits großen Kinder schicken schon ihren Nachwuchs in die weite Welt hinaus. Damit kommt es vielleicht zum ersten Mal zu Spannungen, Streitigkeiten und Trennungen in den Kindsfamilien, weil nun der Kitt für deren Ehe fehlt. Zum einen werden Sie automatisch mitleiden, zum anderen geneigt sein, als Schlichter aufzutreten. Ihre Enkel werden sich schneller als gedacht von Ihnen als Großeltern trennen, was u. a. die Intensität der Familienbeziehung verringert. Das familiäre Netzwerk wird mit der Zeit mit hoher Wahrscheinlichkeit weitmaschiger.

4 Das Leben neu managen – oder: Was …   61

> Fragen Sie sich: „Welche Alternativen gibt es für mich außer der eigenen Enkelbetreuung in der Herkunftsfamilie noch, um meine Erfahrungen und Erkenntnisse an die junge Generation weiterzugeben? Welcher neue Rahmen, welche andere Gruppe von jungen Menschen wäre für mich der oder die richtige? Und wo finde ich nachhaltige pädagogische oder betreuende Aufgaben für mich?"

Die Kommunikation mit Ihren Liebsten wandelt sich rasant. Schnell einmal eine SMS geschickt oder Grüße per Skype übermittelt, das erspart den persönlichen Besuch bei Ihnen. Beziehungen können in einer Phase, in der künstliche Intelligenz in fühlbare Nähe rückt, zu emotionsarmen, klischeehaften und unpersönlichen Kontakten führen. Und Sie wissen ja: Auch die reale räumliche Entfernung wird nicht geringer. Setzen Sie also besser nicht auf eine hohe Präsenz und Vertiefung der Familienbeziehungen im Alter, sondern erweitern, erneuern und vor allem pflegen Sie Ihren Freundes- und Bekanntenkreis.

> Fragen Sie sich: „Wem könnte ich mich anschließen, um mögliche Defizite in den familiären Kontakten auszugleichen und meinen Bekanntenkreis zu erweitern? Wo finde ich interessante Themengebiete und Gleichgesinnte?"

Vielleicht sind Sie im Groll aus dem Unternehmen gegangen – entweder, weil Sie mussten und nicht wollten oder weil Sie Ihr Berufsleben als gescheitert betrachteten. Diese Verbitterung kann Sie jahrelang belasten und behindert womöglich Ihren Neustart in den Unruhestand vollständig. Das ist besonders niederschmetternd, weil die Arbeit ungeachtet Ihrer negativen Berufsbilanz insgesamt eine stabilisierende Wirkung auf Ihr Leben ausgeübt hat.

> Fragen Sie sich: „Wie kann ich dennoch einen gelungenen Ruhestand gestalten? Bemühe ich mich neben der Rente noch einmal um einen Job oder denke ich sogar über einen Neustart als Selbstständiger nach?"

Ihr Lebensmittelpunkt wird sich mit Ihrer „Entbeschäftigung" rigoros verschieben. Waren Sie bisher täglich zehn, zwölf oder mehr Stunden im Job oder auf dem Weg zu ihm, addiert sich diese Spanne auf Ihre Erlebenszeit im häuslichen Umfeld. Die zusätzlich frei verfügbare Zeit will besetzt, will genutzt werden. Der Kreis der Personen, mit denen Sie fast jeden Tag zu tun hatten, reduziert sich in der Regel auf einen Partner. Dieser wird sich stets und ständig in derselben verhältnismäßig eng bemessenen Umgebung aufhalten wie Sie. Verfügen Sie über ein eigenes Haus und einen Garten, eröffnen sich Ihnen zwar mehrere räumliche Optionen für die sinnvolle Gestaltung Ihrer neuen Freiheit. Inhaltlich müssen Sie jedoch kreativ sein, um 24 h am Tag und sieben Tage die Woche mit Sinn zu erfüllen und dem Alltag eine neue, Ihre ganz individuelle Struktur zu verleihen.

4 Das Leben neu managen – oder: Was ... 63

> Fragen Sie sich: „Wie kann ich mit meinem Partner, Lebensabschnittsgefährten oder Liebsten die teils neuen Aufgaben, Zuständigkeiten und Verantwortungen neu regeln? Wie soll mein grundsätzlicher Tagesablauf geregelt sein? Gibt es Bedürfnisse meines Partners, die unbedingt berücksichtigt sein wollen?"

An dieser Stelle möchte ich Sie zu einer weiteren kleinen Übung einladen. Sie heißt „Der perfekte Rentnertag". Malen Sie dazu auf einem DIN-A-4-Blatt einen Kreis. Teilen Sie den Kreis in 16 gleichgroße Tortensegmente auf. Das sind die Stunden, die Sie als Ruheständler strukturieren und mit Inhalten füllen sollen (acht Stunden sind als Schlafenszeit gedacht). Schreiben Sie in die einzelnen Segmente Ihre Alltagstätigkeiten ein. Bestimmen Sie, wie viel Zeit Sie für jede Ihrer Verrichtungen benötigen, z. B. für die Essenzubereitung, Körperpflege und für Ruhezeiten. Veranschlagen Sie Zeit für Hobbys, Vereine und Gesundheit – kurz: Beginnen Sie mit der Neustrukturierung eines gelingenden Ruhestandstages. Denken Sie bitte daran, dass es Durchschnittswerte sind, die Sie über das Jahr hochrechnen, denn Sie werden z. B. nicht jeden Tag in den Urlaub fahren oder täglich 3 h mit Gartenarbeit verbringen. Am Schluss werden Sie merken, ob Ihnen 16 h ausreichen oder ob es Ihnen schwerfällt, den „perfekten Rentnertag" komplett auszufüllen.

Die oben aufgeführten Situationen beschreiben einige der markanten Lebensveränderungen, die Sie zusätzlich zum Berufsverlust durchleben werden und die oftmals unerwartet und gleichzeitig auf Sie einwirken. Überbewerten Sie sie nicht, aber nehmen Sie sie auch nicht auf die leichte Schulter!

Kompakt für die Praxis

Versuchen Sie ALTERnativen zu finden und loszulassen von den lieb gewonnenen Gewohnheiten und Arbeitskollegen. Sie sind nicht mehr Angehöriger des Unternehmens und haben Ihre Zugehörigkeit zur Gruppe der Arbeitnehmer verloren.

Versöhnen Sie sich mit den möglichen Tiefschlägen und Verletzungen der vergangenen Berufszeit. Diese belasten Sie unnötig und verstellen Ihnen den Blick auf die dritte Lebensphase.

Betrachten Sie die familiären Beziehungen als einen Anker und Motivator fürs Alter. Knüpfen Sie aber auch neue Bekanntschaften, um nicht in der ausschließlichen Abhängigkeit von der Familie zu stehen.

Starten Sie mit konkreten Überlegungen für eine neue Tagesgestaltung, die zwar möglichst konkret sein soll, aber dennoch flexibel genug ist für die Herausforderungen des Unruhestandes.

Verplanen Sie etwa 60 bis 70 % des Tages und halten Sie sich 30 bis 40 % für Unvorhergesehenes und Überraschendes frei.

Dass sich der Übergang in den Ruhestand neben den persönlichen Belastungen auch vor einem soziologischen Hintergrund abspielt, das erfahren Sie im nächsten Abschnitt.

4.3 Das Sieben-Phasen-Modell des Alterns

Das Umschalten von Beruf auf Ruhestand geschieht für uns plötzlich, von heute auf morgen. Doch selbst dann, wenn Sie sich während Ihrer Beschäftigungszeit wenig Gedanken um die Zeit nach dem Beruf machen, so nimmt Ihr Verstand doch unterschwellig wahr, dass sich etwas Wichtiges verändern wird. Ebenso behaupte ich, dass auch Ihr Gefühl die Vorboten der Veränderung sehr wohl registriert. Nur: Viele von uns unterdrücken oder verdrängen die aufsteigenden Gedanken und Emotionen an das Kommende, zumal es im beruflichen Umfeld auch schwer ist, jemanden zu finden, mit dem man offen über seine Vorfreuden oder Ängste sprechen kann.

In den 70er-Jahren des vorigen Jahrhunderts hat Robert Atchley, Professor für Gerontologie aus Colorado, Gesetzmäßigkeiten beim Übergang vom Beruf in den Ruhestand nachweisen können. In seinem Buch *Sociology of Retirement* („Soziologie des Ruhestandes") von 1976 beschreibt er den Übergang als einen mehrstufigen Prozess, der bereits geraume Zeit vor dem eigentlichen Schalttag einsetzt und erst einige Monate oder Jahre danach wieder ausklingt. Atchley konnte sieben verschiedene Phasen feststellen, die in Zeitdauer und Intensität individuell sehr unterschiedlich verlaufen können (Abb. 4.2).

Phase 1 nennt er die **entfernte Phase.** Der Augenblick des Berufsausstiegs liegt noch in ausreichend großem zeitlichen Abstand zur Gegenwart. Der genaue Tag des Renteneintritts ist in der Regel noch unbekannt. Wenn überhaupt, dann sehen die meisten von uns dem Ruhestand mit positiven

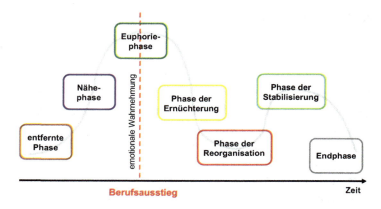

Abb. 4.2 Das Übergangsmodell vom Beruf in den Ruhestand (nach Robert Atchley)

Gefühlen entgegen. Vielleicht träumen wir schon ein wenig von andauernder Freizeit und permanentem Urlaub ohne Ende. Wir entwickeln Visionen und Fantasien, ohne bereits detaillierte Pläne zu entwerfen.

In Phase 2, die Atchley als **Nähephase** bezeichnet, ist uns bereits ein konkreter Tag für das Ausscheiden aus dem Beruf bekannt. Wir setzen uns jetzt intensiver mit dem Ende der Erwerbstätigkeit auseinander. Schwerpunktmäßig befassen wir uns mit Fragen der materiellen Absicherung im Alter und mit Gesundheitsthemen. Einige von uns verspüren lähmende Angst vor der Leere nach dem Berufsverlust, andere sind gedanklich schon auf der lang ersehnten Weltreise. Der zukünftige Rollenwechsel wird uns bewusster denn je, unsere Erwartungen pendeln zwischen grenzenloser Neugier und lähmender Schwermut.

4 Das Leben neu managen – oder: Was ... 67

In der dritten, der **Euphoriephase**, erfolgt die Umschaltung von zielgerichteter Beschäftigung auf grenzenlose Freizeit, und es kommt ein außergewöhnliches Hochgefühl auf. In kürzester Zeit stürzen alle guten Vorsätze für die Rentenzeit auf uns ein. Unser Verhalten wird zunehmend naiver, wir wähnen uns befreit von Lasten und Ängsten und sind in praller Vorfreude auf das Kommende. Viele von uns wollen dutzende Aufgaben zugleich anpacken und geraten in eine Art Rentnerstress, einigen anderen graut es vor der sinnfreien Leere des Ruhestandes.

Auf die Euphorie- folgt die **Ernüchterungsphase**. Einige Zeit nach dem Berufsausstieg stoßen wir an unsere physischen und psychischen Grenzen, gelegentlich auch an unsere finanziellen. Wir stellen fest, dass wir nicht ausreichend auf den Rollenwechsel und die veränderte Wertewelt vorbereitet sind. Wir verlieren die Orientierung und können unsere Tätigkeiten nicht ordnen und unseren Tagesabläufen noch keine neue Struktur verleihen. Damit geht oft ein Sinnverlust einher, und die Gefahr, depressiv zu werden, steigt.

In der fünften, der **Reorganisationsphase**, beginnen wir mit einer Neubewertung von Alltagsprozessen und Abläufen. Meist benötigen wir dazu die Unterstützung von Partnern und Freunden. Die bisher fehlende Planung unserer Tages- und Wochenaufgaben holen wir nach. Wir norden unseren Wertekompass neu ein, besinnen uns auf unsere veränderte soziale Rolle als Rentner oder Pensionär und entwickeln kraftsparende Routinen. Die Depressionsgefahr nimmt wieder ab.

Phase 6 ist eine Zeit der Konsolidierung und wurde von Atchley **Stabilisierungsphase** genannt. Hier gelingt es uns, Alltagsprozesse und Handlungsabläufe wieder besser zu strukturieren und passende Verhaltensmuster auszuprägen. Wir besinnen uns auf die nützlichen Erfahrungen der Vergangenheit und können mit den auftretenden Defiziten des Alterns besser umgehen. Rückschläge im Leben wirken weniger belastend auf uns.

Die abschließende Phase ist für unseren Übergangsprozess weniger relevant, soll aber der guten Ordnung halber aufgeführt werden: die **Endphase.** Sowohl der geistige wie auch der körperliche Verfall schreiten voran. Wir verlieren an Vitalkraft, werden hilfs- und pflegebedürftig. Und wir erreichen unser Lebensende.

In der Praxis können wir häufig zwei Übergangsextreme beobachten. Den einen Pol bilden Mitarbeiter, die im Verlauf ihrer Berufszeit weniger am Aufbau ihrer Karriere interessiert waren. Sie sehnen am Ende des Berufslebens den Ruhestand als glückselige Zeit herbei. Am Gegenpol finden wir Berufsfreaks, z. B. leitende Angestellte, die gern immer weiterarbeiten wollen und vom Job nicht loslassen können.

Die Mitarbeiter des ersten Extrems befinden sich zum Zeitpunkt ihres Berufsendes im Zustand der inneren Kündigung und damit in einer emotional negativen Beziehung zu ihrer Tätigkeit. Für sie beginnt mit der „Entberuflichung" eine Zeit der grenzenlosen Freiheit, Freizeit und Unabhängigkeit. Anfangs holen sie konsequent nach, was sie während des Berufslebens glaubten, versäumt zu haben. Sie verfallen in grenzenlosen Aktionismus und wollen alles zugleich: große Reisen durch die Welt unternehmen, längst vergessene Freunde besuchen und mehreren Hobbys gleichzeitig nachgehen. Nach einer Weile grenzenloser Euphorie verlaufen sie sich im Labyrinth der Möglichkeiten und resignieren schließlich. Ihnen fehlt der

4 Das Leben neu managen – oder: Was ... 69

ordnende Plan für ihre Vorhaben, die konzentrierte Ausrichtung auf ihre wahren Wünsche und der abwägende Blick für eine sinnvolle Reihenfolge ihrer Handlungen. Statt den ersehnten Lebensweg ins Glück zu gehen, sind sie desorientiert und enttäuscht von der erlangten Freiheit. Zurück bleibt Tristesse, weil ihnen das neue, große Lebenskonzept für die späte Freiheit fehlt. Häufig erleiden sie Depressionen unterschiedlicher Schwere, die nur noch mit professioneller psychologischer Hilfe therapiert werden können. Erhalten die Desillusionierten jedoch einen entscheidenden Impuls aus ihrer Umgebung oder durchleben sie ein emotional einschneidendes Ereignis, dann haben sie die Chance, aus eigener Kraft dem tiefen Fall ins Bodenlose zu entgehen. Und einer sinnvollen und erfüllenden Zukunft steht dann nichts mehr im Wege.

Die angehenden Ruheständler des anderen Extrems sind meist seit mehreren Jahrzehnten mit ihrem Unternehmen, ihrer sozialen Stellung oder ihrem Beruf verheiratet. Sie definieren sich vorrangig über ihre beruflichen Aktivitäten und generieren ihre Selbstwertschätzung aus der ihnen übertragenen fachlichen oder administrativen Rolle. Bis zum letzten Moment engagieren sie sich für ihre Arbeit, fühlen sich unabkömmlich und unersetzlich. Sie haben nicht die Zeit, an den nahenden Ruhestand zu denken und verdrängen mit großem inneren Kraftaufwand jeden Gedanken an eine Veränderung in ihrem Leben. Ist der Tag dann gekommen, scheint das Loslassen schier unmöglich. Sie leben ihre beruflichen Wertvorstellungen, ihre Identitäten und ihre Rollen stur weiter, ähnlich wie Loriots Hauptfigur in „Pappa ante portas", Direktor Lohse, nach seiner unerwarteten Funktionsenthebung.

Sie sind meistens Vertreter der unterschiedlichsten Führungsebenen und können ohne ihre Position und die damit verbundenen Machtinsignien keinen Sinn im Leben erkennen. Manchmal gelingt ihnen aus eigener Kraft und mit großer Disziplin der Absprung in einen selbstgestalteten Ruhestand. Dann nämlich, wenn sie ihre Lebenskompetenz und Führungserfahrung konsequent dafür einsetzen, um ihr eigenes Leben in geordnete Bahnen zu lenken. Gelingt ihnen die selbstständige Umorientierung nicht, wird psychologische Hilfe dringend erforderlich.

Wenn Sie es schaffen, schon einige Zeit vor dem Berufsausstieg ein Gleichgewicht zwischen Ihrer Arbeit und dem „Leben da draußen" herzustellen, werden Sie den Übergangsprozess gelassener und ausgeglichener meistern. Sie ersparen sich dadurch ein langes und leidvolles Durchlaufen der Ernüchterungs- und Reorganisationsphase und können die Umsetzung Ihrer Altersziele schon zeitig und viel unaufgeregter in Angriff nehmen.

Finden Sie für sich Antworten auf die folgenden Fragen:

- In welcher Phase des Modells von Atchley befinden Sie sich gegenwärtig?
- Welche der Phasen betrachten Sie für sich als die gefährlichste und welche wird Ihnen voraussichtlich keine Schwierigkeiten bereiten?
- Woran werden Sie merken, dass Sie sich z. B. in einer „Ernüchterungskrise" befinden?
- Welche Maßnahmen würden Sie einleiten, um diese Krise so schnell wie möglich zu beenden?
- An welchen Anzeichen werden Sie erkennen, dass Sie sich in der Stabilisierungsphase befinden?

Kompakt für die Praxis

Machen Sie sich bewusst, dass die Ihnen übertragenen Machtinstrumente und sozialen Befugnisse zur Ausübung Ihrer bisherigen Tätigkeit unwiederbringlich wegfallen. Finden Sie für sich eine neue Ausrichtung im Leben.

Halten Sie sich nicht an den Werten und Rollen Ihrer Berufszeit fest – lassen Sie los und fragen Sie sich, was im beginnenden Ruhestand für Sie wichtig wird!

Ordnen Sie beizeiten Ihre Visionen und Ideen über den Ruhestand, damit Sie sich in der Euphoriephase nicht verzetteln und Ihr beginnender Aktionismus nicht im geistigen Chaos endet.

Beachten Sie, dass die Ernüchterungsphase meistens zeitversetzt, manchmal erst anderthalb oder zwei Jahre nach dem Berufsausstieg, einsetzt. Denken und planen Sie langfristig!

Allein das Wissen über unsere Lebenserwartung, unsere Stellung und Verantwortung in der Generationenfolge und die Phasen des Übergangs reichen noch nicht aus, um im Ruhestand Inhalt, Sinn und Glück zu erfahren. Lassen Sie uns gemeinsam schauen, welche möglichen Fallstricke das wirkliche Leben uns legen kann – und wie wir sie wirksam umgehen können.

5

Vorsicht, Ruhestandsfallen! – oder: Wie wir Mythen entzaubern und Fallstricken erfolgreich ausweichen

Der Fuchs verdammt die Falle – nicht sich selbst.
(William Blake)

5.1 Ruhestandsmythen entmachten

Bevor Sie die Ziellinie zum Ruhestand überschreiten, erreichen Sie mit Sicherheit viele Berichte, Erzählungen und Gerüchte über die vermeintlich schönste Zeit im Leben. Eine Reihe landläufiger Annahmen hat nicht viel mit der Ruhestandsrealität zu tun oder wird nachhaltig verklärt. So kommt es zur Entstehung von Mythen über die Zeit nach dem Arbeitsleben. Diejenigen, die mir recht häufig in der Praxis begegnen, stelle ich Ihnen jetzt vor.

© Springer-Verlag GmbH Deutschland, ein Teil von
Springer Nature 2018
W. Schiele, *Rastlos im Beruf, ratlos im Ruhestand?*,
https://doi.org/10.1007/978-3-662-56567-4_5

„Die Lebenszielfalle"

Viele Menschen sind der Auffassung, dass der Ruhestand das ersehnte Lebensziel ist und sie sich verdient haben, keine Verpflichtungen mehr eingehen zu müssen. Sie sind angekommen! Die Zurückgebliebenen werden es Ihnen neiden: Kein rasselnder Wecker am Morgen, kein nervender Chef am Mittag und kein aufreibender Stress mit den Kollegen bei der Urlaubsplanung. Geschafft, Ziel erreicht, endlich anfangen zu leben! Doch was haben Sie davor gemacht? Die gesamte Zeit auf den Ruhestand hingearbeitet oder einfach nur abgewartet, bis er eintritt? Nicht wirklich gelebt? Wenn Sie Ihr Leben lang körperlich hart gearbeitet haben, psychisch unter Druck standen und jetzt gesundheitlich vorbelastet sind, dann kann diese Endzeithaltung für Sie eine mögliche Zukunftsalternative sein. Doch bedenken Sie: Mit Ihrem letzten Arbeitstag gehen Ihnen die soziale Anerkennung, die Wertschätzung für Ihre Arbeitsleistung und das Gefühl, gebraucht zu werden, unwiederbringlich verloren – alles Kriterien, die Ihr Wohlbefinden und Selbstwertgefühl maßgeblich beeinflusst haben und die Sie benötigen, um sich selbst zu schätzen und zu mögen. Einen Ausgleich erreichen Sie jedoch nicht durch Ihre Selbstentpflichtung aus dem sozialen Leben, sondern erst durch eine aktive Teilhabe an ihm. Heute arbeiten in Deutschland bereits etwa eine Million Rentner zwischen 65 und 75 Jahren in Voll- und Teilzeitjobs, über 350.000 sind als Selbstständige in das Arbeitsleben integriert; nicht vorrangig deshalb, weil die Rente zum Leben nicht reicht, sondern weil ihnen das soziale Netzwerk einen tiefen Daseinssinn vermittelt und in ihnen die Überzeugung wächst, nützlich zu sein und dafür geachtet

5 Vorsicht, Ruhestandsfallen! – oder: Wie wir ... **75**

zu werden. Ihr großer Vorteil besteht darin, jetzt selbst zu entscheiden, wie, wo und unter welchen Bedingungen Sie weiter tätig bleiben wollen. Und natürlich: was konkret Sie tun wollen. Eine nachberufliche Tätigkeit, die Sie selbst und ohne Druck aussuchen und gestalten können, ist ein hervorragender Motivator für persönliches Wachstum und belohnt Sie mit Respekt und Achtung.

„Das Ausstiegszeitparadoxon"
Immer öfter höre ich von den Teilnehmern meiner Workshops: „Je eher ich in den Ruhestand gehe, desto besser für mich!" Und da spielt die Klientelpolitik des Sozialministeriums den Rentenanwärtern geradezu in die Hände: Rente mit 63, Mütterrente oder die Option, mit dem Strafzoll eines nicht unerheblichen finanziellen Abschlags vor dem Regelrentenalter in den Ruhestand gehen zu dürfen. Das Bundesinstitut für Bevölkerungsforschung (BIB) hat in einer aktuellen Studie festgestellt, dass Männer, die länger arbeiten, mit einer höheren Lebenserwartung rechnen können. Wer bereits mit 55 Jahren aus dem Berufsleben ausscheidet, kann als 65-Jähriger mit einer Lebenserwartung von 78 Jahren rechnen. Wer jedoch bis zum Alter von 64 Jahren berufstätig bleibt, darf, wenn er sein 65. Lebensjahr erreicht hat, mit einem Lebensalter von 83 Jahren rechnen. Fünf Jahre Zugewinn! Bei Frauen fällt die Prognose ähnlich aus. Auftraggeber für diese Untersuchung war übrigens die Deutsche Rentenversicherung, der man ein großes Interesse an langjährigen Beitragszahlern nachsagt ... Doch nichtsdestotrotz: Es ist wissenschaftlich erwiesen, dass Menschen, die länger geistig und körperlich tätig sind, mit einer höheren Lebenserwartung beschenkt werden.

76 W. Schiele

Führende Neurowissenschaftler vertreten sogar die Auffassung, dass es unverantwortlich sei, Menschen zu zeitig zu verrenten und den Austrittszeitpunkt aus dem Berufsleben ausschließlich vom Lebensalter abhängig zu machen. Und ich frage Sie: Warum wollen gesunde Menschen um das 60. Lebensjahr herum bereits in Rente gehen? Ist es nur der Lockruf einer ersehnten märchenhaften Rentnerzukunft? Oder stimmt da vielleicht etwas nicht mit der bisherigen Attraktivität des Arbeitgebers, mit dem Arbeitsumfeld oder den Arbeitsinhalten? Wenn ja: Ist es dann vielleicht auch sinnvoll, noch einmal über eine selbst gewählte Weiterbeschäftigung nachzudenken, um durch sinnvolle Tätigkeit nach eigenem Gusto Lebenszeit zu gewinnen?

„Die Überlastungsneurose"

„Rentner haben niemals Zeit" heißt es. Jetzt werden Sie als angehender Ruheständler all das nachholen, was Sie schon immer erledigen wollten. Alles, was Sie wegen Ihrer existenziellen Absicherung, Ihrer beruflichen Karriere und Ihrer familiären Aufgaben verschieben, verdrängen oder verleugnen mussten, bekommt jetzt Zeit und Raum, um umgesetzt zu werden. Endlich haben Sie die Muße und die Möglichkeiten, die Sie schon immer haben wollten. Sie wissen ja: ein Wochenende mit sieben Tagen Laufzeit. Auf geht's an die Verwirklichung Ihres Segelfliegerhobbys, das versprochene Engagement im Förderverein, die Realisierung längst überfälliger Reisen, die Intensivbetreuung der Enkeltochter und einer Vielzahl weiterer aufgeschobener Vorsätze. Ihre „Aufschieberitis" galt allerdings auch den Dingen, die Ihnen nicht wirklich lieb waren, sondern eher lästig. Und mal ehrlich: Werden sie Ihnen weniger lästig sein, wenn Sie sie jetzt im Ruhestand angehen? Den Keller endlich aufräumen, den Gartenzaun erneuern, die Versicherungen ordnen, die Geldanlagen optimieren und fünf Zimmer frisch tapezieren? Am besten, Sie beginnen frischen Mutes mit allen Dingen gleichzeitig, nehmen aus Gefälligkeit immer mehr Fremdaufträge an und entwickeln eine Idee nach der anderen. Und mit der Zeit wird Ihnen dann bewusst, dass Sie sich maßlos verzetteln in Ihrem Nachholeifer. Schlimmer noch: Mit den Monaten wachsen Ihnen all die im Zeitraffertempo begonnenen Projekte über den Kopf. Sie werden mürrisch und unzufrieden, geraten womöglich in Panik. Die vielen selbst erteilten Ordnungsaufträge werden zur Spaßbremse und zum Gute-Laune-Killer. Für nichts haben Sie nun mehr wirklich Zeit. Deshalb sollten Sie vorher einen Plan machen und eine Reihenfolge festlegen: erst die liegen gebliebenen kleineren Alltagsaufgaben anpacken. Möglichst nacheinander! Das macht Ihnen die Sicht frei auf die größeren Aufgaben. Diese entwickeln eine umso höhere Attraktivität, weil Sie die ungeliebten Aufgaben bereits hinter sich gelassen haben. Peilen Sie danach Ihre längerfristigen Ziele an. Verfolgen Sie sie hartnäckig und vermeiden Sie größere Unterbrechungen, weil Sie dann nur Stückwerk produzieren und das Gefühl haben, stets wieder von vorne anfangen zu müssen. Die Ursache für Ihren möglichen Aktionismus ist nicht zeitlicher, sondern vielmehr organisatorischer Natur.

„Der Unterforderungseffekt"
Was Sie gewiss schon öfter vernommen haben, ist der Satz: „Erst der Ruhestand bewahrt mich vor Arbeitsstress,

psychischen Belastungen und seelischen Störungen." Ich behaupte, dass Ihnen das Leben auch andere Antworten geben kann. Wie Gesundheitsstatistiken zeigen, erreichen depressive Erkrankungen mit Ende fünfzig, Anfang sechzig einen neuen Höhepunkt. Zwar ist die Ursachenforschung noch nicht abgeschlossen, aber vieles weist darauf hin, dass der Berufsverlust mit den abrupt sinkenden Leistungsanforderungen zu Stress und Depressionen führen kann. Stress entsteht immer dann, wenn sich die Anforderungen, die man an Sie stellt, nicht im Einklang mit Ihren Fähigkeiten befinden. Und das gilt für beide Richtungen – entweder Sie werden überfordert oder unterfordert. Mit Ihrem Beschäftigungsende werden weder Ihre Arbeitsenergie noch Ihr Fachwissen abgerufen. Es fehlen Ihnen die quantitativen und qualitativen Herausforderungen für geistige Kreativität und körperliche Aktivität. Es droht eine extreme Unterforderung. Wo Sie früher mit gefühlten 120 % Einsatz tätig werden mussten, klafft jetzt ein tiefes Anforderungsloch. Was Sie bisher als psychische Bedrohung empfanden und was als Burn-out-Syndrom durch die Büros geisterte, schlägt jetzt um in das unterschätzte, aber vielleicht noch gefährlichere Gegenteil: das „Boreout-Syndrom". Allein das Wissen um diesen Mechanismus sollte Sie jedoch hoffnungsfroh stimmen: Suchen Sie beizeiten nach Ersatz und Ausgleich für die geistigen Anforderungsverluste Ihres Berufes und finden Sie Ihre ganz persönlichen neuen Herausforderungen. Dann können Sie dem Unterforderungseffekt ohne Stress und Anpassungsstörungen entgehen.

„Der Freiheitsmythos"

Sie sind unerschütterlich davon überzeugt, dass nun die Zeit der großen Freiheit und grenzenlosen Glückseligkeit beginnt. Sie verfügen über endlose Freizeit und grenzenlose Freiheit. Sie sind losgelöst von beruflichen Zwängen, von der Verantwortung über Menschen, Maschinen und Kapital, unabhängig von Planvorgaben, Kennzahlen und Gewinnerwartungen, von Regelwerken und Normen. Endlich innerlich und äußerlich frei! Wenn Sie eine gewisse Zeit in Ihrer neu gewonnenen Freiheit verbracht haben, dann werden Sie vielleicht feststellen, dass keiner mehr etwas von Ihnen erwartet und nach Ergebnissen fragt. Niemand setzt Ihnen Ziele, und Sie müssen sich nicht mehr rechtfertigen. Sie werden weder kritisiert noch gelobt. (Es sei denn, Ihr Partner hat bestimmte Erwartungen an Sie.) Unvermittelt werden Sie bemerken, dass niemand außer Ihnen selbst Ihnen Aufträge erteilt, Tun einfordert und Ergebnisse bewertet. Sie befinden sich nun in einer Doppelrolle: Sie sind zugleich Chef und eigener Mitarbeiter Ihres Lebens! Verantwortung, die Ihnen früher aufgebürdet wurde, müssen Sie sich nun selbst auflasten und das Ergebnis vor sich allein verantworten. Rechenschaft ablegen können Sie nur noch vor dem Spiegel! Sie sind jetzt Auftraggeber und Auftragnehmer in einer Person, sich selbst beauftragender und kontrollierender Ruheständler. Und für viele von Ihnen ist das eine völlig neue Situation im Leben. Der Begriff Unternehmertum bekommt im Ruhestand eine völlig neue Bedeutung: Sie müssen aus eigenem Antrieb heraus etwas unternehmen.

Die Freiheit des Ruhestandes schafft die Bedingungen für eine neue Orientierung im Leben. Sie ermöglicht Ihnen Spielraum und Wahlmöglichkeiten. Doch Sie sollten sie auch aktiv und konsequent nutzen – von sich aus wird die neue Freiheit Ihren Alltag und Ihr Leben nicht gestalten. Freiheit bedeutet immer auch, persönliche Verantwortung zu übernehmen und einzustehen für das, was man tut, aber auch für das, was man unterlässt. Sie können keine Aufträge mehr delegieren, unbeliebte Unternehmungen anderen zuweisen oder Verantwortung für Ihr Leben weiterreichen. Sie haben keinen Ansprechpartner mehr, keinen Kollegen, Betriebsrat oder Gewerkschafter, der sich im Ernstfall auf Ihre Seite schlagen könnte. Sie sind jetzt Ihres eigenen Glückes Schmied! Glück und Zufriedenheit jedoch wollen erarbeitet werden; sie werden nicht verschenkt oder von höheren Mächten verliehen.

Bewerten Sie die vorangegangenen Behauptungen und Gegenargumente:

- Welchen der Mythen würden Sie am ehesten zustimmen, welche lösen in Ihnen Zweifel aus?
- Welche Erzählungen und Geschichten über einen sich selbst einstellenden glückseligen Ruhestand hören Sie im Alltag?
- Woran würden Sie die Glaubwürdigkeit und Authentizität von Ruhestandsberichten im Einzelnen bewerten?

Kompakt für die Praxis

Auch wenn die Zeit des (Un-)Ruhestandes Glück und Freiheit verheißt: Sie stellen sich in der Regel nicht automatisch ein. Nehmen Sie das Heft des Handelns in Ihre eigenen Hände.

Nehmen Sie Kontakt mit bereits verrenteten Freunden und Bekannten auf. Tauschen Sie sich offen und ehrlich über deren positive und negative Erwartungen und Erfahrungen im Rentnerdasein aus.

Prüfen Sie sorgfältig insbesondere die hochlobenden Worte von Rentnern über ihren Ruhestand und entwerfen Sie ein realistisches Bild von Ihrer ganz persönlichen nachberuflichen Zeit.

Das Wissen über die Mythen des Ruhestandes ist bereits eine gute Voraussetzung für aktives und konstruktives Altern jenseits des Arbeitslebens. Wenn Sie die Mythen des Ruhestandes für sich entzaubert haben, könnten noch andere Hindernisse auf Sie warten: Es sind die zahllosen Fallen, in die Sie ohne ausreichende Erfahrung hineintappen können …

5.2 Ruhestandsfallen erfolgreich umgehen

Nur einmal angenommen, Sie müssten sich für den Ruhestand bewerben. Und ein Personalreferent würde Sie fragen: „Was qualifiziert Sie für den Ruhestand und welche Nachweise können Sie vorlegen? Welche Erfahrungen bringen Sie aus vergleichbaren Stellen mit? Was unterscheidet Sie Ihrer Meinung nach ganz besonders von anderen Mitbewerbern um den Ruhestand?" Was würden Sie ihm antworten? Und was würden Sie tun, wenn Ihre Bewerbung für die „Stelle des Ruhestandes" wegen fehlender Qualifikationen und Examina abgelehnt würde …?

Selbst wenn es diese Nachweisforderung tatsächlich geben würde – Sie sind ja bereits auf dem besten Wege der Vorbereitung! Sie befinden sich mittendrin in der Verwandlung vom Rentenanwärter zum Ruhestandsspezialisten, wenn nicht sogar zum fortgeschrittenen Experten für die dritte Lebensphase, denn Sie lesen ja dieses Buch! Sie sind fleißig dabei, Übungen zu absolvieren und schon einmal reinzuschnuppern in die Praxis des (Un-)Ruhestandes und werden noch so manchen Handlungsimpuls erhalten …

Viele von Ihnen haben sicherlich Loriots Meisterwerk „Pappa ante portas" gesehen und sich bestimmt herrlich amüsiert über die Fettnäpfchen, in die der Held, der Knall auf Fall in den Ruhestand geschickte Direktor Lohse, hineingetappt ist. So beklagt sich Lohse nach einem heftigen Wortwechsel über sein unangepasstes Verhalten in einer Restaurantszene mit seiner Frau, gespielt von Evelyn Hamann, bitter: „Entschuldige bitte, es ist mein erster Ruhestand! Ich übe noch!" Nur Übung macht den Ruhestandsmeister! Deshalb stelle ich Ihnen sieben mögliche Hauptursachen dafür vor, warum wir regelmäßig in die Fallen tappen, die zu einem suboptimalen Start in die dritte Lebenszeit führen können.

5 Vorsicht, Ruhestandsfallen! – oder: Wie wir ... 83

> **Kompakt für die Praxis**
>
> 1. Wir sind uns nicht bewusst, dass der Ruhestand ein tiefgreifendes, meist unerwartet in unser Leben tretendes Ereignis ist, das einen Veränderungsprozess mit weitreichenden Folgen für unsere Persönlichkeit in Gang setzt.
> 2. Wir haben uns nicht auf ihn vorbereitet, ihn nur selten geplant und konnten ihn niemals üben. Aber wir sind fest davon überzeugt, dass sich das mit dem Ruhestand ganz automatisch und von allein regelt. Hat ja bei allen anderen auch geklappt ...
> 3. Wir haben eine Menge vager Vorstellungen und Visionen vom Ruhestand, doch wir haben uns bisher nicht gefragt, ob das bereits ausreicht, um den Herausforderungen an eine sinnvolle und erfüllende dritte Lebenszeit gewachsen zu sein.
> 4. Wir überhören gern unsere inneren Stimmen, missachten oft unser Bauchgefühl und überlassen dem vom Beruf geprägten Verstand die uneingeschränkte Oberhand bei unseren Entscheidungen.
> 5. Wir halten im Ruhestand meist noch an den alten Werten und Rollen unserer früheren Arbeit fest und erwarten von unserer Umwelt dieselbe Anerkennung und Wertschätzung wie während unserer Berufszeit.
> 6. Wir nutzen unsere Trennung vom Beruf nicht ausreichend genug für die Neuausrichtung unserer Gedankenwelt und scheuen uns vor unbekannten geistigen Freiräumen.
> 7. Wir haben den Gedanken an die Endlichkeit unseres Daseins ein Leben lang verdrängt und ignorieren immer noch, dass dem Leben existenzielle Grenzen gesetzt sind.

Eine gute Freundin erzählte mir vom Scheitern eines im Arbeitsleben erfolgreichen und einflussreichen Geschäftsführers, der im Ruhestand genauso weitermachte, wie bisher.

Als ehemaliger Leiter einer medizinischen Einrichtung übernahm er mit Mitte 60 ein Ehrenamt im Gesundheitswesen. Er betrachtete sich als immer noch außerordentlich bedeutsam, wollte beneidet und hofiert werden und ging davon aus, dass ihm in seiner neuen ehrenamtlichen Tätigkeit dieselbe Wertschätzung wie zuvor zustünde. Zudem meinte er, finanziell noch immer aus dem Vollen seiner vormaligen Gesellschaft schöpfen zu können, was ihn fast in den persönlichen Bankrott trieb. Über Jahre hinweg gelang es ihm nicht, seine Wertewelt neu zu ordnen und eine neue soziale Rolle unter den veränderten Gegebenheiten einzunehmen.

Was können Sie aktiv unternehmen, um diese Fallen zu umgehen? Meine eigenen Erfahrungen habe ich in den sechs folgenden Prämissen zusammengefasst.

Planen Sie Ihren Ruhestand
Wir wissen regelmäßig darüber Bescheid, wann die Zeit der lebensverändernden Maßnahme „Ruhestand" eintreten wird. Auch wenn der genaue Tag noch nicht feststehen mag: Gehen Sie möglichst frühzeitig Ihre verdrängten, verschobenen oder verleugneten Wünsche der Vergangenheit durch, die Sie bisher nicht umsetzen konnten, wollten oder durften. Werden Sie sich ernsthaft bewusst, dass Sie etwa 20 Jahre Lebenszeit mit Inhalt füllen müssen! Planen Sie „Ihr Ding". Geben Sie „Ihrem Ding" einen Projektnamen und malen Sie sich die Inhalte mit allen Sinnen so detailliert, attraktiv und spannend aus, wie nur möglich! Sehen, hören und spüren Sie bereits jetzt, wie das fertige Ruhestandsprojekt auf Sie wirken wird! Lassen Sie Ihren Fantasien und Träumen freien Lauf. Planen Sie

Ihren (Un-)Ruhestand ebenso ernsthaft und intensiv, wie Sie einst den Berufseinstieg und Ihre Karriere vorbereitet haben. Auf Sie wartet ein spannendes und lohnenswertes Projektmanagement. Wenn Sie es meistern, werden Sie sich eine gelingende und sinnvolle dritte Lebenszeit erschaffen!

Erkennen Sie sich selbst
Stellen Sie sich die Frage: „Wer konnte oder durfte ich nicht sein? Wer bin ich wirklich und wer will ich noch werden?" Das hilft Ihnen, nicht mehr nur vom Verstand her, sondern auch aus Ihren innersten Gefühlen heraus Ihre wirklichen Ziele und Herausforderungen zu entdecken. Nur Sie selbst wissen am besten, über welche Stärken und Schwächen Sie verfügen, welche besonderen Fähigkeiten Sie besitzen und wo die materiellen Grenzen liegen, um Ihre Pläne zu verwirklichen. Was ist Ihnen jetzt wichtiger als in jenen Tagen, da Sie noch mehr als die Hälfte Ihrer wachen Lebenszeit im Job verbracht haben? Was Sie glücklich und zufrieden machen kann, wissen im tiefsten Inneren nur Sie ganz allein. Prüfen Sie deshalb auch sehr genau, ob Ihre neuen Ziele in Übereinstimmung mit Ihren Werten und Überzeugungen stehen. Und wenn neben dem Verstand auch Ihr Gefühl sagt: „Ja, das ist der richtige Weg!", dann beschreiten Sie ihn mit Nachdruck, denn dann ist er gut und sinnvoll und Sie haben ihn sich verdient! Nehmen Sie sich ein wenig Zeit für Ihre Innenschau und Selbstreflexion. Wenn Ihnen das nicht allein gelingt, dann holen Sie sich Hilfe bei Freunden oder lassen Sie sich professionell beraten oder coachen.

Sorgen Sie für Nachhaltigkeit

Die uns bleibenden 20 plus/minus × Jahre stellen eine verdammt lange Ruhestandszeit dar. Sie reicht locker dafür aus, eine Inventur über die Dinge durchzuführen, die liegen geblieben sind, aber auch, um nachzuräumen und neu anzufangen. Diese lange Zeitspanne lässt uns zudem den Freiraum, Ziele und Projekte von größerer Tragweite und größerem Umfang in Angriff zu nehmen. Es ist unsere große Chance, eine ganz persönliche Spur unserer Existenz auf Erden zu hinterlassen. Nehmen wir uns Dinge vor, über die auch die nachfolgenden Generationen noch reden werden. Das verlängert ganz nebenbei unser eigenes Leben, nämlich durch die Geschichten, die unsere Nachkömmlinge darüber erzählen werden! Dabei muss die Spur gar nicht so markant und tiefschürfend sein. Manchmal reichen vergleichbar kleine Fußabdrücke, wie das Aufschreiben der Familiengeschichte, das Einbringen einer prägnanten Singstimme in den Männergesangsverein oder das kreative Mitgestalten des gemeindlichen Kurparkes.

Dazu eine kleine Geschichte: Während meiner Coachausbildung musste ich einen Menschen interviewen, den ich aufgrund eines seiner Talente bewunderte. Dazu gab es einen Gesprächsleitfaden, der auch die Frage nach dem Sinn im Leben enthielt. Mein Interviewpartner war langjähriger Gastronom in Berlin und bewirtete so manche Busladung Touristen mit liebevoll gestalteten Büfetts. Nur war es mit der Nachhaltigkeit seiner Arbeitsergebnisse nicht weit her: In kurzer Zeit waren die Speisen verzehrt, ja geradezu durch hungrige Stadtbesucher emotionslos aufgefressen. Die einzigen Spuren, die sie für ihn hinterließen, waren schmutziges Besteck und Geschirr ... Um

5 Vorsicht, Ruhestandsfallen! – oder: Wie wir ...   87

wirkliche Lebensspuren zu hinterlassen, musste er sich etwas anderes suchen. Der Gastronom erinnerte sich seiner handwerklichen Kenntnisse im Umgang mit Holz und begann, mit Kettensägen Skulpturen zu erschaffen. Die würden sich die Leute auch noch nach 5, 50 oder gar 500 Jahren anschauen, und sie würden sich dabei seiner Person erinnern. Heute hat er der Gastronomie ganz den Rücken gekehrt und arbeitet als anerkannter Holzhandwerker im Brandenburgischen.

Orientieren Sie sich zeitlich und räumlich neu
Nachdem Sie Ihr Unternehmen verlassen haben, wundern Sie sich vielleicht darüber, dass es auch ohne Sie immer noch funktioniert. Aber das ist kein Hexenwerk. Der Chef hat einfach die Arbeit neu verteilt, unwichtigere Aufgaben gestrichen und die Abläufe neu geregelt. Vielleicht stand auch gerade wieder eine Strukturveränderung an, und da hat man die Prozesse eben emotionslos umgestaltet – ohne Sie. Und exakt an dieser Stelle sollten auch Sie ansetzen: Lassen Sie ohne Wenn und Aber vom bisherigen Ablauf los und trauern Sie ihm nicht nach. Strukturieren Sie Ihre Abläufe neu und erfinden Sie Ihre eigene Tages-, Wochen und Jahresstruktur. Ersetzen Sie so schnell wie möglich das bisher bindende Korsett der zeitlichen und räumlichen Zwänge und Gebote und finden Sie Ihre Position im neuen Lebensumfeld! Wie ein idealer Tag aussehen könnte, das haben Sie ja bereits geübt. Jetzt kommt es darauf an, dass Sie ein gesundes Gleichgewicht zwischen frei disponibler Zeit und festen neuen Orientierungsmarken finden. Planen Sie etwa zwei Drittel Ihrer Tätigkeiten fest ein und behalten Sie etwa ein Drittel der Zeit zur

freien Verfügung. Damit ist das Modell flexibel genug und hinreichend alltagstauglich. Ohne Neustrukturierung laufen Sie Gefahr, dass Sie Partnern und Freunden im Wege herumstehen, zum Zeitsaboteur erklärt werden oder als unzufriedener Nörgler gelten.

Motivieren Sie sich selbst
Einige Menschen warten – manchmal ein Leben lang – auf den entscheidenden Impuls von außen. Verlassen Sie sich nicht darauf! Entwickeln Sie eigene, neue Sichten auf die Welt. Betrachten Sie eine Situation, einen Gegenstand oder eine Person einmal aus einer anderen Perspektive: Gehen Sie einen Schritt zur Seite und nehmen Sie einen anderen Standort ein. Fragen Sie sich, welche positive Absicht hinter den Handlungen anderer Menschen steckt und warum Ihnen das vielleicht bisher noch nicht aufgefallen ist. Gehen Sie mit sich, Ihrer Umwelt und den Menschen achtsam um: Zeigen Sie gelassene und gleichmütige Präsenz im Augenblick und nehmen Sie bewusst wahr, was um Sie herum geschieht, ohne das Geschehen zu bewerten. Versuchen Sie, Ihren Verstand, Ihren Zensor, auszuschalten und gestatten Sie Ihrem Gefühl, die Führung zu übernehmen. Verzichten Sie auf die ständige Überprüfung Ihrer Umwelt und stellen Sie Fragen nach dem „Warum?" erst einmal zurück. Lassen Sie geschehen, was gerade geschieht, ohne dafür eine Erklärung zu erwarten. Im Ruhestand stehen Sie nicht mehr in der Beweispflicht. Sie unterliegen nicht mehr dem Kausalzwang, alles und jedes begründen zu müssen und für jede Wirkung auch die eine Ursache zu benennen. Sie verfügen jetzt über die Freiheit des Querdenkens und über die Möglichkeit, neue

5 Vorsicht, Ruhestandsfallen! – oder: Wie wir … **89**

Verhaltensmuster auszuprobieren. Und manchmal sagt Ihnen das Leben dann von ganz allein, was gut für Sie ist und was Sie tun sollen. Es gibt Ihnen vielleicht eine intuitive Rückmeldung und regt Sie womöglich an, etwas völlig Neues, Unbekanntes zu probieren.

Beziehen Sie Position im Leben

Die zurückgelegte Lebenszeit, die neue Freiheit und der Abstand zur daseinssichernden Arbeit sind Anlass für eine Rückschau auf das Vergangene und das persönlich Erreichte. Reflektieren Sie die Erfolge und die Fehlschläge, die Höhepunkte, die Sie berauschten, und die Niederlagen, die Sie einstecken mussten. Diese Retrospektiven auf Ihre Vergangenheit enden oftmals mit der Frage nach dem Sinn im Leben. Und tatsächlich werden viele von Ihnen feststellen, dass Sie sich fast wie von selbst und immer öfter mit existenziellen Themen befassen – mit den Fragen nach Ihrer Rolle hier auf dieser Erde und der Frage: „Wer bin ich?" Wozu sind Sie auf dieser Welt, was haben Sie bereits erreicht und was wollen sie noch bewegen? Fühlen Sie sich als Teil eines größeren Ganzen und haben Sie sich mit Ihrer Vergangenheit versöhnt? Was blieb bisher offen und wie können Sie die offenen Fragen noch beantworten? Finden Sie Ihre geistige Heimat: andere Menschen, die ähnlich denken und handeln wie Sie. Schließen Sie sich Gruppen an, denen Sie sich zugehörig fühlen. Sinn und Zugehörigkeit sind zwei entscheidende psychologische Kategorien, die unser Leben nachhaltig bestimmen. Keinen Sinn im Leben zu erkennen, führt uns schnell in die Ohnmacht und Orientierungslosigkeit; eine fehlende Gruppenzugehörigkeit kann einsam und depressiv machen. Nutzen Sie die Chance der „späten Freiheit" für den Anschluss an Gleichgesinnte und Ihre eigene geistige Entfaltung.

Nachdem Sie nun wichtige Fallstricke erkannt und die grundsätzlichen Impulsgeber für ein gelingendes Altern nach dem Berufsleben kennengelernt haben, ist es noch sinnvoll zu klären, welchem Typ von Ruheständler Sie am nächsten kommen. Denn wir sind unabhängig von den äußeren Bedingungen und allgegenwärtigen Herausforderungen sehr individuell gestrickt – auch, was unseren Ruhestandstypus betrifft.

5.3 Typologien des Ruhestandes

Wir Menschen katalogisieren gern. Das hat den Vorteil, Dinge anhand eines definierten Ordnungsprinzips leichter wiederfinden zu können. Dieses Schubladendenken ist aber nicht ungefährlich, weil sich nicht jedes Ding und erst recht nicht jeder Mensch einer eindeutigen, aber auch einschränkenden Kategorie zuweisen lässt. Wir sind vielschichtige Persönlichkeiten, deren Erscheinungsbild und Verhalten sich sowohl in der Zeit als auch in Abhängigkeit von den Umweltbedingungen verändern kann. Ungeachtet dessen wage ich meinen Versuch, die Generation der Berufsaussteiger und Ruhestandsankömmlinge in vier grobe Gruppen aufzuteilen: in die „Resignierer" oder Bereuenden, die „Aussitzer" oder Befreiten, die „Altersleugner" oder Anknüpfer und die „Nochmalstarter" oder Nachholer (Abb. 5.1).

5 Vorsicht, Ruhestandsfallen! – oder: Wie wir ...

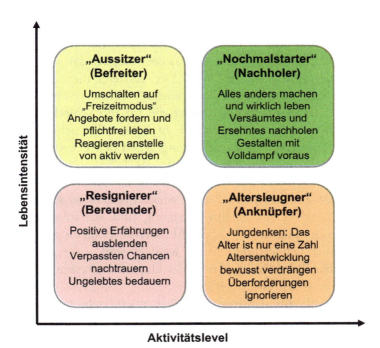

Abb. 5.1 Die Typologie des Ruhestandes

Der **„Resignierer"** oder Bereuende ist eng in der Vergangenheit verhaftet und blickt mehr zurück als nach vorn. Er trauert seinen wichtigen Lebensentscheidungen viele Jahre nach, hält sie heute für falsch und wünscht sich, früher anders entschieden zu haben. Er wird von zähen Zweifeln gequält und träumt von den Vorzügen und Wohltaten der abgewählten Alternativen. „Hätte ich doch nur ein Haus gebaut, dann wäre das Geld den Kindern zugutegekommen und nicht dem raffgierigen

Vermieter", „Warum habe ich bloß den Job im Ausland nicht angenommen – ich wäre heute ein wohlhabender Mann!", „Hätte ich doch Schauspiel studiert, dann wäre ich heute eine gefeierte Diva!" Der Vertreter dieses Typs hängt lebenslang an den „verpassten" Chancen und ist zutiefst davon überzeugt, immer die für ihn schlechteste aller Möglichkeiten ausgewählt zu haben. Er sieht nur schwer ein, dass eine Entscheidung gegen den Lebensplan A zugleich eine Entscheidung für das Lebenskonzept B war. Er blendet die positiven Erfahrungen seiner Berufszeit komplett aus und meint, nicht wirklich gelebt zu haben. Diese Denkart macht ihn vorsichtig und schränkt sein zukünftiges Handeln ein. Sein Aktivitätslevel bleibt gering und seine Lebensintensität ist weniger stark ausgeprägt. Von allen Ruhestandstypen ist der klassische „Resignierer" am meisten depressionsgefährdet.

Der **„Nochmalstarter"** vermisst noch viele wichtige Dinge im Leben und will bisher Ungetanes nachholen. Er handelt nach der Devise, jetzt alles Verschobene und Verdrängte mit Volldampf anzugehen. Er möchte unbedingt noch sein Glück machen und nach dem Ausstieg aus dem Beruf so richtig durchstarten. Mit den umfangreichen Erfahrungen der Vergangenheit und spät entfesselter Energie will er sich jetzt selbst verwirklichen und bedingungslos seine Ideale erreichen. Er geht seine Zukunft proaktiv an und lebt nacheinander oder manchmal sogar gleichzeitig vielfältige Modelle. Auf einem hohen Aktivitätslevel und mit großem Engagement geht der Nochmalstarter seine Ruhestandszeit an. Dass er dabei auch in Sackgassen laufen und scheitern kann, hält ihn auf seinem Weg nicht auf. Einige Vertreter dieser Ruhestandstypologie verfügen über

5 Vorsicht, Ruhestandsfallen! – oder: Wie wir ... 93

Unternehmergeist und gründen eigene Firmen, andere entdecken ihre Kreativität und wechseln vom technischen in den künstlerischen Bereich. Immer aber fühlen sie sich als aktive Gestalter ihres ganz persönlichen Lebensglücks.

Der „Aussitzer" oder Befreite hat auf Feierabendmodus umgeschaltet. Für ihn gilt: „Das wars, Klappe, die letzte!" Der Aussitzer gehört oftmals zu den Menschen, die lange Zeit schwere körperliche Arbeit geleistet haben oder unter hohem psychischem Druck standen. Er geht davon aus, dass er mit dem Berufsleben endlich quitt ist und sich den Ruhestand wohl verdient hat. Endlich hat er die Ziellinie zum Rentnerdasein überschritten und ist von weiteren Verpflichtungen gegenüber der Gesellschaft entbunden. Er hat geleistet – jetzt sollen ihm die anderen Angebote unterbreiten! Er lebt geruhsam, in Frieden mit sich selbst und der kleinen heilen Welt, die er um sich herum erschaffen hat. Der Aussitzer will nun die Früchte seiner Arbeit genießen und ist froh, wenn er nichts machen muss, sondern einfach nur er selbst sein kann. Für ihn beginnt die Zeit des Genießens. Er wartet ab, was das Leben ihm bringen wird und lebt manchmal auch einfach in den Tag hinein. Seine Lebensintensität ist hoch, sein Aktivitätslevel hingegen eher gering. Damit steigt die Gefahr, dass er geistig schnell abbaut und damit demenzgefährdet ist.

Der „Altersleugner" oder Anknüpfer ist auch nach dem Eintritt in den Ruhestand davon überzeugt, dass er weiter mit dem Strom seines bisherigen Lebens schwimmen kann. Sein Motto lautet: „Forever young! Es wäre doch gelacht, wenn es nicht so locker und flockig weiterginge wie bisher!" Für ihn ist das Alter nur eine Zahl – belanglos und hinderlich für sein weiteres Leben. Jüngeres

Denken macht auch einen jüngeren Menschen. Er sträubt sich gegen das Bewusstwerden des Alterns, fordert weiterhin Höchstleistungen von seinem Körper und blendet oftmals die Zeichen gesundheitlichen Abbaus aus. Der Altersleugner will sich stets und ständig mit den Jüngeren messen und dabei den Sieg davontragen. Unterforderung lässt er nicht zu, weil das für ihn erniedrigend wäre und den Ausschluss aus der Gemeinschaft bedeuten würde. Oft bietet er sich als Mentor für die Weitergabe von Wissen an oder arbeitet ehrenamtlich in Vereinen. Sein Aktivitätslevel ist sehr ausgeprägt, seine Lebensintensität im mittleren Bereich.

Nun biete ich Ihnen folgende Übung an: Ermitteln Sie Ihren persönlichen Ruhestandstypen und bewerten Sie sich anhand der folgenden Fragen. Vergeben Sie für jede der 20 Fragen zwischen 5 Punkten (für „trifft in jedem Fall zu") und einem Punkt (für „trifft überhaupt nicht zu"). Das Ergebnis Ihrer Typbestimmung erfahren Sie im Anhang des Buches.

1. Ich grübele oft über die verpassten Chancen in Beruf und Leben nach.
2. Ich lege von nun an nur noch die Beine hoch – die Show möge beginnen!
3. Konkrete eigene Ziele für die Zeit als Rentner habe ich mir nicht gesetzt.
4. Von wegen alt: Jetzt werde ich den Jungen mal zeigen, wie das gemacht wird!
5. Wo sind die Abenteuer? Nichts kann mich aufhalten – volle Fahrt voraus!

5 Vorsicht, Ruhestandsfallen! – oder: Wie wir ... 95

6. Da fehlt noch etwas zu meinem Glück – das will ich unbedingt noch erledigen.
7. Ich habe den ganzen Kopf voller Pläne und Ziele – der Ruhestand ist die Zeit, sie alle umzusetzen.
8. Das wäre doch gelacht, wenn ich die großen Herausforderungen des Alters nicht mehr bewältigen würde!
9. Ich hätte vieles anders machen sollen – nun ist es endgültig zu spät.
10. Meine Entscheidungen im Leben bereue ich jetzt; sie waren selten richtig.
11. Ab jetzt bestimme ich in meinem Leben und tue endlich, was ich schon immer tun wollte.
12. Ich befinde mich im „Auszeitmodus" – bitte nicht mehr anfassen!
13. Was ich erreichen wollte, habe ich erreicht; jetzt sind die anderen dran!
14. Die ganze Welt steht mir offen, und ich will alle meine Talente im Alter noch nutzen.
15. Wenn ich mein Leben noch einmal leben könnte – ich würde alles ganz anders machen.
16. Das Alter kennt keine Zahlen: Ich fühle mich energiegeladen und zu allem bereit.
17. Ich bin in Trauer über die vergangenen Zeiten, in denen ich vieles versäumt habe.
18. Ab jetzt genieße ich mein Leben – Ruhestand ist der Gegenwert für meine Lebensleistung.
19. Meine Ziele habe ich bisher immer erreicht – und das wird immer so bleiben.
20. Ich streife meine Vergangenheit ab und fange noch einmal ganz von vorne an.

Jede dieser Typologien verfügt über positive Aspekte und kann seinem Besitzer ein erfülltes Leben bescheren. Es gibt nicht den idealen Rentner- oder Pensionärstyp.

Kompakt für die Praxis

Wir sind nicht ausschließlich einem Typ zuzuordnen; wir sind eine Mischung aus allen vier Typologien, meist mit einer Tendenz hin zu einer bestimmten.

Unser Ruhestandstyp kann sich mit der Zeit wandeln. Auch eine veränderte Umgebung, eine neue Bühne des Lebens, kann einen Wechsel auslösen.

Manchmal verlässt ein Aussitzer nach zwei Jahren seine Couch und mutiert zum aktiven „Social Entrepreneur". Oder der Altersleugner sehnt sich nach ruhigerem Fahrwasser und wechselt in das Lager der Aussitzer.

Nachdem Sie nun Mythen entzaubert, Fallen umgangen und Ihren Typ für den Ruhestand bestimmt haben, sind Sie schon recht gut vorbereitet für den Eintritt in einen gelingenden neuen Lebensabschnitt. Aber halt! Ein Thema ist bisher zu kurz gekommen: die private Partnerschaft.

5.4 Vom Gelingen der „späten Freiheit"

Mit dem Umschalten von Beruf auf Ruhestand verabschieden wir uns von einem Großteil der Sachaufgaben, die bisher im Mittelpunkt unserer Aufmerksamkeit standen. Damit entsteht ein leerer Raum, der sich nicht automatisch wieder füllt – und schon gar nicht und sofort mit neuen Ideen für die Gestaltung der Partnerschaft, die nun zwangsläufig in unser Lebenszentrum tritt. Hinzu kommt: In der Regel sind die Männer der Babyboomergeneration 5 bis 7 Jahre älter als Ihre Partnerinnen. Berücksichtigt man dann noch die unterschiedliche Lebenserwartung der Geschlechter, dann befindet sich die Frau in einer etwas anderen Lebensphase als der Mann. Sie lebt rein statistisch gesehen gut 10 Jahre länger als er. Seine Karriere ist weitgehend abgeschlossen; Frauen haben die Chance, noch einmal auf den Autonomietrip zu gehen.

Nach dem Verlassen eines stark gefühlsgebremsten Berufsalltags wartet für viele von Ihnen eine unbekannte Welt struktureller Unschärfen. An die Stelle einer bedingungslosen Unterordnung unter betriebswirtschaftliche Größen tritt eine Welt, die mehr Partnerverständnis und Emotionalität von Ihnen einfordert. Das ist u. a. auch ein Grund dafür, dass für einige von Ihnen der kommende Ruhestand angstbesetzt ist. Sie als Frau sind dabei im Vorteil, weil Sie die leisen Untertöne und geheimen Zeichen ihrer Umgebung schon immer besser wahrgenommen haben. Sie als Mann müssen den Raum der emotionalen Sprachlosigkeit, den Sie nun betreten, erst einmal für sich verstehen lernen. Damit Sie diesen Schritt erfolgreich gehen können, bedarf es eines qualitativ neuen Umgangs miteinander, bei dem das Zauberwort gefühlsbasierte Kommunikation heißt. Sie haben es womöglich jahrelang versäumt, sich gegenseitig offen mitzuteilen, was Sie sich wünschen und vom jeweils anderen erwarten, was Sie vermissen und was Sie am anderen stört. Jetzt wird es Zeit, dass Sie sich dem Partner öffnen und sich austauschen über all die neu gemachten Wahrnehmungen,

Entdeckungen und Erfahrungen des berufsbefreiten Ruhestandes – auch wenn es unangenehme sind. Kalibrieren Sie sich auf die Sichtweisen und Sehnsüchte Ihres Partners. Hinterfragen Sie Unverständliches, stimmen Sie sich so früh wie möglich über Ihre Vorhaben ab und treffen Sie Absprachen über die Gestaltung des gemeinsamen Lebens. Entwickeln Sie eine neue altersgerechte Gesprächskultur!

Kreieren Sie Rituale sowohl im großen Lebensrhythmus als auch für den Alltag. Bauen Sie zu bestimmten wiederkehrenden Anlässen symbolische oder auch spirituelle Handlungen in Ihr Leben ein. Achten Sie darauf, dass sie attraktiv und reizvoll sind, Ihnen beiden Spaß machen und einen hohen Erinnerungswert haben. Das verbindet und verstärkt die strukturellen Säulen Ihres Hauses Ruhestand. Schaffen Sie Leuchttürme der sinnlichen Erfahrung, erfreuen Sie sich an den Symbolen von Gemeinsamkeit im Ruhestand und vor allem: Feiern Sie sich und das Leben! Für den Alltag eignen sich bereits die kleinen Erlebnisanker: Legen Sie abgestimmte Termine für Mahlzeiten fest oder verabreden Sie sich zu gemeinsamen Spaziergängen. Diese vereinbarten Startzeiten gliedern Ihren Tagesablauf und bilden das Korsett im strukturellen Netz des Alltags. Kurz: Rituale geben Ihnen das Gefühl von Sicherheit und Geborgenheit.

Da Ihr wichtigster Begegnungsort nicht grenzenlos ist, ist es besonders wichtig, sich gegenseitig genug Raum zu lassen. Geben Sie sich wechselseitig die Chance, auf Distanz zum anderen gehen zu können. Räumen Sie sich gegenseitig Platz für unterschiedliche Hobbys, Interessen und für Phasen der inneren Reflexion auf das eigene Ich ein. Wechseln Sie den Ort Ihres Erlebens: Verlagern Sie Teile

Ihrer Beschäftigung in Vereine und Klubhäuser, in die Sporthalle, auf die Yogawiese oder den Fußballplatz. Sorgen Sie in angemessenen Abständen dann wieder für Zeiten des gemeinschaftlichen Erlebens und für die Nähe zum Partner, für das innige Zusammensein und den intensiven emotionalen Austausch. Der Königsweg für einen erfüllenden und sinnvollen Ruhestand liegt in einem ausgewogenen Verhältnis zwischen gegenseitiger Entfernung und Annäherung. Was Sie vor allem lernen sollten: Tolerieren Sie die noch so ausgefallenen Interessen Ihres Partners und geben Sie ihm die Freiheit, genau das zu machen, was er wirklich will. Der spätere Austausch über das Erlebte eröffnet dem Partner oftmals gänzlich neue Einsichten und Anregungen für die eigene Lebensgestaltung.

Bringen Sie in Ihr Ruhestandsleben auch einen Wechsel von Dauer und Wandel ein. Auch hier besteht die Kunst im Ausbalancieren der Extreme. Unternehmen Sie etwas Außergewöhnliches, um danach wieder an einen unaufgeregten Ort, in ruhiges Fahrwasser, zurückzukehren. Soll heißen: Stellen Sie einmal alles auf den Kopf und kehren Sie dann zur Tagesordnung zurück. Renovieren Sie z. B. komplett das Haus und freuen Sie sich dann wieder jahrelang darüber, in geordneten Verhältnissen zu leben.

Sorgen Sie sich um die eigene geistige Weiterentwicklung und seien Sie offen für Neues. Das erspart Ihnen, sich beispielsweise gegenüber einem dominanten Partner zurückgesetzt und klein zu fühlen. Stärken Sie Ihr Selbstwertgefühl mit eigenen Aktivitäten und Interessen. Wie Sie noch sehen werden, sind wir lebenslang lernfähig. Unsere Gesellschaft bietet vielerlei Möglichkeiten, sich in alle Richtungen fortzubilden oder neue Fertigkeiten zu

100   **W. Schiele**

erlernen. Ihr Wille zur Wissensaneignung führt schneller zu den erstrebten Alterszielen, und Sie stellen fest, dass nicht das Handeln Dritter, sondern Ihr selbstständiges Tun Ihre Lebenssituation in Ihrem Sinne verändert. Erwerben Sie neues Wissen. Es hilft Ihnen, ein früheres soziales und intellektuelles Ungleichgewicht innerhalb der Partnerschaft auszubalancieren und nun auf Augenhöhe miteinander zu kommunizieren. Ihr Selbstbewusstsein und Ihre Selbstwirksamkeit wachsen mit jeder Ihrer Aktivitäten. Passives Verhalten hingegen vergrößert den Abstand zu einem agileren Partner.

Erfüllen Sie Ihrem Partner einige Wünsche, die schon länger im Raum stehen. Tun Sie Dinge, die er von Ihnen wiederholt erwartet hat, die Ihnen aber bisher lästig waren. Werden Sie aus sich heraus aktiv, ohne Vorankündigung. Versuchen Sie, die eine oder andere Marotte, die er an Ihnen seit Jahren rügt oder gar hasst, einzudämmen oder ganz abzustellen – am besten von einem Tag auf den anderen. Räumen Sie einfach einmal ohne besondere Ansage den Schuppen im Garten auf oder ordnen Sie die Unterlagen, in denen sich Ihr Partner schon seit Jahren nicht mehr zurechtfindet. Sie werden sein verdutztes Gesicht sehen und die vergebende Milde in demselben …

Nehmen Sie teil am Glück des anderen. Freuen Sie sich mit ihm über seine Erfolge, trösten Sie ihn, wenn etwas misslungen ist und ermutigen Sie ihn gleichzeitig, einen neuen Versuch zu unternehmen. Und lassen Sie den anderen ebenfalls teilhaben an Ihrem Glück. Wenn Sie in guten Zeiten wertschätzend, einfühlsam und achtsam mit Ihren Partner umgehen, dann bewältigen Sie auftretende Wechselfälle des Lebens einfacher und unaufgeregter.

Geben Sie auch den ernsten und kritischen Lebenssituationen einen Anflug von Leichtigkeit, indem Sie sie von ihrer humorigen und lustigen Seite betrachten. Fragen Sie sich, ob hinter einem unangenehmen Ereignis nicht doch eine positive Absicht liegen könnte und was Sie beide für die Zukunft daraus lernen können.

Erfinden Sie sich auch erotisch neu. Mit dem Altern lässt der Wunsch nach Sex häufig nach. Wenn bei Ihnen das sexuelle Leben ins Stocken geraten ist, dann ersetzen Sie es durch andere Zeichen und Rituale gegenseitiger Verbundenheit. Versuchen Sie es mit zugewandten Berührungen und gegenseitigen Streicheleinheiten. Persönlicher Dank und wirkungsvolle Komplimente erhöhen die Zufriedenheit Ihres Partners und führen zur Ausschüttung des Harmoniehormons Oxytocin. Denken Sie daran, dass sowohl bei Ihnen als auch bei Ihrem Partner noch erotische Wünsche bestehen könnten, die Sie bisher nicht ausgelebt haben. Reden Sie offen darüber und seien Sie erfindungsreich bei der Erfüllung der sexuellen Erwartungen. Sie ersparen sich damit Frustrationen und eventuell sogar eine Trennung aufgrund der unerfüllten sexuellen Fantasien des anderen.

Finden Sie neue Bezugspunkte im Ruhestand, die es Ihnen ermöglichen, einen Ersatz für die entfallene berufliche Aufmerksamkeit und Achtung zu schaffen. Bauen Sie neue Freundschaften auf und entwickeln Sie Beziehungen zu Menschen, die Sie bisher noch nicht kannten. Dabei spreche ich besonders die Männer an, die erfahrungsgemäß weniger oder gar keine Kontakte haben. Pflegen Sie Ihren neuen Freundeskreis und besuchen Sie gemeinsam alters(n)gerechte Veranstaltungen. Nutzen Sie auch die Möglichkeiten des Internets, wenn Ihre Mobilität nachlassen sollte. Schließen Sie sich in den sozialen Netzwerken den verschiedenen Interessensgruppen an – Sie können so auch von zu Hause aus oder vom Krankenbett noch bis ins hohe Alter mit Ihren neuen Freunden kommunizieren.

Beantworten Sie für sich ganz persönlich folgende Fragen:

- Was gehört für Sie noch ganz speziell zu den Erfolg versprechenden „Zutaten" für einen gelingenden gemeinsamen Ruhestand?
- Worin sehen Sie mögliche Gefährdungspotenziale für Ihre Partnerschaft im Alter?
- Welche Ihrer persönlichen Stärken, Fähigkeiten oder Charaktereigenschaften wird im Ernstfall das Risiko eines Scheiterns im Ruhestandsphase verringern oder verhindern?

Kompakt für die Praxis

Überwinden Sie den Punkt Ihrer größten persönlichen Verletzlichkeit. Öffnen Sie sich emotional und legen Sie Ihre Gefühle gegenüber Ihrem Partner offen.

Nutzen Sie Rituale als Ausdruck tiefer Verbundenheit, doch lassen Sie dem Partner genügend Freiraum für seine persönlichen Interessen.

Bringen Sie mit außergewöhnlichen Ideen und Veränderungen neuen Schwung in Ihr Zusammenleben, aber schaffen Sie auch ein Gefühl der Sicherheit, Konstanz und der Geborgenheit.

Sorgen Sie in allen Lebensbereichen für Offenheit und klare, aber wertschätzende Worte im gegenseitigen Umgang.

Versetzen Sie sich in die Situation Ihres Partners und seien Sie bereit, seine Empfindungen, Motive und Gedanken zu erkennen und zu verstehen.

Wenn Sie sich mit einem hohen Maß an gegenseitiger Wertschätzung, Achtsamkeit und Toleranz begegnen, dann wird die Zeit des (Un-)Ruhestandes zu einer willkommenen und erstrebenswerten Lebensphase. Jetzt benötigen Sie nur noch ein glückliches Händchen bei der Zuordnung der neuen Aufgaben, Verantwortlichkeiten und Rollen im Ruhestand.

5.5 Tatort neuer Lebensmittelpunkt

„Du hättest wenigstens schon mal den Geschirrspüler aus-räumen können!", höre ich meine Frau in vorwurfsvollem und barschem Unterton sagen, als sie gegen 17:00 Uhr in der Küche hantiert. „Da bist du schon den ganzen Tag im Hause, hast aber nur dein Buch im Kopf!" (Sie meint das, was Sie gerade lesen.) Das ist so eine Episode, bei der ich mich frage, ob wir die Zuständigkeiten für haushaltsnahe Dienstleistungen nicht richtig untereinander abgestimmt haben. Oder ist das schon der erste Baustein für eine her-einbrechende Ehekrise?

Die Zahl der Trennungen von langwährenden Lebens-gemeinschaften hat sich in den vergangenen 40 Jahren mehr als verdoppelt und steigt weiter an. Nach einem Höhepunkt im vierten Ehejahr und einem weiteren nach etwa 25 Jahren Gemeinschaft folgt nach der goldenen Hochzeit noch ein weiteres Scheidungsmaximum. Warum ist das so? Unsere Babyboomergeneration ist sich bewusst geworden, dass noch viele Lebensjahre auf sie warten. Da werden neue Lebensentwürfe möglich, bisher uner-füllte Erwartungen realisierbar, und es öffnen sich Türen zu geistigem Freiraum, später Kreativität und autonomer Entwicklung – all das vor dem Hintergrund, dass wir den beschäftigungslosen Raum mit neuen Inhalten füllen müssen. Andererseits wird uns immer bewusster, dass das Leben eine endliche Angelegenheit ist. Nicht wenige von uns bemerken im tiefsten Innern eine schwelende Unruhe vor dem sich vollendenden Leben und geraten in eine Art Endzeitstimmung, manche sogar in Torschlusspanik. Und noch ein Umstand befördert das Aus jahrzehntelanger Partnerschaften: die Bindung an elterliche Werte und Vorgaben geht oftmals durch deren Tod verloren. Wir müssen uns für unser Tun keine Erlaubnis mehr von ihnen einholen und brauchen uns vor ihnen für eine Trennung nicht mehr zu rechtfertigen.

Von großer Bedeutung können auch die Zeitpunkte des Eintritts in den Ruhestand sein. Grundsätzlich können wir zwei Fälle unterscheiden: Entweder die Partner scheiden etwa gleichzeitig oder um viele Jahre zeitversetzt aus dem Berufsleben aus. Das kann einen gewaltigen Unterschied ausmachen! Gehen beide etwa zur selben Zeit in den Ruhestand, dann prallen ihre Neue-Welt-Vorstellungen schon einmal frontal aufeinander! Knall auf Fall sind sie rund um die Uhr bedingungslos sich selbst ausgesetzt. Die Überschneidungszeiten gegenseitiger Anwesenheit steigern sich bis ins Extreme. Beide Partner treffen ungewohnterweise wieder und wieder auf ein und dieselbe Person. Gut dran ist, wer im eigenen Häuschen einen persönlichen Rückzugsraum finden oder alternativ den Garten bewirtschaften kann. Eine kleine, gemeinsam genutzte Mietwohnung dagegen kann zu einer enormen psychischen Belastung führen. Etwas anders stellt sich die

Situation dar, wenn Partner A sich einige Zeit vor Partner B zur Ruhe setzt. Der frühere Berufsausscheider konnte bereits erste Schritte zur Neustrukturierung seiner täglichen Abläufe unternehmen und sich in seinem neuen Verhalten stabilisieren. Der später hinzukommende Partner muss sich nun bis zu einem gewissen Grad in die Welt des Erstausgeschiedenen einfügen. Und womöglich damit leben, dass einige Aufgaben und Verantwortlichkeiten schon besetzt sind. Oder er greift in die Tätigkeitsbereiche des anderen ein und sorgt so für Stress und Konflikte in der Beziehung. Gut möglich, dass auch einige wichtige Lebensbereiche, für die keiner der Partner ein Interesse verspürt, einfach links liegen bleiben. Je größer die „Zeitverschiebung" zwischen den beiden Berufsaustritten, desto schwieriger kann sich eine nachträgliche Aufteilung oder Neuzuordnung der Zuständigkeiten gestalten.

Zu den möglichen Herausforderungen beim Zusammenleben der Partner im Ruhestand gehört das Verhalten im Spannungsfeld zwischen der Sach- und der Beziehungsebene. Während des Berufslebens haben wir es nur selten gelernt, eine echte Beziehungswelt aufzubauen und tiefe Gefühle zu entwickeln. Daher versuchen wir zuerst den leichteren Weg zu gehen: Wir wollen die weggefallenen beruflichen Sachthemen durch neue sachlich-akzentuierte und berufsnahe Inhalte ersetzen. Wir wollen den gewohnten Sendekanal nicht wechseln. Wir gehen nicht den gefühlsbetonten Weg zum Partner, sondern meiden ihn eher, weil wir entweder keinen Mut haben oder nicht die Fähigkeit besitzen, unsere emotionale Welt vor dem anderen auszurollen. Dieser Verdrängungsmechanismus schützt unsere Seele vor Verletzungen, unterdrückt aber den wichtigen Austausch über die innersten Erwartungen und Wünsche der Partner. Insbesondere Männer dürften es schwer haben, Ihre wahren Gefühle preiszugeben, weil es sie ihrem Verständnis nach angreifbar machen würde. In dieser Situation verwundert es nicht, wenn sich Partner plötzlich fremd vorkommen. So manch einer kennt den Spruch: „Meine Frau und ich waren 20 Jahre lang glücklich verheiratet. Bis wir uns begegnet sind." Die Überwindung der Fremdheit von Partnern in der häuslichen Ruhestandssituation verlangt einen großen Spürsinn und viel Fingerspitzengefühl von den Akteuren. Erschwerend kann hinzukommen, dass sich in dieser Lebensphase oft die Frauen noch einmal selbstständig machen wollen, während die Männer immer noch dem Komplettverlust ihres beruflichen Ansehens und Netzwerkes nachtrauern. Ganz nach dem Motto: Gefühlsgebremster, aber kuschelbedürftiger Mann trifft auf weltoffene, gut vernetzte und selbstbewusste Frau. Auch sind die Selbstständigkeitsbestrebungen von Frauen nach dem Beruf inhaltlich klarer gefasst als die von Männern. Wo immer ich offene Vorträge zum Thema Veränderungsmanagement im Ruhestand gehalten habe: Die übergroße Mehrheit der Zuhörerschaft sind neugierige Frauen, die mich mitleidsvoll, aber nachsichtig anschauen, wenn ich mich nach den Ruhestandsaktivitäten ihrer Männer erkundige …

Neben der nicht zu unterschätzenden nachberuflichen Verständigungskrise kann es zu einer Verschiebung der Machtverhältnisse in der Partnerschaft kommen. Wer bringt welche Rollenansprüche aus dem Beruf mit und

5 Vorsicht, Ruhestandsfallen! – oder: Wie wir ...   107

wird sie – bewusst oder unbewusst – zu Hause weiterleben? Die bisher stark engagierte Führungskraft hängt gedanklich immer noch an den Instrumenten der früheren beruflichen Machtausübung. Die jahrzehntelang fleißige Mitarbeiterin möchte endlich frei sein von anspruchsvollen Zielvorgaben im Beruf. Und jetzt treffen diese beiden Personen im Privatleben ungebremst aufeinander. Nur, wenn ein rascher Rollenwechsel gelingt, kann auch eine solche Partnerschaft gedeihen. Die Partnerin, die ihr Arbeitsleben lang zu ihrem Mann aufgeschaut und ihn wegen des verdienten und Existenz sichernden Geldes bewundert hat, entdeckt plötzlich das Reiten als Hobby. Ihr Partner erfährt keine Bewunderung mehr fürs Geldverdienen und schimpft daher auf das teure Hobby seiner Frau, ohne sich aus dem Fernsehsessel zu bewegen. Die Tatsache, dass der bisher „schwächere" Partner in der Beziehung nun die Seiten wechselt und dominanter wird, kann eine wichtige Ursache für Verstimmung, Streit und sogar Trennung sein.

Eine Machtverschiebung in der Partnerschaft kann übrigens auch dann entstehen, wenn ein Partner sich klein und zurückgesetzt fühlt, während der andere plötzlich seine neu entdeckten nachberuflichen Potenziale auslebt. Um ein neues Gleichgewicht zu schaffen, muss nun aber der aktivere Teil nicht zurückstecken und seine Ziele einfach wieder fallenlassen. Er sollte besser den mutlosen Partner ermuntern, auch für sich neue Lebensbereiche zu erkunden und aktiver durchs Leben gehen.

- Welche Verantwortlichkeiten und Zuständigkeiten in Ihrem Lebensumfeld würden Sie persönlich gern übernehmen? Für welche wäre Ihr Partner prädestiniert?
- Wo könnten Überschneidungen mit den Interessen Ihres Partners entstehen und sich echte Konflikte entwickeln? Was würde eventuell liegen bleiben, weil es niemand tun will?
- Welche Ungleichgewichte könnten in Ihrer nachberuflichen Partnerschaft entstehen?
- Wie würden Sie mit sich verändernden Machtverhältnissen in der Partnerschaft umgehen?

Kompakt für die Praxis

Klären Sie möglichst frühzeitig die Aufgaben und Zuständigkeiten, für die Sie und Ihr Partner in Ihren Lebensumfeld im Ruhestand verantwortlich zeichnen wollen.

Greifen Sie nur nach Absprache in Reviere ein, die Ihr Partner bereits besetzt hat. Machen Sie ihm im Gegenzug klar, wo Sie keine Grenzverletzung möchten.

Es liegt in Ihrer Hand: Entweder Sie treten aktiv für das Gleichgewicht der Stärke ein oder Sie erkennen das neue Kräfteverhältnis an.

Respektieren Sie einen möglichen Führungswechsel in der Partnerschaft, aber fordern Sie in jedem Fall ein Mitspracherecht bei wichtigen Entscheidungen ein.

Nehmen Sie Ihren Partner unbedingt mit auf die Reise in einen zukünftig harmonischen und ausgeglichenen Ruhestand – die Ziele und die Ankunftszeiten dürfen ruhig unterschiedlich sein.

6

Träume und Helden unserer Kindheit – oder: Wie frühe Visionen zu späten Zielen werden

Die Weisheit führt uns zur Kindheit zurück.
(Blaise Pascal)

6.1 Veruntreute Biografien

Nach einer US-amerikanischen Untersuchung an Colleges, Highschools und Universitäten arbeiten 78 % aller Menschen nicht im Traumjob ihrer Kindheit. Sie hadern jedoch nicht mit Ihrem Schicksal und scheinen durchaus glücklich mit ihrer Wahl zu sein. Sie haben sich offenbar damit abgefunden, einer suboptimalen Beschäftigung nachzugehen und die frühen Berufsträume abgehakt. Liegt es vielleicht daran, dass die aufkommenden Berufswünsche in unserer Prägungsphase noch gar nicht auf einer

© Springer-Verlag GmbH Deutschland, ein Teil von
Springer Nature 2018
W. Schiele, *Rastlos im Beruf, ratlos im Ruhestand?*,
https://doi.org/10.1007/978-3-662-56567-4_6

rationalen Grundlage entstehen konnten? Entsprangen sie womöglich nur den Momentaufnahmen von Berufsbildern, die wir von den Großen als erstrebenswerte und reizvolle Blaupausen übernehmen wollten? War es Naivität oder Intuition, die uns den Beruf des Lokführers oder der Krankenschwester attraktiv erscheinen ließ? Oder wurden unsere Entscheidungen durch zwingende soziale und ökonomische Einflüsse so stark beeinflusst, dass uns keine andere Wahl blieb?

Ich erinnere mich sehr gut an meine frühen beruflichen Träume. Im Alter von etwa 6 oder 7 Jahren zermarterte ich mir ernsthaft den Kopf darüber, welche berufliche Entwicklung ich denn nun nehmen wollte. Es waren die drei „A", die mich magisch anzogen. Zu allererst wollte ich Arzt werden, etwas später dann Architekt und zu guter Letzt Archäologe. Mit der Zeit kamen dann die ernüchternden Einsichten, die vom Verstand diktiert wurden. Das mit dem Arzt würde nicht funktionieren, weil ich kein Blut sehen konnte, ohne dass mir schlecht wurde. Das Bild des Architekten war fest davon geprägt, dass es unbedingt Wolkenkratzer sein müssten, die ich bauen wollte – doch in meiner Heimat war wohl kein Platz für Wohntürme von US-amerikanischen Ausmaßen. Und mein Interesse an Archäologie war entstanden durch die frühe Kenntnis über die Grabungen Heinrich Schliemanns, die ich fest und ausschließlich mit Griechenland und der Türkei verband. Bis ich merkte, dass ich als geborener DDR-Bürger wohl kaum die Chance erhalten würde, meinen Traumjob im westlichen Ausland nachgehen zu dürfen. Also besuchte ich erst einmal die Schule, ohne den Wunschvorstellungen meines 6-jährigen Ichs weiter nachzuhängen. Als ich

6 Träume und Helden unserer Kindheit ...   111

16 war, drängte mich mein viel zu früh verstorbener Englischlehrer erbarmungslos in die Technikecke: Ich möge mit Blick auf die guten Zensuren in den naturwissenschaftlichen Fächern doch studieren und einen Ingenieurberuf ergreifen. Ich folgte gehorsam den Empfehlungen und Ermutigungen dieser und weiterer Respektspersonen: kein Gedanke mehr an die Kindheitsträume, keine neuen, eigenen Visionen zur beruflichen Zukunft, keine Motivation aus dem Inneren heraus. Man hatte meinen Berufsweg vorgezeichnet, und ich hielt mich daran. Und so wurde ich mit 23 Jahren als Ingenieur für Automatisierungstechnik in die Welt entlassen. Unfrei in meinen Entscheidungen, aber gut behütet und scheinbar abgesichert von einer untergegangenen Republik, trat ich meinen Beruf an. Eine verratene Biografie?

Wie erging es Ihnen? Haben Sie den Beruf ergriffen, den Sie bereits als Kind ins Auge gefasst hatten? Oder geht es Ihnen wie mir? Sind Sie, wie ich, im „falschen" Berufsleben dennoch erfolgreich und glücklich geworden? Und geht das überhaupt? Und wenn ja: Unter welchen Bedingungen? Oder war die Berufswahl für Sie ein Volltreffer mit Karrieregarantie? Was wollten Sie wirklich werden und wie wirkt es in Ihnen heute noch nach? Hören Sie einmal genau hin, wenn Sie sich mit anderen (Vor-)Ruheständlern der Babyboomergeneration unterhalten: Schwingen da nicht manchmal Trauer und Wehmut mit, was den ergriffenen Beruf betrifft? „Hätte ich doch, dann wäre ich ..." oder „Eigentlich wollte ich, aber ..." und „Unter anderen Bedingungen wäre es gewiss möglich gewesen, dass ..." oder „Ich wollte doch früher schon ...". Vielfach haben wir uns damit abgefunden, einen Beruf auszuüben, der nicht unserem Sehnsuchtsziel entsprach. Einige von uns sind traditionell den Eltern gefolgt und haben deren Firma übernommen oder deren Beruf ererbt. Andere haben den sicheren Weg einer Beamtenlaufbahn eingeschlagen. Und wieder andere wurden zum ewigen Studenten, haben mehrere Berufe ergriffen und sind jahrelang unruhig durch die Arbeitswelt gezogen, ohne in ihrem Traumjob zu landen. Und manche meinten: „Erst mal anfangen; umsatteln können wir immer noch!" Und bei diesem Vorsatz blieb es dann ein Leben lang.

Wenn wir erst einmal drin waren, dann blieben wir in der Regel auch im ausgebildeten Beruf und im angestammten Unternehmen. Wie Untersuchungen zeigen, sind wir erwachsenen Deutschen überwiegend Vermeidungsstrategen: Wir wollen unseren Gewinn sichern und unsere Pfründe erhalten. Dem Risiko gehen wir möglichst aus dem Weg. Denn Veränderungen bergen in sich auch immer Komponenten des Scheiterns. Zu sehr wirken die Erfahrungen unserer Elterngeneration über Kriegselend, Hunger und Entbehrungen auch in uns noch nach. Und Misserfolg war und ist nun einmal nicht gesellschaftsfähig.

Für uns als Vertreter der aktuellen Best-Ager-Generation war die Veränderungsbereitschaft nie besonders stark ausgeprägt. Wir schwammen im Strom mit, richteten uns ein im Berufsleben und nahmen ab und an eine Karrierechance wahr. Doch wir verfolgten nicht mehr unsere Kindheitsträume und entwickelten nur selten neue Berufsvisionen. Allmählich und unwillkürlich verloren wir die Herzenswünsche unserer Jugendjahre aus den Augen. Manchmal verdrängten wir sie ganz bewusst aus unserem Leben und eine scheinbar harmonische und nicht hinterfragte Zufriedenheit breitete sich über unser Leben aus.

6 Träume und Helden unserer Kindheit ...   113

- Ist Ihre frühere Berufswahl aus heutiger Sicht eher ein Flop, eine gute und auskömmliche Entscheidung oder gar ein Hauptgewinn gewesen?
- Was haben Sie trotzdem oder gerade deshalb an Kindheitsträumen bereits umsetzen können?
- Welche Wünsche, Vorstellungen und Lebensentwürfe sind für Sie aus beruflichen oder existenziellen Gründen damals auf der Strecke geblieben?
- Und welche Träume würden Sie sich gern auch jetzt noch erfüllen?

Es gehört zu unseren späten Privilegien, dass wir über das Unerfüllte, das Ausgesparte, das Nichtgelebte in unserer Biografie intensiv nachdenken dürfen. Auch die nicht verfolgten Karrierewege können heute noch einen großen Reiz und Charme auf uns ausüben. Und wir müssen ihnen keineswegs im reifen Alter nur nachtrauern. Im Gegenteil: Wir sollten sie in einem ersten Schritt als wichtige Ressourcen und Geschenke verstehen und dann gedanklich in unsere beginnende Seniorengegenwart zurückholen. Vielleicht ist es sogar sehr heilsam, sich intensiver mit den veruntreuten Biografien auseinanderzusetzen, denn sie haben meiner Ansicht nach eine zweite Chance verdient ...

6.2 Die „Schatztruhe" der Kindheit öffnen

Ich gehe sogar noch einen Schritt weiter als im vorigen Abschnitt: Ihre tiefsten und größten Herzenswünsche und Ihre liebsten und schönsten Kindheitsträume taugen hervorragend als späte Altersziele! Sie können nachhaltig zur erfolgreichen Vollendung eines erfüllten und sinnvollen Lebens beitragen. Als es darum ging, einen existenzsichernden Beruf zu ergreifen und den Lebensunterhalt zu verdienen, mussten Sie Ihre Träume verschieben. Als es hieß, eine Familie zu gründen und ihr Sicherheit und Geborgenheit zu geben, mussten Sie auf deren Umsetzung verzichten. Damit der Alltag gemeistert und die Erziehung der Kinder gesichert war, mussten Sie Ihre Wünsche verleugnen. Immer wieder mangelte es Ihnen an Zeit, Geld und Gelegenheiten. Von Mal zu Mal verschoben Sie die Verwirklichung Ihrer Visionen auf Ihrer Timeline. Tief in Ihrem Unbewussten sammelten sich aber die eingefrorenen Träume der Kindheit, die verstaubten Entdeckungen der Jugendzeit, die bislang unangetasteten Ideen und Verlockungen weiter an. Nun liegen sie vielfach zugeschüttet von mannigfaltigen Verpflichtungen, Rechtfertigungen, Lebenszwängen, Vorwänden und Ausreden in Ihrem Inneren. Doch Sie können sie wieder freilegen und nutzen als wertvolle Impulse und Ideen für eine gelingende Ruhestandszeit. Die Umstände dazu waren nie so günstig und die zeitlichen Bedingungen selten so gut wie gerade jetzt.

Wie viele von Ihnen reise ich gern durch die Gegend. Auch macht es mir nichts aus, mal einen ganzen Tag shoppen zu gehen und durch die Geschäfte zu streunen. Besonders gern laufe ich durch die Altstädte und schaue in kleine Boutiquen oder Andenkengeschäfte hinein. Oftmals treffe ich dort Gleichaltrige an, die hinter dem Tresen stehen und Wein oder Whisky verkaufen, Kunstgewerbe feilbieten oder Geschenkartikel anpreisen. Wenn ich mit ihnen ins Gespräch komme, erfahre ich viel von ihren Motiven.

6 Träume und Helden unserer Kindheit ...   **115**

Denn meist sind es späte Quereinsteiger, die sich als Best Ager einen ihrer Kindheitswünsche erfüllen, z. B. einmal im Leben ein richtiger Kaufmann sein! Vielleicht hatten sie als 5-Jährige einen Kaufmannsladen als Spielzeug. Jetzt, im materiell weitgehend abgesicherten Alter sind sie vom Rechtsanwalt zum Händler mutiert! Und es sind nicht wenige, die die dritte Lebensphase zum Ausleben ihrer ureigenen und lang unterdrückten Interessen und Vorlieben nutzen. Ein anderes Beispiel: Als ich 60 Jahre alt war, bereitete ich mich in einem Berliner Institut auf die Prüfung zum Heilpraktiker vor. Die Gruppe der Aspiranten bestand nicht etwa aus vorwiegend jungen Menschen, wie ich anfangs annahm, sondern im Kern aus gestandenen und gereiften Endvierzigern. Von einigen erfuhr ich, dass sie schon viel früher ihre Mission zur Heilung von Menschen entdeckt hatten, aber zum Medizinstudium hatte es in jungen Jahren, warum auch immer, nicht gereicht. Jetzt, kurz nach dem Halbzeitpfiff ihres Lebens und nach vielen Jahren in einem völlig anderen Beruf, nahmen sie ihre späte Chance wahr, einen Heilberuf zu ergreifen! Und ich verstand, dass ich mir gerade über eine zeitliche Schleife meinen ersten „A"-Wunsch auf dem Nebengleis erfüllte: mit einem Heilpraktikerabschluss Menschen gesundheitlich in einen besseren Zustand zu führen. Und noch an einer weiteren Stelle schloss sich für mich nach vielen Jahren der Kreis: Der über eine lange Zeit ausgeblendete Architekt der Kinderzeit, der als 10-Jähriger bis zum Exzess mit Plastikbausteinen gespielt hatte, kam nach 40 Jahren plötzlich auf die Idee, ein richtiges Haus zu bauen. Er schrieb die Bauleistungen aus, assistierte dem Berufsarchitekten und brachte seine spielerisch angeeigneten

116   W. Schiele

Fähigkeiten über die Raum- und Gebäudegestaltung aus der Kinderzeit in das Bauprojekt ein.

Aus welchen Zeiten stammen nun unsere Visionen und Träume, die wir zurückgedrängt haben? Jetzt, wo ich das 60. Lebensjahr weit überschritten habe, lasse ich ab und zu das Leben an mir vorbeiziehen und suche nach prägenden Erinnerungen. Diese Versuche der Rückerinnerung scheinen mir lückenhaft zu sein. Wenn ich meinen Zeitstrahl von der Kindheit bis ins Heute gedanklich überfliege, dann bemerke ich, dass es bestimmte Zeitabschnitte gibt, in denen eine große Vielfalt an lebendigen und bildhaften Episoden auftaucht. Sie stammen aus meiner Kinder- und Jugendzeit. Und dann gibt es Phasen, wo ich lange suchen muss und zu denen ich mich nur an einige wenige und meist nur zusammenhanglose Fragmente erinnere und am Ende ziemlich ratlos dastehe. Die frühesten Erinnerungen, die wir an unser Leben überhaupt haben können, reichen nach übereinstimmender Meinung der Forscher maximal bis ins 4. Lebensjahr zurück. Ein Zugang zu noch früheren Ereignissen ist uns aufgrund der Gehirnentwicklung im jungen Kindesalter nicht möglich. Man hat festgestellt, dass es zwischen dem 10. und 25. Lebensjahr einen sogenannten Erinnerungshügel auf der persönlichen Timeline gibt. Hier befindet sich das Maximum des prozentualen Anteils erinnerbarer Situationen, das bei etwa 25 % liegt. Mit fortschreitendem Alter nimmt die Erinnerungsfähigkeit kontinuierlich ab, bis sie bei etwa 55 Lebensjahren ihr Minimum erreicht und danach wieder deutlich zunimmt.

6 Träume und Helden unserer Kindheit ... 117

Dieses zunehmende Wiedererinnern früherer Erlebnisse in der dritten Lebensphase ist wohl zurückzuführen auf eine verstärkte unwillkürliche Rückschau auf unsere eigene Vergangenheit, auf uns nahestehende Menschen und auf die Dinge, die uns wichtig waren. Und hier liegt unsere große Chance, die persönliche Schatztruhe der Kindheit zu öffnen, staunend hineinzuschauen und einen oder mehrere unerfüllte Wunschträume noch zu verwirklichen. Ich lade Sie ein, die Mauern freizulegen, die unter dem Schutt der Zeit verborgen sind. Graben Sie aus, was unsichtbar geworden ist. Und holen Sie ans Tageslicht, was für Sie zu einer späten Mission werden kann: die nachträgliche Erfüllung unterdrückter Lebenspläne.

In meinen Coachingsitzungen biete ich Klienten die Möglichkeit, den eigenen Lebenslauf zu erkunden und wichtige Etappen auf ihrer bisherigen „Heldenreise" wiedererstehen zu lassen. Dafür stehen Fragen wie: „Welches Ereignis war für Sie von großen emotionalen Erschütterungen begleitet? An welcher Stelle Ihrer Biografie liegen die wichtigen Entscheidungen für Ihren weiteren Lebenslauf? Wann und aus welchem Anlass heraus hat sich Ihr Leben grundlegend verändert? Welche Grundüberzeugung hat Sie am meisten unterstützt in Ihrem Leben?" Am besten gelingt Ihnen die persönliche Retrospektive, wenn Sie sich einen Zeitstrahl als x-Achse aufzeichnen, ihn in Jahresschritte einteilen und herausragende positive wie negative biografische Ereignisse, wie Schulabschluss, erste Liebe, die Geburt eines Kindes, eine Kündigung oder den Tod eines nahen Vertrauten, besonders hervorheben.

Tragen Sie an der y-Achse eine Skale von 1 bis 10 für die emotionale Intensität Ihres Erlebens an, wobei der Wert 10 das Maximum darstellt. Markieren Sie aus dem Gedächtnis heraus etwa die Zeitpunkte, die für Sie von besonderer persönlicher Bedeutung waren, und bestimmen Sie deren gefühlsmäßige Stärke. Verbinden Sie am Schluss alle prägnanten Punkte zu einer Linie und bewerten Sie den Verlauf Ihrer bisherigen Heldenreise. Zu welchen Zeitpunkten haben Sie Träume und Sehnsüchte entwickelt, die Sie bisher noch nicht verwirklichen konnten? Welcher dieser Wünsche hat auf Sie weiterhin eine ungebrochen hohe Anziehungskraft? Welcher Traum beinhaltet für Sie heute noch das Potenzial und den unwiderstehlichen Reiz, in Angriff genommen zu werden? Welcher nicht verfolgten Lebensalternative würden Sie gleich jetzt nachgehen?

Das Zurückversetzen in die Vergangenheit und das Reflektieren des Gewesenen gelingt Ihnen leichter, wenn Sie den Dialog mit einem Partner Ihres Vertrauens suchen. Nehmen Sie sich dafür etwas Zeit und finden Sie einen ungestörten Platz. Dabei kann es hilfreich sein, wenn Sie einen Gegenstand, der Sie an Ihre Kindheit oder Jugend erinnert, in Sichtweite legen. Das kann ein altes Foto sein, aber auch aufgehobene Gegenstände aus Kinderzeiten. In Seminaren nutze ich symbolisch gern kleine „Krafttiere" mit wuscheliger Oberfläche, die ich von den Teilnehmern auswählen lasse. Allein schon die punktuelle Ergänzung Ihrer Umgebung mit Jugendbildern oder Lieblingsspielzeug schlägt eine zuverlässige Brücke in die Vergangenheit. Um ins Gespräch oder die Selbstreflexion zu kommen, können folgende Fragen hilfreich sein:

> - Welche Visionen hatten Sie als Kind und wovon hat Ihr jüngeres Ich geträumt?
> - Wer waren die Helden Ihrer Kinder- und Jugendzeit?
> - Wer oder was wollten Sie gern sein?
> - Über welche Kräfte und Fähigkeiten wollten Sie unbedingt verfügen?
> - Welche Talente haben Sie in sich gespürt und welche davon konnten Sie nicht ausleben?
> - Was wollten Sie früher einmal werden und konnten oder durften es nicht?

Notieren Sie die Gesprächsergebnisse mit den Partnern oder für sich selbst in Stichpunkten in Ihrem Büchlein (oder natürlich auch auf dem Laptop!).

Die notierten Ideen und Gedanken, die Sie Ihrer ganz persönlichen Schatztruhe entnommen haben, können erste Visionen und Wunschvorstellungen für die Umsetzung in Ihrer (Un-)Ruhestandszeit sein. Für deren Realisierung benötigen Sie noch ein paar weitere wichtige Voraussetzungen und Vorgehensweisen. Dazu jetzt mehr.

6.3 Von der Vision zum Ziel

Wenn Sie an dieser Stelle von Visionen lesen, dann sind damit weder religiöse Erscheinungen noch behandlungspflichtige Krankheitsstörungen gemeint. Unter Visionen verstehe ich die bildhaften Vorstellungen einer zukünftigen Realität, die eine große Anziehungskraft auf uns haben. Visionen stellen für mich die sinnlich wahrnehmbare

Projektion attraktiver und verlockender Lebensentwürfe dar. Sie verleihen dem menschlichen Dasein eine erkennbare Zweckbindung und grundsätzliche Ausrichtung. Visionen sind Bilder, mit denen wir uns identifizieren und in denen wir eine Aufgabe, eine Mission, für uns erkennen können. Sie sind wichtig für die Sinngebung in unserem Leben. Mark Twain hat einmal gesagt: „Trenne dich nie von deinen Illusionen und Träumen. Wenn sie verschwunden sind, wirst du weiter existieren, aber aufgehört haben zu leben." Aus den Visionen entwickeln wir unsere Träume und malen sie uns so aus, als wären sie schon in Erfüllung gegangen. Ob wir jedoch unsere Visionen in voller Größe und Schönheit noch umsetzen können, bleibt erst einmal dahingestellt. Doch grundsätzlich gilt: Ohne Wünsche und Visionen kann es keine Ziele geben. Sie sind eine notwendige Bedingung für die Sinngebung im Leben. Und wenn wir unseren Träumen klare Formen verleihen und einen Rahmen geben, dann sind wir auf einem guten Weg zu unseren Alterszielen.

Ziele motivieren uns in unserer täglichen bewussten Existenz. Sie stellen konkrete Pläne und Projekte in unseren jeweiligen Lebensetappen dar. Außerdem sind sie im Gegensatz zu Visionen Ergebniszustände, die jederzeit kontrollierbar, messbar und fühlbar sind. Und Ziele verfügen noch über eine weitere hervorragende Eigenschaft: Sie sind regelmäßig während unserer Lebenszeit realisierbar und erreichbar. Und darin liegt für sie die große Chance in unserer dritten Lebensphase.

Wie bereits angedeutet, verändern Visionen noch nicht die Welt. Doch wie hätte sich die Welt entwickelt, hätte sie nicht Visionäre wie Nelson Mandela, Christoph

6 Träume und Helden unserer Kindheit …   121

Kolumbus oder Martin Luther King hervorgebracht. Mandela, der gegen die Apartheid in Südafrika kämpfte und jahrzehntelang in südafrikanischen Gefängnissen verbrachte, hatte ungeachtet aller Repressalien eine Vision vom versöhnlichen und gleichheitsorientierten Gemeinwesen. Auch wenn die Präsidentschaft nicht sein erklärtes Ziel war: Aus dieser Position heraus konnte er eine Politik der Vergebung und des Ausgleichs führen, die aus einer rassistischen Diktatur eine Demokratie machte. Was für ein Ziel er damit erreichte! Christoph Kolumbus hatte im Wettlauf mit den Portugiesen nach Indien die Vision von der Entdeckung eines westlichen Seeweges. Er schaffte es mit dieser verlockenden Vorstellung immer wieder, seine Mannschaften auf ein Ziel hin zu motivieren und zur Weiterfahrt zu ermuntern. Auch wenn er zeitlebens dem Irrtum verfallen war, in Indien gewesen zu sein, verdanken wir diesem Visionär die Entdeckung der „Neuen Welt". Martin Luther King bündelte am 28. August 1963 auf dem nationalen Friedensmarsch seine Vision von einem gerechteren Amerika in dem Satz „I have a dream …" und träumte den Menschen die anstehenden Veränderungen vor. Hätte es ihn in den USA der 60er-Jahre nicht gegeben, wäre die Gleichstellung nie so weit vorangeschritten.

Visionen sind noch schemenhafte Umrisse einer umzugestaltenden Welt, Ziele sind bereits konkret beschreibbare und meist neue, erstrebenswerte Zustände. Um sie zu erreichen, kommen wir nicht umhin, uns zu verändern. Doch welche Umstände führen dazu, dass wir uns aus unserer Komfortzone hinausbewegen? Aus einem Raum, den wir kennen, in dem wir uns bisher sicher und geborgen fühlten und nicht anstrengen mussten?

Ich sehe vier wesentliche Impulse und Beweggründe für das Verlassen der Komfortzone und damit für Veränderung an sich (Abb. 6.1).

Einmal ist es der **innere, intensive Leidensdruck,** der uns antreibt. Hat unser Zustand einen Grad der Unzufriedenheit erreicht, der unerträglich geworden ist, beginnen wir uns meist zu wandeln. Verschlechtert sich unsere gesundheitliche Situation so grundlegend, dass wir ernsthafte und bleibende Konsequenzen befürchten müssen, machen wir uns auf den Weg. Wir suchen dann nach Linderung oder Heilung, konsultieren Freunde und Spezialisten. Innerer, mit gesundheitlichem Abbau verbundener

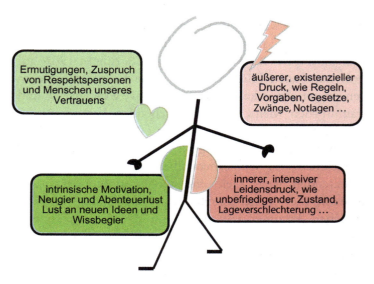

Abb. 6.1 Was uns zu Veränderungen veranlasst

6 Träume und Helden unserer Kindheit ...   123

Leidensdruck ist in jedem Fall der denkbar schlechteste Auslöser für Veränderungen im Alter!

Auch **äußerer, existenzieller Druck** bringt uns häufig auf den Weg der Veränderung. Wir alle wissen, dass die finanzielle Lage im Alter in den seltensten Fällen besser wird. Obwohl unsere Generation noch nicht von Massenaltersarmut betroffen ist, bleibt doch der Einzelfall davon nicht verschont. Manch einer muss sich einen Minijob suchen, um sein Überleben im Alter zu sichern. Ändern sich die finanziellen Rahmenbedingungen, z. B. der Zinssatz für das noch nicht abbezahlte Haus, drastisch, müssen wir unseren Lebensstil ernsthaft überdenken. Geht es unseren Schutzbefohlenen schlecht, stehen wir in der Pflicht, ihnen körperlich, materiell oder seelisch zur Seite zu stehen. Auch diese Art von Veränderungsimpuls zählt nicht zu den erfreulichsten.

Anders sieht es schon aus, wenn unsere persönliche Veränderung durch den **äußeren Zuspruch** von geachteten und wertgeschätzten Personen ausgelöst wird. Treffen wir auf Menschen, denen wir vertrauen und die bei uns eine hohe Reputation genießen, dann sind wir oft und gern geneigt, ihrem Urteil und Rat zu folgen. Positives Feedback und wohlwollende Ermutigungen von Bekannten mit vergleichbarem Interessenshintergrund gehören zu den positiven Antreibern für persönliche Veränderung. Wenn wir dann noch einen Abgleich mit unserer aktuellen Wertewelt vornehmen und zu einem insgesamt widerspruchfreien Resultat gelangen, kann Veränderung über diesen Weg nachhaltig gelingen.

Der wohl wertvollste Auslöser für unseren Veränderungsprozess besteht in der **intrinsischen Motivation.** Damit ist unsere ureigene, in uns selbst gereifte Neugier gemeint.

Sozusagen der Eigenantrieb, der im Kampf mit unserem inneren Schweinehund gesiegt hat und uns auf den Weg zu freiwilliger Einsicht und Verbesserung unserer Lebensumstände führt. Diese vierte Art von Veränderungsimpuls ist die nachhaltigste und wirksamste, weil sie nicht fremdgesteuert, sondern selbstveranlasst ist. Die intrinsische Motivation entfacht unsere natürliche Neugier auf Menschen, die wir bisher noch nicht kannten, und auf Dinge, mit denen wir früher noch nie etwas zu tun hatten. Sie ist sinnstiftend und Orientierung gebend. Sie lässt uns eigene Talente und Fähigkeiten entdecken, die uns bis dahin unbekannt waren. Sie unterstützt unsere Abenteuerlust und animiert uns zur Wissensaufnahme. Sie wirkt sich positiv auf unseren Alterungsprozess im Allgemeinen und unsere Gesundheit im Speziellen aus. Davon in Kap. 7 mehr.

Nach übereinstimmenden Angaben der Deutschen Rentenversicherung und des Statistischen Bundesamtes nimmt die Zahl Erwerbstätigen, die zwischen dem 65. und 75. Lebensjahr wieder einer selbstständigen Arbeit nachgehen, ständig zu. Aktuell dürften weit mehr als 400.000 Freiberufler und Selbstständige mit oder ohne Angestellte berufstätig sein. Für gut ein Drittel dieser Menschen ist die Arbeit in diesem Lebensalter eine notwendige Quelle ihres Lebensunterhalts. Für einen großen Teil von Menschen im fortgeschrittenen Lebensalter ist Arbeit positiv besetzt. Die Menschen dieser Gruppe gehören oftmals zu den intrinsisch Motivierten oder wurden durch gute Freunde zu weiterführenden Beschäftigungsideen ermuntert. Es geht diesen aktiven Älteren nicht vordergründig um ihre materielle Absicherung im Ruhestand, sondern um eine Reintegration in das Sozialgefüge

6 Träume und Helden unserer Kindheit ... 125

und eine erlebbare Teilhabe am gesellschaftlichen Leben; und um die Möglichkeit, ihre Arbeitsumwelt eigenverantwortlich zu gestalten, ihre Arbeitsinhalte selbst zu bestimmen und ihren Arbeitseinsatz autonom zu steuern – für einige sogar zum ersten Mal in ihren Leben. Für viele geht es darum, ihrer Vision zu folgen, für andere wiederum, langersehnte Ziele zu verwirklichen. An der Spitze steht unangefochten die Gruppe der Einzelhändler. Danach folgen zahlenmäßig nachgeordnet die Unternehmensberater, Landwirte und Selbstständige in Heilberufen. Sie alle wollen der Welt zeigen, dass sie über umfangreiche Fähigkeiten verfügen und letztlich nicht von der Arbeit ausgeschlossen werden wollen – und dass Sie aktiv tätig sind für die späte Verwirklichung der verlorenen Träume ihrer Kindheit. Nun möchte ich Sie nicht alle dazu verführen, aus dem Ruhestand wieder in den Arbeitsprozess zurück zu wechseln, wo Sie doch gerade eben Ihren Beruf losgelassen haben. Einige von Ihnen werden sehr klare und stimmige Vorstellungen von einem Altern haben, das auch ohne ein konkretes Beschäftigungsmodell auskommt. All diejenigen jedoch, die sich noch nicht im Klaren sind, wohin sie ihr Lebensweg im Ruhestand führen könnte, lade ich ein, sich ein paar Fragen zur Veränderungsbereitschaft zu beantworten:

- Welche wichtigen Veränderungen in Ihrem Leben verliefen nach dem Muster der intrinsischen Motivation, welche nach anderen Auslösemechanismen?
- Welchen von den vier verschiedenen Impulsgebern für Veränderung ziehen Sie zur Erreichung Ihrer späten Lebensziele vor?

- Was muss in Ihrer Übergangsphase vom Beruf in den Ruhestand passieren, damit Sie Ihre Komfortzone tatsächlich verlassen?
- Und wenn Sie sich entschließen sollten, dies zu tun: Verfügen Sie schon über eine Strategie, mit der Sie Ihre Ziele sicher erreichen können?

Kompakt für die Praxis

Aktualisieren Sie Ihre frühen Kindheitsträume und Herzenswünsche! Sammeln Sie so viel Ideen wie möglich ein – je mehr, desto besser.

Gehen Sie im zukünftigen Veränderungsprozess den Druck machenden Antreibern aus dem Weg.

Suchen Sie dafür gezielt Menschen auf, denen sie vertrauen können, und holen Sie deren Rat ein.

Wagen Sie einen Schritt aus Ihrer Komfortzone heraus – auch wenn es ungemütlich werden sollte.

Der Schritt über diese rote Linie hält in jedem Fall eine Vielzahl an Lernchancen für Sie bereit.

Ein Teilnehmer am Rande eines Workshops sagte: „Wenn Vision und Ziel zusammentreffen, dann vereint sich unsere Fantasie mit der realen Welt." Wie wahr! Versuchen Sie den Bogen zu schlagen von Ihrer Idee zu einem konkreten Gedanken, bauen Sie eine Brücke von Ihrer Vision hinüber zum erstrebenswerten Ziel! Wie Sie ein solches Ziel erreichen können und welche Herausforderungen es dabei zu meistern gilt, lesen Sie im nächsten Abschnitt.

6.4 Veränderungen einleiten – klare Altersziele setzen

Gehören auch Sie zu den Menschen, die sich ausgerechnet zum Jahreswechsel gute Vorsätze zulegen und nach einem Monat das Fitnessstudio wieder nur von außen betrachten? Dann kennen Sie sicher auch den Frust darüber, dass Sie das, was Sie sich vorgenommen hatten, nicht erreicht haben. In einer Hinsicht kann ich Sie beruhigen: Mit guten Vorsätzen geht es Ihnen immer noch besser als den Menschen, die sich für die Zukunft nichts vornehmen! Untersuchungen zufolge sollen immerhin etwa 15 % aller Menschen mit guten Vorsätzen ihr selbstgestecktes Ziel erreichen. Sie gewinnen enorm an Selbstvertrauen und finden sich in ihrer Selbstwirksamkeit bestätigt. Klar – alle die, die sich gar nichts vornehmen, gehen späteren Enttäuschungen von vornherein aus dem Wege und bleiben mit sich im Reinen. Aber sie vergeben sich auch die Chance auf ein nachhaltiges Veränderungs- und Erfolgserlebnis!

Wie wäre es, wenn Sie sich vornehmen würden, einen glücklichen und erfüllenden Ruhestand zu verbringen? Wäre das nicht schon ein auf der Hand liegendes und klar formuliertes Altersziel? Und würde sich dann das erwartete Ergebnis nicht ganz von allein einstellen? Ich möchte das bezweifeln.

Nehmen wir an, das folgende Beispiel wäre ein lobenswerter Vorsatz für ein erstrebenswertes Ziel: „Ich muss dringend 7 kg abnehmen!" Wie liest sich das für Sie und welche Emotionen verbinden Sie mit diesem Satz? Ist das Ziel verlockend, und reizt es Sie, es mit all Ihrer Energie und Ausdauer anzugehen? Würde es Sie tatsächlich zum Abnehmen animieren? Wenn ja, dann bitte schön und viel Erfolg! Wenn nicht: Was müssten Sie an Ihrer Zielsetzung ändern? Hinterfragen Sie einmal, zu welchem Zweck Sie Ihr Gewicht reduzieren wollen: Gibt es vielleicht ein verdecktes Ziel hinter Ihrem Veränderungswillen? Besteht eine nur Ihnen selbst bekannte, für Außenstehende aber versteckte Absicht hinter dem Veränderungswillen? Wollen Sie vielleicht Ihre liebste Hose oder Ihr liebstes Kleid wieder tragen können? Wollen Sie gesundheitlichen Risiken aus dem Weg gehen? Oder möchten Sie wegen Ihrer zukünftigen schlanken Gestalt bewundert werden? Ich glaube, die Absicht, die hinter einem Verhalten steht, ist enorm wichtig dafür, ob Sie Ihr Ziel auch erreichen und dafür einiges an Kraft, Zeit und Ausdauer investieren wollen. Also könnte eine mögliche Zielformulierung – nur mal so als Vorschlag – für Sie doch besser so lauten: „Ich werde als schlanke und attraktive Person wahrgenommen!" Wie wirkt dieser Satz auf Sie? Was bedeutet er für Ihre Selbstwertschätzung und wie motiviert er Sie, an sich arbeiten zu wollen? Ich denke, hier verschmelzen Ziel und Absicht zu einer Einheit.

Ziele erreichen Sie nur in Schritten. Wir alle sind Gewohnheitstiere und unser innerer Schweinehund ist das liebste Haustier. Veränderung heißt, alte Gewohnheiten abzulegen und neues Verhalten zu testen. Das verlangt von uns das Zurücklassen von Vorlieben und den Verzicht auf alte, liebgewonnene Verhaltensmuster. Stellen Sie sich zuerst die Frage, was Sie anstelle dessen wollen, was bisher war. Und schreiben Sie kurz, konkret und schriftlich Ihr Veränderungsziel auf! Damit gehen Sie den ersten Schritt

6 Träume und Helden unserer Kindheit ...   129

weg von Ihrem gegenwärtigen, unbefriedigenden Zustand hin zu einem neuen, wünschenswerten Zustand. Sie verlassen Ihre persönliche Komfortzone, den Raum, in dem Sie sich bis dahin bequem eingerichtet hatten, wunschlos glücklich waren und sich heimisch fühlten. Sie überschreiten Ihren bisherigen Erfahrungshorizont, schauen über den Tellerrand auf eine neue Welt. Dieser Veränderungsschritt birgt zwar das latente Risiko vorübergehender Hilflosigkeit und Konfusion, bietet Ihnen aber auch komplett neue Lernchancen und zusätzliche Wahlmöglichkeiten an.

In einem zweiten Schritt legen Sie fest, in welchem Zeitraum, an welchem Ort und mit wem Sie eine Veränderung des bisherigen unangenehmen Zustandes vornehmen wollen! Welche Fähigkeiten und Kompetenzen benötigen Sie für Ihre Veränderungsarbeit? Was ist schon vorhanden und was müssen Sie sich noch aneignen? Befindet sich Ihr erstrebenswertes Ziel in Übereinstimmung mit Ihren Überzeugungen und Werten? Passt das Ziel zu Ihnen und können Sie sich mit ihm identifizieren – das heißt: Werden Sie noch Sie selbst sein nach Ihrem Veränderungsprozess?

Stellen Sie sich in einem dritten Schritt Ihr Ziel mit allen Sinnen vor: sehen, hören, fühlen, riechen und schmecken Sie, wie es sein wird, wenn Sie Ihre Verhaltensänderung abgeschlossen haben. Malen Sie sich Ihre Zukunftsbilder so detailliert und attraktiv wie möglich aus. Welche rationalen Unterschiede werden Sie im Vergleich zum Ausgangszustand feststellen? Was wird sich alles in Ihrer Gefühlswelt verändert haben? Was werden Sie alles in sich, an sich und um sich herum an Neuem und Unterschiedlichem bemerken?

Machen Sie in einem vierten Schritt eine persönliche „Umweltverträglichkeitsprobe", Ihren persönlichen Ökocheck. Welchen Preis sind Sie bereit, für Ihre Verwandlung zu zahlen? Denn jede Veränderung hat ihren Preis. Wie wird Ihre Umgebung auf die Veränderung reagieren, was werden Freunde, Partner und Verwandte dazu sagen? Und werden Sie deren Meinung und Reaktion ertragen können? Ist das, was Sie aufgegeben haben, zukünftig entbehrlich, oder könnte Ihre Sehnsucht nach Altgewohntem zu groß werden, sodass Sie schnell wieder in frühere Verhaltensmuster zurückfallen? Denn neue Ziele setzen und erreichen heißt immer auch die alten Gewohnheiten bedingungslos loslassen und verwerfen (Abb. 6.2).

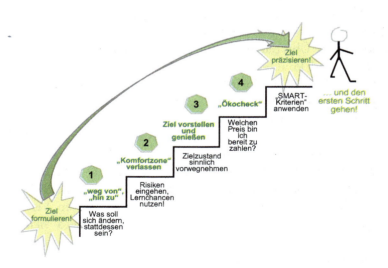

Abb. 6.2 Die Stufen zur Zielerreichung

6 Träume und Helden unserer Kindheit ...   131

Wenn Sie die Stufen erklommen haben, dann sollten Sie Ihr „Sehnsuchtsziel" nach den Kriterien des sogenannten **SMART-Modell**s formulieren. Der Begriff „SMART" ist ein Akronym – ein Kunstwort, das sich aus den Anfangsbuchstaben mehrerer anderer Wörter zusammensetzt. So bedeutet der Buchstabe „S" so viel wie sinnlich und spezifisch, „M" steht für messbar oder machbar, „A" für attraktiv und authentisch, „R" für realistisch und „T" für terminisiert und total positiv. Ihre Zielformulierung sollte mindestens diesen Eigenschaften und Kriterien entsprechen.

Wie könnte eines Ihrer möglichen Ruhestandsziele praktisch aussehen? Am Anfang könnte die Idee stehen, die langen Monate zwischen den drei Urlaubsreisen pro Jahr nicht mehr nur vor dem Fernseher zu verbringen. Also sagen Sie sich: „Ich will nicht mehr länger zu Hause rumhängen." Nun sind Sie mit einem solchen Vor-Satz zwar gedanklich von „etwas weg", Sie haben aber noch keine neue Ausrichtung vorgenommen. Also bestimmen Sie die „Koordinaten" Ihres zukünftigen Wirkens. Zufällig haben Sie davon gehört, dass im örtlichen Verschönerungsverein personelle Unterstützung im Vorstand benötigt wird. Als sich herausstellt, dass die Position des Schatzmeisters vakant ist, nimmt das Ziel klare und spezifische Züge an. Und da Sie gute buchhalterische Kenntnisse haben und hervorragend mit Zahlen umgehen können, haben Sie ein sinnliches Bild davon, was Sie erwartet. Auch ist Ihr Ziel messbar: Sie werden das Vereinsvermögen verwalten und den materiellen Bestand jedes Jahr im Rechenschaftsbericht öffentlich machen. Attraktiv wird das neue Vorstandsehrenamt zudem dadurch, dass Sie immer als einer der Ersten wissen werden, was sich im Ort verändert. Sich für die Position zu bewerben und gewählt zu werden, ist außerdem sehr realistisch, denn Sie rechnen nicht mit vielen Konkurrenten um das Amt und verfügen über die notwendigen Fähigkeiten und beste Kontakte. Und terminisiert ist Ihr Ziel auch: Sie wissen, wann die Vorstandswahlen stattfinden, kennen den Zeitpunkt für den Jahresabschluss und den Zeitraum einer Wahlperiode. Aus diesen SMART-Bausteinen können Sie nun Ihren Zielsatz formulieren: „Ich übernehme in der nächsten Wahlperiode das Ehrenamt des Schatzmeisters im örtlichen Verschönerungsverein." – Wäre das nicht ein realistisches Ziel ganz speziell für Sie?

Der obige Satz verfügt noch über einige weitere Besonderheiten, die ihn für unsere Zielerreichung noch wirksamer machen:

Er beginnt mit dem Personalpronomen „Ich". Damit ist er persönlich bindend.

Er ist in der Gegenwart formuliert. Das suggeriert dem Gehirn, dass das Ziel bereits erreicht ist.

Er enthält keine Vergleiche. Vergleiche machen neidisch, können erheben oder erniedrigen.

Er beinhaltet keine Verneinung, denn diese versteht das Gehirn nicht, weil der Mensch in Bildern denkt – und die kann man nicht negieren.

Er ist proaktiv und positiv abgefasst. Deshalb motiviert er zu freudvollem Handeln.

Er ist verbindlich – weil er frei von Hilfsverben, wie sollte, könnte oder hätte, ist.

Und er verfügt – damit das Ziel kein Traum bleibt – über einen definierten Termin.

6 Träume und Helden unserer Kindheit ...   **133**

Und nun sind Sie gefragt. Entwickeln Sie Ihre Altersziele und bringen Sie sie zu Papier! Wo Sie fündig werden können, haben Sie in den vorigen Abschnitten ausführlich erfahren.

- Finden Sie – vorzugsweise aus den unerfüllten Träumen und Wünschen Ihrer Kindheit und Jugendzeit – Ideen und Anregungen für die Umsetzung in Ihrer dritten Lebensphase.
- Entwickeln Sie diese Gedanken zu Zielen weiter und formulieren Sie Ihren Zielsatz nach den Kriterien des SMART-Modells.
- Überprüfen Sie sorgfältig, ob Ihr Ziel auch „wohlgeformt" ist. Machen Sie einen ausführlichen „Ökocheck" und wägen Sie sorgfältig mögliche Nachteile Ihrer Zielerreichung ab.
- Wenn Sie mit dem Zielsatz zufrieden sind: Schreiben Sie ihn auf attraktive Klebezettel und hängen Sie ihn überall dort auf, wo er Ihnen immer wieder ins Auge fällt und Sie an Ihr Ziel erinnert!
- Beginnen Sie noch heute mit einem ersten Schritt auf Ihr Ziel zu und halten Sie Kurs!

Kompakt für die Praxis

Zu einem sinnvollen und erfüllten Leben gehören Ziele, auch und erst recht in Ihrer nachberuflichen Lebensphase.

Ziele geben Ihrem Leben eine Bedeutung. Ziele können ein aktuelles persönliches Anliegen betreffen, Ihr persönliches (Ruhestands-)Projekt darstellen oder eine ganz individuelle, abschließende Lebensaufgabe umfassen.

Ziele finden Sie oftmals in der Schatztruhe Ihrer Kindheit, und Sie müssen sie „nur noch" Ihrer aktuellen Lebenssituation anpassen.

> Ihre Altersziele sind besonders dann wertvoll, wenn man Ihnen während ihrer Umsetzung oder bei ihrer Erreichung eine vergleichbare Wertschätzung und Achtung erweist wie während der Zeit Ihrer Berufsausübung.

Doch selbst, wenn Sie bestens auf die Realisierung Ihrer Ziele vorbereitet scheinen, können Hindernisse und Blockaden auftauchen, die sich Ihnen in den Weg stellen. Oder Sie werden von behindernden Glaubenssätzen und Denksaboteuren überrascht, die Ihnen die Zielerreichung verwehren. Dann denken Sie am besten darüber nach, welchen Überzeugungen und Zwängen Sie sich bisher untergeordnet haben.

6.5 Endlich frei von Zwängen sein

Wir haben gesehen, dass es ein großes Reservoir an verdrängten Ideen und verschütteten Wünschen gibt, die wir für unsere Zukunftsgestaltung aus der „Schatztruhe der Kindheit" entnehmen können. Doch so gern wir sie manchmal auch realisieren möchten: Immer öfter tauchen Skrupel und Zweifel auf, ob wir es dürfen, es verdienen, es wert sind, diese Ideen, Wünsche und Sehnsüchte tatsächlich auch noch umzusetzen. Wir fühlen uns gehemmt und bleiben gefangen in der Welt der Einschränkungen und Begrenzungen, wagen oftmals nicht den ersten Schritt in Richtung Traumerfüllung, bleiben untätig und durchleben Gefühle wie Schuld, Scham und Schande, wenn wir an das Nachholen von verdrängten Jugendträumen und

6 Träume und Helden unserer Kindheit ...   135

Herzenswünschen unserer Kindheit im fortgeschrittenen Alter denken. Schon wenn wir uns nur vorstellen, Dinge zu tun, die uns in den Augen anderer nicht zustehen oder sich im Alter nicht geziemen, fühlen wir uns unwohl.

Was hält uns manchmal so nachdrücklich ab von der späten Umsetzung unerfüllter Hoffnungen, kindlicher Wünsche und ursprünglicher Begabungen? Warum schrecken wir davor zurück, jetzt die Dinge nachzuholen, für die in den vorangegangenen Lebensphasen die Gelegenheit fehlte oder die Bedingungen nicht stimmten? Warum scheitern wir beim Ergänzen unserer lückenhaften Biografie?

Was uns im Leben leitet, sind vor allem unsere Glaubenssätze; also Lebensregeln, die wir für wahr und richtig halten. Sie stellen Interpretationen und Verallgemeinerungen aus früheren Erfahrungen sowie individuelle Theorien darüber dar, wie die Welt funktioniert. Sie wurden zur Grundlage unseres täglichen Handelns. Wir haben sie meist unbewusst von unseren Eltern, Großeltern, von Freunden und Menschen unseres Vertrauens aufgenommen und verinnerlicht. Wir haben sie als gottgegeben hingenommen und als stimmig empfunden, und sie haben sich tief in unsere lebenslangen Verhaltensmuster eingebrannt. Diese Überzeugungen aus der Kindheit erleichtern uns einerseits den Alltag, weil wir unser Handeln nicht ständig überprüfen müssen. Andererseits können sie uns auch massiv behindern, wenn wir unser gewohntes Verhalten verändern wollen. Wem als Kind gesagt wurde, es sei „immer an allem schuld", wird kaum den Mut aufbringen können, etwas Neues auszuprobieren, und fühlt sich auch heute noch inkompetent und alleinschuldig. Und damit nicht genug. Zu diesen negativen Glaubenssätzen gesellten sich die vielfältigen Erwartungshaltungen unserer Eltern und Geschwister: die Gebote und Verbote der späten Kindheit und frühen Jugendzeit. Wer von uns hat nicht Ähnliches gehört, wie: „Sei gefällig und freundlich zu allen!", „Reiß dich doch mal zusammen!", „Mach bloß keine Fehler!", „Schau, dass du endlich fertig wirst, Mädel!" oder „Beiß gefälligst die Zähne zusammen, du bist doch ein Junge!". Einige dieser elterlichen Gebote haben dazu geführt, dass wir auch noch im reifen Alter unsere Neugier unterdrücken, Wagnissen aus dem Wege gehen oder Experimenten lieber ausweichen. Auch noch heute können sie uns klein, hilflos und wertlos machen. Sie untergraben unser Selbstwertgefühl und blockieren unseren inneren Antrieb.

Wir haben uns über die Verzichtsvorgaben, Vorbehalte und Verbote der Kindheit kaum Gedanken gemacht. Wie auch – sie haben uns zumeist unbewusst begleitet. Doch nun sollten wir erkunden, welche dieser Einschärfungen uns behindern und die Umsetzung unserer Träume womöglich für immer blockieren. Wenn wir die Auslöser unserer Zwänge und Blockaden identifiziert haben, können wir sie alterskritisch prüfen und uns z. B. fragen: „Wozu ist es heute noch gut für mich, immer alles perfekt zu machen? Was würde passieren, wenn ich auch einmal patze? Und wie werde ich als reifer und erwachsener Mensch dann mit den Folgen umgehen?" Oder: „Warum muss ich immer allen alles recht machen? Darf's auch mal mein Ego sein, das zum Zuge kommt? Und was kann mir im schlimmsten Fall passieren?"

Schalten wir die inneren Saboteure aus und verhelfen den frühen Wünschen der Kindheit zum Durchbruch.

6 Träume und Helden unserer Kindheit ... 137

Versetzen wir uns zurück in die Entstehungszeit unserer hinderlichen Glaubenssätze. Ich bin fest davon überzeugt, dass die wenigsten Eltern ihren Sprösslingen mit den Vorschriften und Regeln vorsätzlich Steine in ihren weiteren Lebensweg legen wollten. Die meisten Eltern handelten zum Wohle ihrer Kinder und versuchten, sie mit den ihnen gegebenen Fähigkeiten und Möglichkeiten großzuziehen. Dabei übermittelten sie unwillkürlich sowohl zukunftsweisende als auch entwicklungshemmende Botschaften. Letztere sollten wir zurückgeben an diejenigen, von denen wir sie erhalten haben. Und zwar im Wissen und im Wohlwollen darum, dass die Vorgaben von damals eine gute Absicht verfolgten und situationsbedingt nur unser Bestes zum Ziel hatten. Begeben wir uns also gedanklich in die Zeit der Kindheit zurück und bedanken wir uns wertschätzend und aufrichtig für die Liebe und die Obhut, mit der wir erzogen wurden. Versuchen wir zu verstehen, was damals geschah, welchen Zwängen die handelnden Personen unterlagen, und versöhnen wir uns mit ihnen. Wenn wir die behindernden Glaubenssätze wieder ablegen, wird der Zugang frei zu unseren späten Sehnsuchtszielen.

Einer meiner Nachbarn, mittlerweile geht er auf die 70 zu, hat sich vor Kurzem noch eine BMW-Sportmaschine gekauft. Viele Jahre war er als Rettungsassistent unterwegs, um verunfallte Motorradraser wieder ins Leben zurückzuholen und zusammenzuflicken. Das Helfersyndrom und die Warnung vor schnellen Maschinen hatte er von seinen Eltern mitbekommen. Lange hatte er mit sich gerungen, sich ein solches Teil anzuschaffen. Einmal, weil ihm früher geboten wurde, vorsichtig zu sein und die Risiken unendlicher Motorradfreiheit nicht zu unterschätzen. Zum anderen, weil er befürchtete, die Nachbarn könnten sich über einen alten Sonderling und späten Motorradfreak wie ihn die Mäuler zerreißen. Letztlich tat er es doch und hielt die vorwurfsvollen Blicke und schmähenden Kommentare seiner näheren Umgebung aus, weil er sich befreien konnte von seinen Kindheitsprägungen und von den Bewertungen Dritter. Aber er tat es vor allem deshalb, weil es ihm gelang, sich von den eigenen einschränkenden Überzeugungen und Glaubenssätzen aus seiner Erziehungszeit zu trennen und somit seinen lang gehegten Traum vom Easy Rider zu verwirklichen.

In Abschn. 5.5 habe ich von den Beweggründen geschrieben, die langjährig verheiratete und unglückliche Ehepartner oftmals erst nach dem Ableben ihrer Eltern zur späten Trennung veranlassen. Ein Grund besteht darin, dass die Eheleute sich nicht trauen, die Erlaubnis ihrer Eltern zur Scheidung zu deren Lebzeiten einzuholen. Weil sie sich noch immer nicht frei machen können von den Kindheitsbindungen und tief verwurzelten Glaubenssätzen der Vergangenheit, die sie hörten, wie: „Was Gott zusammengefügt hat, soll der Mensch nicht scheiden" oder „Sei kein Egoist, bleib, uns anderen zuliebe!"

Wenn Sie sich bei Entscheidungen in einer Zwickmühle befinden und keinen Ausweg sehen, dann fragen Sie sich: Was sind die sabotierenden und blockierenden Glaubenssätze, die mich an meiner Zielerreichung hindern? Wo kommen sie her, wie sind sie entstanden und was bindet mich heute noch an sie? Was wäre anders, wenn ich mich nicht mehr an sie gebunden fühlte? Was würde dann passieren? Wie kann ich als nunmehr reifer, erwachsener Mensch mit den Folgen umgehen?

Für die Planung und Gestaltung Ihrer dritten Lebensphase sollten Sie sich vergegenwärtigen, dass die negativ besetzten Glaubenssätze Ihrer kindlichen Prägungsphase immer noch in Ihnen nachwirken können. Wenn es Ihnen gelingt, die hinderlichen Blockaden auszublenden, dann erschließen Sie sich neue Wahl- und Handlungsmöglichkeiten für Ihre zukünftige Lebensgestaltung und Zielerreichung.

In der folgenden Übung lade ich Sie ein, mehr Klarheit über Ihre unerfüllten Herzenswünsche und aktuellen Glaubenssätze zu bekommen.

- Was hat Sie bisher daran gehindert, Ihre Träume und Wünsche auch Wirklichkeit werden zu lassen?
- Welche Erwartungshaltungen anderer Menschen müssen Sie als erwachsene, reife Persönlichkeit nicht mehr bedienen?
- Worauf brauchen Sie keine Rücksicht mehr nehmen und vor wem müssen Sie sich nicht mehr rechtfertigen?
- Was würde im schlimmsten Falle geschehen, wenn Sie sich jetzt von den hinderlichen Geboten und Vorgaben Ihrer Vergangenheit trennen würde?
- Welchen Wunschtraum können Sie sich gleich hier und jetzt erfüllen, ohne eine Erlaubnis dafür einholen zu müssen?

Kompakt für die Praxis

Sie sind selbstständig, reif und erwachsen geworden. Sie müssen nicht mehr etwas leisten, sondern dürfen sich etwas leisten.

> Sie sind nicht mehr an die Gebote und Vorgaben der Vergangenheit gebunden. Sie verfügen über vielfältige Kompetenzen und reiche Erfahrungen, um selbstständig, eigenverantwortlich und zuversichtlich Ihr Leben zu gestalten.
>
> Sie haben eine Lebenszeit erreicht, in der die kleinen Antreiber für Sie entbehrlich sind. Sie dürfen etwas tun, ohne vorher bei einer „höheren Instanz" um Erlaubnis fragen zu müssen.

Überwinden Sie die Barriere einschränkender Glaubenssätze und früherer Zwänge. Würdigen Sie die Verbote, Gebote und Sinnsprüche, die Sie für das Leben mitbekommen haben. Aber prüfen Sie sie auf ihre aktuelle Praxistauglichkeit bei der Umsetzung Ihrer neuen Aufgaben und Zielen im Ruhestand. Entwickeln Sie neue, positive Überzeugungen über sich und Ihre Welt im Alter. Gönnen Sie sich die Erfüllung verdrängter Sehnsüchte und unerfüllter Wünsche. Verwirklichen Sie Ihre Träume, schenken Sie ihnen noch das späte Leben – solange Sie sich geistig und körperlich frei, fit und flexibel genug dafür fühlen. Wie Sie Körper und Geist dabei nachhaltig unterstützen können, erfahren Sie im folgenden Kapitel.

7

Wider den Rentnerblues – oder: Wie wir der Langeweile entgehen können

Gesundheit ist nicht alles, aber ohne Gesundheit ist alles nichts.
(Arthur Schopenhauer)

7.1 Psychische Belastungen im Alter

Kann Langeweile krankmachen? Ich persönlich vertrete die Ansicht, dass sie das sehr wohl kann. Die meisten von uns haben sicherlich die Erfahrung gemacht, als Folge von Überlastung und Stress im Job zu erkranken. Aber wenn man sich im Ruhestand langweilt, dann soll das ein Krankheitsauslöser sein? Nur einmal angenommen, das würde zutreffen: Welche Symptome weisen dann auf die Erkrankungen hin, die aus dem Nichtstun

© Springer-Verlag GmbH Deutschland, ein Teil von
Springer Nature 2018
W. Schiele, *Rastlos im Beruf, ratlos im Ruhestand?*,
https://doi.org/10.1007/978-3-662-56567-4_7

142   W. Schiele

heraus entstehen? Und welche Therapien helfen gegen Langeweilekrankheiten?

Doch wir wollen nicht gleich mit der Tür ins Haus fallen. Schauen wir uns in der Realität um. Ich denke, dass wir mit zunehmendem Alter grundsätzlich nicht gesünder werden. Das macht uns in der Regel keineswegs mutlos, denn wir tolerieren mit fortschreitendem Alter mehr und mehr die körperlichen Symptome als alter(n)sbedingte, naturgegebene Begleiterscheinungen. Zudem haben wir im Laufe unseres Lebens ein individuelles Verständnismodell für unsere Gesundheit entwickelt und teils bewusste, teils unbewusste Bewältigungsstrategien im Verhältnis zu unseren Krankheiten ausgebildet.

Was ist eigentlich Gesundheit? Die Weltgesundheitsorganisation (WHO) hat in den 1960er-Jahren eine Definition herausgegeben: „Gesundheit ist ein Zustand des vollständigen körperlichen, geistigen und sozialen Wohlergehens und nicht nur das Fehlen von Krankheiten und Gebrechen." Ein sehr komplexer Ansatz, dessen Umsetzung jedoch für die Mehrheit der Menschheit – insbesondere wegen des Begriffes „soziales Wohlergehen" – immer noch in sehr weiter Ferne zu liegen scheint. Ich denke, dass allein Gesundheit – kurz das Fehlen einer medizinischen Diagnose – nicht ausreicht, um eine erfüllende dritte Lebensphase durchleben zu können. Für mich gehören zwingend Lebensqualität und Wohlbefinden als gleichwertige Faktoren zur Daseinsfreude dazu. Lebensqualität bedeutet, dass man aufgrund seiner materiellen Voraussetzungen und seiner Beziehung zu Gesellschaft, Politik und Kultur eine selbstbestimmte Stellung im gesellschaftlichen Umfeld einnehmen kann. Lebensqualität ist mit

7 Wider den Rentnerblues ... 143

verschiedenen soziologischen Skalen objektiv messbar – zum Beispiel an der Intensität des kommunikativen Austauschs untereinander oder am Grad unserer Integration in das Arbeitsleben. Lebensqualität ist für jedermann sichtbar und wird verstandesgemäß erfasst. Wohlbefinden hingegen entsteht als Ergebnis einer subjektiven Abwägung zwischen positiven und negativen Wahrnehmungen und Rückmeldungen, die aus dem sozialen, kulturellen und politischen Umfeld auf uns einwirken. Wohlbefinden ist eine innere Emotion, die den Grad unseres Glücksempfindens bestimmt. Lebensqualität und Wohlbefinden – diese beide Qualitäten nehmen mit fortschreitendem Alter einen immer größeren Stellenwert ein. Alle drei Kriterien gemeinsam – Gesundheit, Lebensqualität und Wohlbefinden – können zudem ausgleichend untereinander wirken. Ich vertrete den Standpunkt, dass selbst Menschen mit schlechten medizinischen Diagnosen eine durchaus hohe Lebenszufriedenheit haben können. Denn auch oder gerade die Erfahrung einer schicksalhaften Diagnose, einer schweren Krankheit oder eines lebensbedrohlichen Unfalls kann unsere Einsicht in den Weltenlauf und die Sicht auf uns selbst extrem verändern und zu völlig neuen Daseinsbewertungen führen. Die Wissenschaftler der verschiedensten Sparten sind sich heute weitgehend einig darüber, dass wir es bis zu 40 % selbst in der Hand haben, die eigene Lebenszufriedenheit positiv zu beeinflussen: durch unser Denken, Fühlen und Handeln.

Im Vordergrund unserer Beobachtungen am eigenen Körper stehen die physiologischen Veränderungen: Wir haben „Knie" oder „Rücken", bemerken Hautveränderungen oder Einschränkungen unserer Feinmotorik. Was wir oft nicht wahrnehmen und bewerten wollen oder können, sind die psychischen Veränderungen in uns. Unglücklicherweise haben diese bei älteren Menschen in den vergangenen Jahren weiter zugenommen. Etwa 25 % aller älteren Menschen leiden an einer seelischen Störung von Krankheitswert. In der Altersgruppe zwischen 50 und 59 Lebensjahren werden weit über 20 % aller Frauen als depressiv diagnostiziert, bei Männern um die 15 %. Nur etwa 5 % davon befinden sich in psychologischer Behandlung; sei es, weil für unsere seelische Betreuung zu wenig Spezialisten zur Verfügung stehen; sei es, weil wir es nicht gelernt haben, mit Leiden dieser Art umzugehen. Leider gehört es im deutschsprachigen Raum heute noch immer zu den Tabus, eine psychische Diagnose zu bekommen – und erst recht, darüber zu reden. Zu oft noch werden seelische Störungen in eine ursächliche Verbindung mit eigener Schuld und Unfähigkeit gebracht, was zu gesellschaftlicher Ächtung führen kann. Auch können viele Menschen nicht nachvollziehen, dass eine Reihe von Erkrankungen unserer Psyche von einer seelischen Verletzung aus der Kindheit herrührt. Oftmals werden die Beschwerden dem natürlichen Älterwerden zugeschrieben. In der Tat sind die Ursachen für Depressionen und andere Psychosen multifaktoriell. Schon der elterliche Leistungsdruck auf die Kinder und der laut oder verdeckt ausgesprochene Auftrag, in der Schule und im Beruf nicht scheitern oder versagen zu dürfen, haben eine größere Bedeutung für die Entstehung von Depressionen, als allgemein angenommen wird. Risiko verstärkend kommt hinzu, dass wir mit der festen Überzeugung vom ewigen Wachstum aufgewachsen sind und uns ein ausgeprägtes

Sicherheitsdenken anerzogen wurde. Zudem fördert eine intensive Ich-Bezogenheit und die Leugnung des Alterns die Wahrscheinlichkeit, dass wir in eine gedrückte Stimmung verfallen, das Leben freudlos an uns vorbeiziehen lassen oder uns in endlosen Grübelschleifen verfangen.

Das ist ein Grund dafür, dass Wissenschaftler den Einfluss verschiedenster Stressoren auf die Entstehung von Depressionen intensiv untersuchen. Unsere Stressreaktionen, von der Natur ersonnen als Verteidigungsmechanismus gegen lebensbedrohliche Infektionen, entstehen oftmals schon durch belanglose emotionale Ereignisse und harmlose Alltagsreize und können unangemessene Reaktionen unseres Immunsystems auslösen. Dieses verteidigt sich mit Entzündungsbotenstoffen und Hormonen, wie z. B. Kortisol, und kann somit die Entstehung von Depressionen fördern. Doch auch Auslöser, wie das Gefühl, nicht mehr gebraucht zu werden oder unnütz zu sein, können uns in eine gedrückte Stimmung versetzen und zu einem intensiven Minderwertigkeitsgefühl führen. Allein das festverwurzelte Klischee: „In Rente = alt und überflüssig" kann traumatische Verletzungen zur Folge haben, die uns die Ruhestandszukunft leer und sinnlos erscheinen lassen. Dazu kommt das abrupte Umschalten von hohen körperlichen und geistigen Arbeitsbelastungen auf eine plötzliche gähnende Anforderungsleere im Ruhestand. Auch sie kann Verstimmungen, Anpassungsstörungen und Depressionen nach sich ziehen. Allerdings gibt es bisher nur wenige wissenschaftlichen Untersuchungen zu den konkreten Ursachen von psychischen Störungen, die im unmittelbaren Zusammenhang mit dem Berufsausstieg stehen. Aber es gibt erste, indirekt verweisende statistische

146 W. Schiele

Daten. Der Bundesverband der Betriebskrankenkassen stellte 2015 fest, dass keine Bevölkerungsgruppe häufiger unter Depressionen leidet als die Rentner. Der Gesundheitsatlas der Betriebskrankenkassen 2015 kommt zu dem Ergebnis, dass 16 % der Ruheständler, aber nur 13,5 % der arbeitslosen Versicherten und lediglich 8,7 % der Berufstätigen an Depressionen erkrankt sind. Insgesamt sind die Altersgruppen rund um das Renteneintrittsalter, das in Deutschland bei gut 63 Lebensjahren liegt, am schwersten betroffen. Eine Untersuchung am Uniklinikum Hamburg-Eppendorf ergab, dass deutlich mehr ältere Menschen unter psychischen Krankheiten leiden, als bisher angenommen. Von den in sechs europäischen Industriestaaten untersuchten 3100 Seniorinnen und Senioren im Alter zwischen 65 und 85 Jahren litt ein Drittel im Vorjahr unter psychischen Erkrankungen; ein Viertel zeigte aktuelle seelische Störungen.

Ausbleibende Anerkennung für die Arbeitslebensleistung, das fehlende Korsett der beruflichen Beziehungen und eine mit dem Arbeitsverlust einhergehende Vereinsamung tragen bevorzugt bei Männern zu depressiven Tendenzen bei. Obwohl die offiziellen Statistiken eine andere Sprache sprechen, sind Männer besonders gefährdet. Das liegt daran, dass Frauen eher einen Arzt aufsuchen und die Krankheit nicht mit sich allein abklären wollen. Männer haben Angst vor einer Diagnose, die ihnen einen gestörten Seelenzustand attestiert.

Es gibt also eine Vielzahl möglicher Ursachen für das Ausbrechen ernsthafter und nicht zu unterschätzender psychischer Störungen. Eine klare Diagnose mit nachfolgenden therapeutischen Maßnahmen ist jedoch wichtig, weil etwa jeder fünfte depressiv Erkrankte Suizidversuche unternimmt. Die „Deutsche Stiftung Patientenschutz" (2015) schlägt Alarm: 45 % aller Selbsttötungen werden von Menschen im Seniorenalter begangen! Ulrich Hegerl, Direktor des Universitätsklinikums Leipzig, resümierte erst vor Kurzem: „Oft heißt es, Arbeit mache die Menschen krank. Aber dafür gibt es wenig Belege. Eher scheint das Gegenteil der Fall zu sein." Kleine Verstimmungen werden plötzlich als dramatisch empfunden, manche Pensionäre werden schwermütig und denken über Selbsttötung nach. Die Rente taucht sogar als Krankmacher in der offiziellen Statistik der WHO auf. Eine der Ursachen für die Diagnose „Anpassungsstörung" ist der Renteneintritt! Als einschneidende Lebensveränderung kann er zu auffälligen Störungen des Sozialverhaltens führen.

Neben den Depressionen sind die verschiedenen Spielarten von Demenzen nicht zu unterschätzen. Dabei handelt es sich um psychiatrische Störungen, die mit einem Rückgang der sozialen, verstandesmäßigen und emotionalen Fähigkeiten einhergehen. Ihre Häufigkeit und Intensität nimmt allerdings jenseits der 70 merklich zu. Ab dem 80. Lebensjahr finden dann die verschiedenen Demenzformen eine zweistellige prozentuale Verbreitung in der Bevölkerung. Der Abbau von Hirnsubstanz und das Absterben von Nervenzellen im Gehirn ist ein altersbedingter Prozess, der schon im frühen Erwachsenenalter einsetzt. Wir alle tragen in uns ein gewisses Vergessenspotenzial herum. Doch wir müssen uns noch nicht sorgen, wenn wir einmal unsere Schlüssel verlegen oder unsere Brille suchen. Therapiebedürftig werden wir dann, wenn unser Kurzzeitgedächtnis dauerhaft gestört ist, ein lückenhaftes Erinnerungsvermögen unsere Alltagsverrichtungen behindert oder sich unsere ursprüngliche Persönlichkeitsstruktur verändert. Hierbei sind wir auf die Beobachtungen und Hilfe Dritter angewiesen, weil wir selbst meist gar kein eigenes Krankheitsbewusstsein mehr entwickeln.

Auf den ersten Blick scheinen wir wenig Einfluss auf das Ausbrechen einer demenziellen Erkrankung, wie z. B. Alzheimer, zu haben. Untersuchungen in Großbritannien und an der Uni Leipzig haben jedoch aufgedeckt, dass das Risiko, an Demenz zu erkranken, von einer Reihe mehr oder weniger beeinflussbarer Faktoren abhängt. So wirken sich körperliche Vorbelastungen, wie Rauchen, Übergewicht und Bluthochdruck, im mittleren Alter demenzfördernd aus. Depressive Episoden, ein niedriger Bildungsgrad und anspruchslose Aufgaben im Beruf machen den Ausbruch von Demenzen wahrscheinlicher. Die Beschäftigung mit neuen Themen, viel Bewegung in der Natur und ein funktionierendes Netzwerk mit anderen Menschen wirken dieser Entwicklung entgegen. Grundsätzlich gilt: Demenzen müssen nicht schicksalhaft einsetzen. Ein gesunder und ausgeglichener Lebenswandel, eine ausgewogene Ernährung und vor allem regelmäßige körperliche Aktivität im Rahmen des Altersmöglichen sind Garanten für ein langes Leben ohne einen krankhaften Vergessensprozess. Zudem geht die Ursachenforschung unter Hochdruck weiter und erste gute Therapieansätze, die zumindest das Fortschreiten der Krankheit verlangsamen, gibt es bereits. Wenn wir dennoch an einer Demenz erkranken, dann sollten wir sie nicht isoliert, sondern als Teil unseres späten Lebens verstehen. Vielleicht gehört das

Vergessen ja zum Leben dazu wie auch der Tod, dem wir nicht wirklich ausweichen können …

Wenn Sie wissen möchten, ob Sie oder Dritte bereits demenziell erkrankt sind, dann können Sie eine erste Bewertung mit folgenden Schnelltests vornehmen:

1. Zeichnen Sie eine analoge Uhr mit 12 Strichen (keine Zahlen!) für die Stunden auf und platzieren Sie die beiden Zeiger. Fragen Sie nach der Uhrzeit.
2. Ziehen Sie in Gedanken von der Zahl 100 immer 7 ab und fragen Sie nach den Ergebnissen.
3. Zeichnen Sie einen Würfel in dreidimensionaler Darstellung auf ein Blatt Papier.

Können Sie oder die Testpersonen die Aufgaben nicht oder nur sehr fragmentarisch lösen, dann sind dies erste Anzeichen für das Nachlassen der kognitiven Kräfte, und es ist ratsam, einen Arzt aufzusuchen.

Kompakt für die Praxis

Achten Sie auf eine ausgewogene Ernährung, auf ausreichend Schlaf und einen insgesamt ausgeglichenen und gesunden Lebenswandel.

Denken Sie daran: Im Laufe unserer Entwicklungsgeschichte sind wir als Bewegungstiere großgeworden. Unsere Vorfahren haben 20, 30 und mehr Kilometer am Tag zurückgelegt. Bewegen Sie sich viel; besonders an der frischen Luft und wenn möglich im Wald.

Bleiben Sie geistig aktiv und befassen Sie sich nicht nur mit dem Lösen von Sudokus. Stellen Sie Ihrem Gehirn gerade nach dem Wechsel in den Ruhestand vielseitige und anspruchsvolle Aufgaben.

150   W. Schiele

Die WHO hat Gesundheit als einen Zustand definiert. Ich verstehe darunter einen sich kontinuierlich verändernden Prozess zwischen den Polen „Krankheit" und „Gesundheit", der durch uns beeinflussbar ist. Wir haben es selbst in der Hand, eine große Lebenszufriedenheit bis in hohe Alter zu erlangen und beizubehalten: mit der gedanklichen Ausrichtung auf attraktive Gesundheitsziele, einer positiven Erwartungshaltung an das Leben und unserer Fähigkeit zur Selbstregulation. Unsere Haltungen und Erwartungen helfen uns auch, einem Phänomen zu begegnen, das ich im nächsten Abschnitt die „Bore-out-Uhr" nenne.

7.2   Die „Bore-out-Uhr"

Erinnern Sie sich an Situationen aus Ihrem Arbeitsleben, in denen Sie sich zu Tode gelangweilt haben, es einfach nichts zu tun gab und Sie Trübsal bliesen? Oder in denen Sie derart schnell Ihre Aufgabe erledigten, dass der restliche Arbeitstag sich trist und ewig in die Länge zog? Oder an Situationen, in denen Sie fachlich derart unterfordert waren, dass es fast schon zur Beleidigung wurde? Niemals! Derartige Situationen waren in Ihren Job völlig undenkbar! Hand aufs Herz – vielleicht doch ab und an …? Lassen Sie es im Ruhestand bitte nicht dauerhaft dazu kommen. Denn das Ergebnis könnte ein **„Bore-out-Syndrom"** sein.

Bore-out ist das Gegenteil von Burn-out, von dem Sie hoffentlich im Arbeitsleben verschont wurden. Das Burnout-Syndrom entsteht als Resultat eines Ungleichgewichts zwischen äußeren Anforderungen und Ihren Fähigkeiten, gepaart mit einem überhöhten Leistungsanspruch an sich selbst und der Missachtung einer ausgeglichenen

7 Wider den Rentnerblues … 151

Lebensbalance. Kurz: Es ist der Inbegriff körperlicher, geistiger und seelischer Erschöpfung. Der Begriff „Bore-out" leitet sich vom englischen Wort *boredom* (Langeweile) ab. Das abrupte Umschalten vom beruflichen Höchstleistungsabruf zum unerwarteten Anforderungsvakuum im Ruhestand kann zu schweren krankhaften Störungen führen.

Die gesundheitlichen Beeinträchtigungen lassen sich am besten auf dem Zifferblatt einer Uhr verfolgen und sind in vier Phasen aufteilbar. Betrachten wir erst die Phasen und danach die ihnen nachgelagerten Stunden (Abb. 7.1).

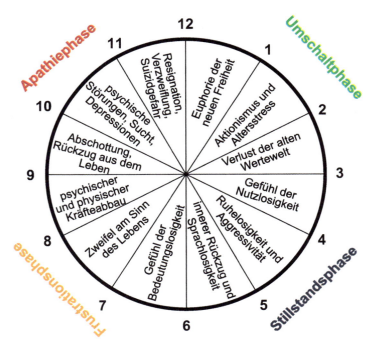

Abb. 7.1 Die „Bore-out-Uhr"

152   W. Schiele

In der **Umschaltphase** sind wir geistig (und ab und an auch körperlich) noch in unserem Job verhaftet. Wir können nicht verstehen, warum wir nun nicht mehr gebraucht werden. Wir sehnen uns in die Zeit zurück, wo der betriebliche Alltag noch eine Sinnsteuerungsfunktion hatte. Wir wollen am Alten festhalten, sträuben uns gegen die Nutzlosigkeit und fühlen uns als Persönlichkeit entwertet. In uns tauchen erste Selbstzweifel auf, und wir beginnen womöglich in grenzenlosen Aktionismus zu verfallen und ruhelos nach neuen Aufgaben zu suchen. Unsere Suche wird begleitet von Stress, Unsicherheit und Orientierungslosigkeit.

Mit der **Stillstandsphase** beginnt ein Zeitabschnitt, in dem unsere Unruhe über den strukturlosen Tag und die inhaltsarmen Alltagsabläufe zunimmt. Wir werden respektloser und aggressiver gegenüber anderen, und unsere Umwelt registriert eine beginnende Verhaltensänderung. Wir nehmen am liebsten jedes Fettnäpfchen mit und testen es im Extremfall sogar ausgiebig aus. Unsere Suche nach strukturellem Halt, neuen Betätigungsfeldern und kreativen Herausforderungen ist zum Erliegen gekommen, und wir verlieren uns selbst gegenüber an Achtung und Selbstwertschätzung. Befragt man uns nach unseren Ruhestandsplänen und -projekten, verleugnen wir die Leere und Langeweile um uns herum und verstecken uns geschickt hinter der Maske eines glücklichen und vielbeschäftigten Rentners.

In der **Frustrationsphase** beginnen unsere Zweifel am Sinn des Lebens. Wir fühlen uns jetzt in unserer Ruhestandsrolle völlig wertlos, überflüssig, unnütz und bedeutungslos. Unsere Eigenverantwortung für das Hier und

7 Wider den Rentnerblues ... **153**

Jetzt lässt signifikant nach, und wir sind kaum noch in der Lage, an den nächsten Tag zu denken. Wir ignorieren mehr und mehr die Hinweise und Hilfsangebote von Partnern, Freunden und Verwandten und ziehen uns vollends aus dem gesellschaftlichen Leben zurück. Selbst dem eigenen Familien- und Freundeskreis gegenüber schotten wir uns immer mehr ab. Unsere kognitiven Fähigkeiten lassen spürbar nach. Zusätzlich führt der Abbau unserer seelischen und körperlichen Kräfte zu ersten gesundheitlichen Belastungen und Störungen von Krankheitswert.

Zu Beginn der **Apathiephase** geht uns die Kraft für eine selbstbestimmte Lebensgestaltung verloren. Wir können unsere Welt nicht mehr kontrollieren, und endlose Leere und Langeweile verstärken sich bis zu vollständiger Teilnahmslosigkeit. Wir sagen uns vollständig von den Aktivitäten mit unseren Partnern los und zeigen typische Bore-out-Symptome, wie Desinteresse, Antriebslosigkeit, Müdigkeit sowie Vital- und Energieverlust. Psychosomatische Störungen oder Süchte, allen voran die nach Alkohol, treten vermehrt auf. In diesem Stadium angekommen hilft uns kein Hausmittelchen in Form von gutem Zureden, Appellen oder Ermahnungen mehr – hier sind wir dringend und alternativlos auf professionelle ärztliche Hilfe durch Psychologen oder Psychotherapeuten angewiesen. Nicht selten lauten die Diagnosen für den erreichten Zustand Anpassungsstörung, Grübelzwang, affektive Störung oder Depression. Mit Letzterer steigt u. a. auch die Wahrscheinlichkeit eines Suizids.

Gehen wir einmal davon aus, Sie durchliefen die einzelnen Stunden einer „Bore-out-Uhr". Was könnten Sie und Ihre Umgebung, Ihre Freunde und Bekannten oder auch Coaches und Therapeuten dagegen unternehmen?

Zwischen 0 und 1 Uhr befinden Sie sich als Ruhestandsneuling regelmäßig in einer Phase überschießender Emotionen. Sie möchten nun alles Aufgestaute, alles bisher nicht Umgesetzte und alles Verschobene anpacken und erledigen. In der Überzeugung, über alle (Frei-)Zeit der Welt zu verfügen, teilen Sie der Welt in „Superman"-Manier mit, was Sie in Ihrer grenzenlosen Freiheit alles angehen, erleben und genießen werden. Nehmen Sie in diesem Stadium das Recht für sich in Anspruch, sich uneingeschränkt freuen zu dürfen und alle Möglichkeiten in Gedanken auszukosten! Wägen Sie aber schon einmal das Für und Wider der denkbaren Alternativen ab.

Zwischen 1 und 2 Uhr beginnen Sie als Unruheständler eine Vielzahl von Dingen gleichzeitig und parallel. Die Gefahr, dass Sie sich verzetteln oder von Dritten ausgenutzt werden, ist sehr groß. Aktionismus und Ruhelosigkeit zeigen an, dass es Ihnen noch an klarer Zielstellung und Planmäßigkeit fehlt. Hier ist es wichtig, nach Ordnungsprinzipien für Wichtiges und Nichtiges, nach Kriterien für kurz- und langfristige Ziele und nach Ideen für eine sinnorientierte und erfüllende Tätigkeit zu suchen. Der Entwurf eines Lebensabschnittsplans für den Ruhestand wäre der ideale Ausgangspunkt für neue Altersziele und verlockende Perspektiven in der dritten Lebensphase.

Zwischen 2 und 3 Uhr beginnen Sie, den verlorenen Aufgaben, Verantwortlichkeiten und Werten des Berufslebens nachzutrauern. Ihre Sehnsucht nach persönlicher (Neu-) Profilierung wird immer größer. Wenn Sie bisher noch keinen Masterplan für den weiteren Lebensweg entworfen haben, sollten Sie jetzt Ihre energische Suche nach einer neuen Wertewelt und inhaltlicher Umorientierung einleiten. Ihre Freunde und Berater können und dürfen unterstützend auf die Entwicklung und Ausprägung Ihrer neuen sozialen Rollen in Familie, Partnerschaft und im gesellschaftlichen Umfeld hinwirken. Im Mittelpunkt dieser Zeiteinheit steht für Sie die Frage: „Welche Alternativen habe ich und – wenn ja – entsprechen sie meinen persönlichen Überzeugungen und Wertvorstellungen?".

Zwischen 3 und 4 Uhr – im Zyklus aufkommender Langeweile – bemerken Sie erste Anzeichen für die eigene Selbstaufgabe. Ihnen wird bewusst, dass die Motivatoren und Antreiber für beruflichen Erfolg und Anerkennung verloren gegangen sind. Alles, was man an Ihnen wegen Ihrer sozialen Stellung schätzte und bewunderte, ist Vergangenheit, Schnee von gestern und nicht reproduzierbar. Nun gilt es für Sie, diese Verluste an Achtung und Wertschätzung zu kompensieren. Das kann Ihnen dann gelingen, wenn Sie sich anspruchsvollen Ruhestandsaufgaben stellen und neue Positionen im Leben einnehmen. Wagen Sie sich, etwas völlig Neues zu beginnen. Prüfen Sie, ob eine veränderte Lebensweise, ein bisher nicht angegangenes Ziel oder soziale Aufgaben zu persönlicher Aufwertung sowie zu Respekt und Würdigung durch Dritte führen. Entscheiden Sie: Was ist machbar, was passt zu Ihnen und wovon sollten Sie besser Abstand nehmen?

Zwischen 4 und 5 Uhr werden Sie von Partnern und Freunden als verhaltensgeändert wahrgenommen. Planlose Unruhe und zuweilen nicht nachvollziehbare Aggressivität kennzeichnen Ihren allmählichen Übergang bis hin zu einer offenen Konfrontation mit der Umwelt. Wenn es Ihnen schwerfällt, freiwillig Feedback einzuholen, sollten Freunde und Berater umsichtig und vertrauensvoll versuchen, biografisch mit Ihnen zu arbeiten. Begeben Sie sich gemeinsam auf die Suche nach vergleichbaren Situationen im Leben und klären Sie, mit welchen Mitteln und Fähigkeiten Sie sie damals bewältigen konnten. Suchen Sie nach passenden Ressourcen, Impulsen und Anregungen Ihres früheren Lebens, die Ihnen heute für den Wiederaufbau Ihres Selbstwertes nützlich sein könnten.

Zwischen 5 und 6 Uhr lassen Ihre aggressiven und befremdlich wirkenden Reaktionen auf die Umwelt nach. Sie beginnen einen Rückzug nach innen, und Ihre Kommunikation nach außen nimmt weiter ab. Wenn Sie noch über genügend Vitalität und Lebensmut verfügen, ist jetzt der Zeitpunkt gekommen, alle Kraft auf die Umkehrung des Bore-out-Prozesses zu konzentrieren. Berufen Sie eine interne Ideenkonferenz mit sich selbst ein, erinnern Sie sich an Ihre Kindheitsträume und beginnen Sie, spontan etwas Außergewöhnliches, nie Dagewesenes auszuprobieren. Versuchen Sie, Ihre „verratene Biografie" zu korrigieren, indem Sie verdrängten Träumen jetzt zum Durchbruch verhelfen. Es ist äußerst hilfreich, wenn Außenstehende Sie jetzt ermuntern, das bisher Ungelebte als Chance für eine erfüllte dritte Lebenszeit zu testen.

Zwischen 6 und 7 Uhr befällt Sie ein tiefes Gefühl der Wert- und Bedeutungslosigkeit. Sie sind auf externe Hilfe angewiesen. Haben Sie es bisher nicht geschafft, sich von

Trauer, Leere und Selbstzweifeln zu befreien, dann sollten jetzt Partner, Freunde oder Berater massiv mit Hilfsangeboten eingreifen. Sie müssen die ehrliche und vertrauensvolle Unterstützung aber auch annehmen. In dieser Stunde steht für Sie die Wiedereingliederung in das soziale Leben und die konsequente Reintegration in den Familien- und Freundeskreis im Vordergrund.

Zwischen 7 und 8 Uhr verlieren Sie weitgehend Ihren Lebensmut und die Hoffnung auf eine Umkehr in die Ruhestandsnormalität. In Ihnen steigen Zweifel am Dasein und Sinn des Lebens insgesamt auf und Sie sehen keine Zukunftsperspektive mehr für sich. Fragen Sie sich, welche Beschäftigung Ihnen dennoch Freude und Abwechslung bringen könnte, und finden Sie zurück in die Gemeinschaft der Freunde und Familienmitglieder. Ihre Unterstützer sind jetzt gut beraten, wenn sie positive Beispiele für die sinnvolle Gestaltung der Ruhestandszeit und die Wege dorthin aufzeigen können. Hilfreich wären Ihr Verständnis für die Natürlichkeit der ablaufenden Alterungsprozesse und die Mobilisierung Ihrer Restfähigkeit, Eigenverantwortung für das eigene Leben zu übernehmen. Wenn Sie in dieser Phase noch einen Teil Selbstwirksamkeit verspüren, besteht die Chance, dass Sie dem tiefen Loch der Antriebslosigkeit und Niedergeschlagenheit noch entkommen.

Zwischen 8 und 9 Uhr verlieren Sie weiter an kognitiver, seelischer und körperlicher Kraft. Ziehen Sie nicht noch mehr in sich zurück, sondern fragen Sie einen Spezialisten für Biografiearbeit oder einen erfahrenen Coach für

158   W. Schiele

Veränderungsprozesse um Rat! Schließen Sie sich einer Selbsthilfegruppe an, aber halten Sie sich fern von Menschen mit vergleichbaren Problemen in der Ruhestandsbewältigung. Vielleicht hilft es Ihnen, ein Buch über Ihr Leben und Ihre aktuelle Situation zu schreiben. Beim Schreiben setzen Sie sich intensiv mit sich selbst auseinander. Ihr innerer Zensor wird dabei weitgehend ausgeschaltet, und Sie können intuitiv neue Gedanken entwickeln. Womöglich ist für Sie aber auch die meditative Versenkung, Yoga oder die Hinwendung zu einer spirituellen oder religiösen Gruppe zielführend. Testen Sie an der Schwelle zur Apathiephase alles aus, was zu Ihrer Zustandsverbesserung beitragen kann.

Sollte die „Bore-out-Uhr" trotz Ihrer Bemühungen weiterlaufen, dann benötigen Sie unbedingt schulmedizinische Hilfe. Zu groß ist die Gefahr, dass sich aus Ihrem Rückzug, Ihrer Niedergeschlagenheit und Ihrer Teilnahmslosigkeit eine ausgewachsene Psychose entwickelt. Lassen Sie eine Diagnose stellen und treten Sie eine Therapie an.

Testen Sie selbst, ob es bei Ihnen Anzeichen für ein Bore-out gibt!

- Fehlen Ihnen Pläne und Ziele für die Zeit des Ruhestandes und neigen Sie zu Aktionismus, erhöhter Unruhe und zur Verzettelung bei Ihren Vorhaben?
- Haben Sie das Gefühl, jetzt im Ruhestand in alle möglichen Fettnäpfchen hineinzutreten oder wertlos, unnütz und überflüssig zu sein?
- Trauern Sie schon länger den verlorenen Werten Ihrer Berufszeit nach und verlieren Sie sich in endlosen Grübelschleifen?

7 Wider den Rentnerblues ...   159

- Langweilen Sie sich an den meisten Tagen Ihres Ruhestandes und kommen Ihnen Ihre Alltagsaktivitäten sinnlos und banal vor?
- Haben Sie bereits Partner und Freunde darauf aufmerksam gemacht, dass Sie freudlos und unmotiviert durchs Leben gehen?
- Haben Sie sich aus dem familiären und gesellschaftlichen Leben zurückgezogen und das Interesse am gemeinsamen Erleben mit anderen Menschen verloren?
- Kommt Ihnen Ihr Dasein manchmal sinnlos vor und sehen Sie keine Zukunftsperspektiven für sich?

Kompakt für die Praxis

Wenn Sie ab „3 Uhr" eine oder mehrere Fragen mit Ja beantwortet haben, dann befinden Sie sich bereits im gefährlichen Bore-out-Stadium.

Gehen Sie Ihre biografische Entwicklung durch und prüfen Sie, ob Sie früher bereits vergleichbare Krisenperioden durchlebt und wie Sie sie damals bewältigt haben.

Vergewissern Sie sich insbesondere in den Stunden zwischen „4 und 9 Uhr" der Hilfe von Vertrauenspersonen und professionellen Helfern.

Begeben Sie sich mit dem Einsetzen der Apathiephase unbedingt in schulmedizinische Behandlung.

Neben den vorgeschlagenen Gegenmaßnahmen bei bereits tickender Uhr verfügen wir aber auch über eine Reihe von präventiven Maßnahmen, die es erst gar nicht so weit kommen lassen müssen. Der Werkzeugkasten der Möglichkeiten ist gut gefüllt und hält sowohl für Geist und Seele als auch für den Körper eine Reihe vorsorglicher Maßnahmen bereit.

7.3 Seelische Energie tanken

Haben Sie Ihren Atem schon einmal bewusst wahrgenommen und nachgespürt, was in und mit Ihnen körperlich beim Atmen geschieht? Unsere obligatorische Übung steht jetzt ausnahmsweise am Anfang des Abschnitts: Gönnen Sie sich ein wenig Zeit, suchen Sie sich ein ungestörtes Plätzchen, nehmen Sie eine entspannte Haltung ein und atmen Sie – wenn Sie mögen mit geschlossenen Augen – eine Minute lang konzentriert ein und aus.

Wie ist es Ihnen ergangen? Was haben Sie gespürt? Welche Wirkung hatte das bewusste Verfolgen Ihrer Atmung auf Sie? Wir atmen in einem 80-jährigen Leben etwa 550 Mio. Mal ein und aus. Atmen bedeutet Leben. Doch wir schenken der Atmung im Alltag so gut wie keine Aufmerksamkeit. Dabei ist bewusstes Atmen eine der wenigen wirkungsvollen Möglichkeiten, Körper und Geist zu entspannen und unsere Körperfunktionen positiv zu beeinflussen. Mit der Atemübung haben Sie soeben eine praktische „Resilienz"-Übung absolviert. Nutzen Sie diese Form der Selbstzentrierung oder Minimeditation, wo immer Sie können. Sie eignen sich damit eine wertvolle Fähigkeit an, um kritische Stresssituationen besser meistern zu können.

Was hat es mit dem Begriff „Resilienz" auf sich? Ursprünglich bezeichnete der Begriff die physikalische Fähigkeit von Materialien nach Krafteinwirkung wieder in ihre Ausgangslage zurückzukehren, also eine Art Elastizität und Flexibilität. Auf uns Menschen bezogen sind damit die Mittel und Methoden zur psychischen

Krisenbewältigung gemeint: die Gesamtheit unseres Reaktionspotenzials auf die Wechselfälle des Lebens. **Resilienz** ist eine Stehaufmännchenqualität: Sie ermöglicht uns, nach Stresssituationen durch Selbstregulation schneller wieder in unseren Grundzustand zurückzukehren und danach weiter im Alltag so handlungsfähig zu sein wie bisher. Damit beherrschen wir unsere Gefühle und unser Verhalten besser, und die Widerstandfähigkeit von Körper und Geist wird gestärkt. Das ist besonders wichtig für den Lebensabschnitt, der den Übergang vom Beruf in den Ruhestand markiert.

Eine der wichtigsten Säulen der Resilienz ist der realistische oder auch **gesunde Optimismus** (Abb. 7.2). Damit ist eine Grundhaltung gemeint, die uns gerade in Krisensituationen an unsere Fähigkeiten und Talente glauben und zuversichtlich in die Zukunft blicken lässt. Es

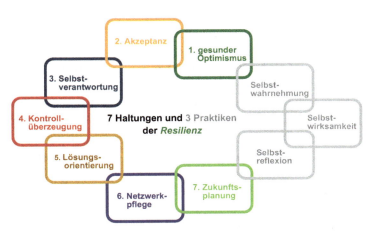

Abb. 7.2 Alles, was unsere psychische Widerstandsfähigkeit stärkt

handelt sich um die fest verwurzelte Überzeugung, dass die Dinge um uns herum grundsätzlich zu unserem Wohl und Nutzen verlaufen, dass es einen Ausgleich im Leben gibt und wir das Beste aus der Situation machen können. Diese Art von Optimismus hat nichts mit weltfremden Utopien oder Schönfärberei zu tun, sondern gründet sich auf unseren gesunden Menschenverstand und unsere langjährigen Lebenserfahrungen. Auch wenn Ihnen das berufliche Umfeld gerade verloren gegangen ist – Sie werden den Übergang vom Beruf in den Ruhestand mit dieser Einstellung genauso gut oder besser meistern, wie Ihren Berufseintritt! Hadern Sie nicht mit Ihren Missgeschicken, sondern orientieren Sie sich an Ihren Siegen. Folgen Sie Ihren ganz persönlichen „Mustern des Gelingens": Erinnern Sie sich an scheinbar ausweglose Situationen in Ihrem Leben und daran, wie Sie sie letztendlich gemeistert haben.

Die Gelassenheit, Dinge hinzunehmen, die wir nicht ändern können, und den Mut zu haben, uns dem Unvermeidlichen zu beugen, gehören zu einer weiteren Säule der Resilienz – der der **Akzeptanz.** Sie ist ein Bekenntnis zur Realität: Was vorbei ist, ist vorbei! Rückschläge im Leben sind gleichzeitig auch Zukunftschancen! „Und war der Tag nicht dein Freund, so war er doch dein Lehrer!" heißt eine alte Weisheit von Laotse. Betrachten Sie verunglückte Lebensexperimente als eine wichtige Lernerfahrung. Gerade haben Sie sich für das fünfte Ehrenamt verpflichten lassen, als Sie merken, dass Sie kurz vor dem nervlichen Zusammenbruch stehen. Also akzeptieren Sie die warnenden Signale des Körpers, gestehen Sie sich offen ein, dass Ihre Kraftreserven im Alter nicht unerschöpflich

7 Wider den Rentnerblues ... 163

sind. Suchen Sie Entlastung und Ausgleich und haben Sie auch den Mut zu einem klaren „Nein" im Leben.

Ab und zu laufen Dinge aus dem Ruder. Oft stellt sich dann die Frage nach der Verantwortung für das Ergebnis. Im Vordergrund sollte aber nicht die Suche nach der Schuld stehen, sondern nach einer Antwort auf die Frage: „Wie bringe ich das wieder in Ordnung?" Auch, wenn die Konsequenzen unangenehm sind: Wir tragen sowohl für das, was wir tun, als auch für das, was wir unterlassen, die persönliche Haftung. **Selbstverantwortung** bedeutet im Kontext der Resilienz auch, ins aktive Handeln zu kommen und die eigene Zukunft nicht ständig von anderen bestimmen zu lassen. Nach jeder Urlaubsreise im Ruhestand folgt auch wieder eine Zeit des Alltäglichen – übernehmen Sie die Eigenverantwortung für Ihren Tagesablauf. Es gibt keinen Reiseleiter mehr, der Ihnen die Sehenswürdigkeiten zeigt und die Vermittlung neuer Eindrücke schuldet. Im Alltag Sie sind wieder Ihr eigener, selbstverantwortlicher Lebensgestalter!

Ein weiterer Resilienzfaktor ist die **Kontrollüberzeugung:** Sie beschreibt die Grundhaltung, dass das, was wir tun, auch von uns steuerbar und beeinflussbar ist. Nicht alles, was in der Welt geschieht, ist unserer Kontrolle entzogen. Wir sind nicht nur von den Einflüssen der Umwelt abhängig, sondern können selbst gestalterisch auf unsere Umgebung Einfluss nehmen. Wir verfügen über die Fähigkeit, uns bewusst und gezielt weiterzuentwickeln. Wenn Sie beispielsweise in Ihrer Ausbildungszeit kein Französisch gelernt haben und jetzt in Frankreich liebe Freunde gefunden haben, dann besuchen Sie einen Sprachkurs an einer Volkshochschule. Ausschließlich

164   W. Schiele

Ihnen obliegt die Kontrolle über den Lernprozess und das Ergebnis. Als Konsequenz Ihres eigenen fleißigen Lernens werden sich die gewünschten Sprachkenntnisse einstellen. Damit schlagen Sie auch einen Bogen zur Selbstwirksamkeit, von der weiter unten noch die Rede sein wird.

Weiterhin gehört die **Lösungsorientierung** zu den tragenden Säulen der Resilienz. Wenn wir in schwierige Situationen geraten oder unangenehme Ereignisse eintreten, sollten wir nicht am Problem hängen bleiben, sondern schon bald nach Lösungen suchen. Es ist wenig hilfreich, weiter im Hamsterrad zu laufen, jammernde Mitleidende aufzusuchen und die Spirale des Bedauerns weiter nach oben zu drehen. Erinnern Sie sich Ihrer wichtigen und wahren Werte und verfolgen Sie sie beharrlich weiter. Orientieren Sie sich an Ihren Visionen und Sehnsuchtszielen. Klammern Sie sich nicht am vergangenheitsorientierten „Warum ist das passiert?" und „Wer ist schuld?" fest, sondern fragen Sie nach dem „Wie kann ich es ändern?" und „Wer oder was könnte helfen?". Trauern Sie kurz der Schließung Ihres geliebten Seniorencafés nach, folgen Sie dann aber dem Ruf des Männergesangvereins oder des örtlichen Single-Senioren-Klubs, um neue Lösungen für den Verlust Ihrer Kaffeehausstunden zu finden.

Die Bedeutung von wirklichen Beziehungen im Alter haben wir an verschiedenen Stellen bereits gewürdigt. Eine weitere, unumstrittene Grundhaltung der Resilienz ist die **Netzwerkpflege:** die Bindung an Menschen und der Ausbau von sozialen Kontakten. Insbesondere eine präsente Kommunikation und Interaktion mit anderen Menschen und Gruppen, die ähnliche Interessen wie wir selbst verfolgen, eröffnet neue Denkweisen und Sichten auf die Welt. Ihr Berufsverlust gehört der Vergangenheit an. Schreiben Sie sich z. B. als Seniorengasthörer (oder gar Gaststudierender mit Prüfungspflichten!) in einer Fachhochschule ein und studieren Sie Ihr Traumfach! Machen Sie sich – sofern noch nicht geschehen – fit für das digitale Zeitalter. Die verschiedenen Internetplattformen, wie XING oder LinkedIn, bieten eine schier unendliche Anzahl an Kommunikationsmöglichkeiten.

Vielleicht haben Sie bisher all Ihre Zeit, Kraft und materiellen Mittel in Ihre zweite Lebensphase investiert. Es ist an der Zeit, den Schalter umzulegen und eine neue Sinnspur zu legen. Sorgen Sie jetzt für sich, gönnen Sie sich die Umsetzung Ihrer Lebensträume. Richten Sie ab jetzt Ihr weiteres Leben auf die Zukunft aus! Eine fundierte **Zukunftsplanung** ist die Basis zur Erreichung Ihrer Ziele und verdrängt z. B. das Grübeln um das Älterwerden. Starten Sie z. B. Ihr Projekt Garteneisenbahn mit der Festlegung der Spurbreite und dem Zeichnen von Konstruktionsplänen. Genießen Sie die kleinen Fortschrittserfolge bei der Planung der Streckenführung und lassen Sie schon jetzt ein farbenfreudiges und lebendiges Bild von der fertigen Bahnanlage entstehen!

Neben den verschiedenen Grundhaltungen der Resilienz haben die Psychologen eine Reihe von Praktiken ersonnen: die Selbstwahrnehmung, die Selbstwirksamkeit und die Selbstreflexion, die allesamt im Ruhestand eine wichtige Rolle spielen.

In **Selbstwahrnehmung** haben Sie sich bereits am Anfang des Abschnitts üben können. Es ist das bewusste Hineinspüren in körperliche Zustände und Prozesse und das Registrieren von Reaktionen und Rückmeldungen.

166   W. Schiele

Stresssituationen lassen sich durch bewusste Eingriffe in Körperfunktionen, wie z. B. durch Atem- und Wahrnehmungsübungen, positiv beeinflussen oder gar völlig abbauen. Kümmern Sie sich bewusst um Ihre Bedürfnisse, halten Sie bei der Arbeit Regenerationszeiten für Körper und Geist ein, gehen Sie mit sich selbst und anderen jederzeit achtsam und wertschätzend um. Lassen Sie Gefühlswechsel im Alter zu; sie sind durchaus normal. Doch nutzen Sie Ihre Kontrollüberzeugung und Ihren gesunden Optimismus auch für die Überwindung von Phasen der Niedergeschlagenheit und Antriebsarmut.

Die **Selbstwirksamkeit** ist eine Erwartungshaltung. Sie müssen sich nicht auf höhere Mächte verlassen oder diesen ohnmächtig gegenüberstehen. Sie selbst sind zu nachprüfbaren Veränderungen fähig. Selbstwirksamkeit beruht auf Ihrem guten Selbstumgang und dem Vertrauen, dass Sie aus sich selbst heraus erfolgreich sein können. Bauen Sie zu sich eine harmonische Eigenbeziehung auf. Wenn Ihnen etwas gut gelungen ist, dann fragen Sie sich, wie Sie das geschafft haben. Halten Sie das Ergebnis in Ihrem Büchlein oder auf dem Laptop fest und nennen Sie es ab jetzt „Erfolgstagebuch". Sammeln Sie darin Notizen zu den schönen und gelungenen Momenten im Leben. Schlagen Sie nach, wenn im wirklichen Leben einmal etwas nicht klappt und Sie Anregungen benötigen. Denn Probleme sind Herausforderungen und Chancen, und alle Lösungswege sind irgendwo schon längst gedacht worden – auch von Ihnen.

In der **Selbstreflexion** werden Sie zum Betrachter Ihrer eigenen Entwicklung. Tun Sie so, als ob Sie neben sich stünden und sich selbst die Welt erklärten – oder als ob Sie einen Berg erklommen hätten, von dessen Gipfel aus

Sie ihr ganzes Leben überschauen können. Aus dieser Position heraus können Sie angstfrei und ungezwungen Ihren Lebensweg erkennen sowie die Ursachen und Zusammenhänge verstehen, die Sie zu dem gemacht haben, der Sie heute sind. Das heißt für Sie, interne und externe Ursprünge für prägende Ereignisse verstehen zu lernen und Schlüsse für die Zukunft zu ziehen. Stellen Sie sich morgens folgende Fragen: „Was muss geschehen, damit heute ein guter Tag wird? Was werde ich heute für mich und andere Nützliches leisten?" Resümieren Sie gegen Abend: „Woran merke ich, dass es ein guter Tag war? Was kann so bleiben, wie es war und was soll sich morgen ändern? Wie werde ich mich jetzt feiern und womit belohnen?" Vergessen Sie an dieser Stelle nicht, sich Ihr Tagesgeschenk zu überreichen: Als Lohn reicht bereits ein Stück Schokolade.

Testen Sie Ihre Widerstandsfähigkeit, Ihre Resilienz, im Übergangsprozess vom Beruf in den (Un-)Ruhestand. Geben Sie sich maximal 5 Punkte für „sehr zutreffend" und minimal einen Punkt für „stimmt überhaupt nicht". Je höher die Summe, desto resilienter sind Sie.

> - Ich habe die maßgebliche Entscheidungsgewalt darüber, wie ich meine dritte Lebensphase gestalte. Der Einfluss anderer Personen beschränkt sich lediglich auf Hinweise und Tipps, die ich gern prüfe, aber nicht annehmen muss (Kontrollüberzeugung).
> - Bei all meinen Unternehmungen im Ruhestand rechne ich mit dem Besten und vertraue darauf, dass ich im rechten Moment über die richtigen Bewältigungsstrategien im Alter verfüge (realistischer Optimismus).

- Ich gehe unangenehmen Alterseinsichten und Fügungen nicht aus dem Weg. Ich weiß, dass ich für meine Gesundheit und Vitalität sowie eine hohe Lebenserwartung selbst einiges tun kann (Selbstverantwortung).
- In unerfreulichen und belastenden psychischen Situationen bin ich in der Lage, ein effektives Stressmanagement zu organisieren und mich schnell wieder zu entspannen (Lösungsorientierung und Kontrollüberzeugung).
- Wenn ich eine Herausforderung nicht selbst bewältigen kann, nutze ich meine umfangreichen Beziehungen und Kontakte und bitte um Hilfe (Netzwerkorientierung).
- Mein Leben im Ruhestand folgt einem strukturierten Plan. Ich verstehe meine Zukunft als eine einmalige Chance für die Erreichung meiner Altersziele (Zukunftsplanung und Selbstverantwortung).
- Tritt ein Problem auf, bleibe ich nicht an ihm hängen. Ich mache es öffentlich und suche nach Auswegen aus der Zwickmühle (Lösungsorientierung).
- Ich besitze die Kompetenz, unvermeidliches Geschehen von beinflussbaren Situationen zu unterscheiden. Ich kenne meine persönlichen Grenzen und versuche nicht, sie fahrlässig zu überschreiten (Akzeptanz und Verantwortung).

Kompakt für die Praxis

Resilienz heißt die Tankstelle, an deren Zapfsäulen Sie Ihr Fahrzeug Unruhestand wieder und wieder auftanken können.

Die Grundhaltungen und Praktiken der Resilienz können Sie in vielen Lebensveränderungsphasen unterstützen.

Messen Sie Ihre Fähigkeit zur eigenen Selbstwirksamkeit an den bereits erzielten Erfolgen in Ihrem persönlichen Übergangsprozess vom Beruf in den Ruhestand.

Testen Sie auch die verschiedenen Entspannungsmethoden, wie autogenes Training, Yoga oder progressive Muskelrelaxation nach Jacobsen, und finden Sie die für Sie passendste heraus.

Lassen Sie sich im Sturm des Lebens nicht brechen, sondern nur flexibel biegen wie ein Grashalm im Wind. Der wahre Sinn der Resilienz besteht darin, nach einer seelischen Verletzung so schnell und geschmeidig wie möglich in die gewohnte Position für die Lösung Ihrer Tagesaufgaben zurückzukommen und sich geistig und körperlich fit zu halten.

7.4 Alles, was Körper und Geist fit hält

Wer von uns träumt nicht von einem möglichst langen Leben bei bester körperlicher Gesundheit, großer Mobilität, und wachem, klarem Verstand? Die Nachrichten berichten tagtäglich über bahnbrechende Erkenntnisse bei der Bekämpfung von Krankheiten, über medizinische Fortschritte bei der Entwicklung neuer, noch wirksamerer Medikamente und über die Aussichten, die Lebenszeit bis zu ihren natürlichen Altersgrenzen auszureizen. Wir alle möchten im Alter nicht siech und bettlägerig werden und als Vertreter der Generation 50, 60 plus hoffen wir, noch von vielen erlebensverlängernden Errungenschaften profitieren zu dürfen.

Doch reicht es aus, sich auf die Wissenschaft zu verlassen? Sollten wir uns nicht selbst fragen: „Was kann ich persönlich dafür tun, dass ich mein Wunschalter lebenskräftig und munter erreiche?" Denn wir sollten Folgendes bedenken: Die medizinische Forschung ist angelegt für die Allgemeinheit, für große Gruppen von Menschen mit bestimmten Merkmalen und vergleichbaren Symptomen.

Jeder von uns ist jedoch ein unverwechselbares Individuum mit einem einzigartigen genetischen Programm. Eine „Gruppenmedizin" wird dem Einzelfall immer nur begrenzt helfen können. Dieses Phänomen ist ganz besonders Psychiatern vertraut: Bis genau das Antidepressivum gefunden ist, das dem Betroffenen hilft, werden viele erfolglose Versuche unternommen, und es verstreicht wertvolle Zeit. Der Einfluss von Medikamenten auf unseren Körper – und ganz besonders dann, wenn viele gleichzeitig verabreicht werden – stellt einen harten Eingriff in seine Gesamtfunktion dar und belastet ihn sehr oft mit Nebenwirkungen. Pflege ich jedoch einen ausgeglichenen Lebenswandel, nehme ich abwechslungsreiche, gesunde Kost zu mir und stelle ich mich geistigen Herausforderungen, dann sinkt die Wahrscheinlichkeit einer ernsthaften Erkrankung. Über die sanften Impulse und Auswirkungen eigener Aktivitäten habe ich persönlich eine Kontrolloption, denn mein Körper speichert alle Wohltaten und Disharmonien, die ich selbst beliebig abrufen kann. Während in der Regel der Facharzt als Externer nur die abschließende Wirkung von Medikationen und Therapien bewertet, bin ich hinsichtlich meiner eigenen Aktivitäten in der Lage, selbst eine Einschätzung über laufende Veränderungen an und in mir vorzunehmen – und das jederzeit und überall. Ein Arzt kann das nur als Momentaufnahme und naturgemäß aus seiner begrenzten Außensicht leisten.

Halten wir uns fit! „Mens sana in corpore sano" – ein gesunder Geist in einem gesunden Körper. Von meiner Schulbank auf dem Gymnasium konnte ich die großen Lettern an der Turnhalle täglich lesen. Sie haben mich in meiner Jugendzeit allerdings nicht sonderlich motiviert, zumal ich sportlich kein Vorzeigeathlet war. Doch mit zunehmendem Alter verstehe ich das Zusammenspiel von Geist und Körper immer besser und weiß um die positiven psychischen Wirkungen infolge körperlicher Aktivitäten. Die Wissenschaft ist sich einig darüber, dass wir durch sportliche Betätigung mehr körpereigene Endorphine, wie z. B. unser Glückshormon Dopamin, ausschütten. Auch die Produktion von Serotonin, das den Wachzustand reguliert und wichtige Körper- und Gehirnfunktionen steuert, wird bei sportlicher Betätigung angeregt. Regelmäßige Bewegung fördert die Ausschüttung von körpereigenen Opioiden, die die Schmerzempfindungen mindern und euphorisierende Effekte bewirken. Wir erinnern uns: Gesundheit ist nicht nur die Abwesenheit von Krankheit und Gebrechen …

Wissenschaftler messen dem regelmäßigen Jogging den höchsten Stellenwert zu, wenn es um die Erhöhung der Lebenserwartung geht. Allerdings müssen Sie nicht täglich 20 km weit durch die Straßen spurten, um Ihren Körper zu aktivieren und fit zu machen. Wenn Sie zur Altersgruppe der Mittfünfziger gehören, dann ist regelmäßige Bewegung zwischen 30 und 60 min. für mindestens drei Tage in der Woche schon ein guter Anfang – insbesondere, wenn Sie bisher sportlich eher untätig waren. Verlegen Sie – wann immer möglich – Ihre Spaziergänge oder Läufe in den Wald. Bäume, Sträucher und andere Pflanzen verströmen aromatische Stimulanzien, die sogenannten Terpene. Das sind Stoffe, die der pflanzlichen Kommunikation dienen und als Informationsträger über auftretende Schädlinge oder Waldkrankheiten fungieren. Erfreulicherweise ist auch unser Körper in der Lage, diesen Heilungscode der Natur zu lesen, denn wir haben im Verlaufe unserer Entwicklung die meiste Zeit in der freien Natur verbracht. Wie japanische Forscher unlängst nachgewiesen haben, können Terpene unser Immunsystem anregen, vermehrt Killerzellen zu produzieren. Nicht umsonst fühlen sich die meisten Menschen erfrischter und gesünder, wenn sie sich längere Zeit in waldreicher Umgebung aufgehalten haben. Und es steht die Vermutung im Raum, dass Terpene sogar eine tumorhemmende Wirkung haben. Die Einsicht, dass sich mit aktivem Aufenthalt und viel Bewegung in der Natur auch das Demenzrisiko nachdrücklich mindern lässt, gehört bereits zu den Klassikern der Gesundheitsprävention.

Vor vielen Jahren hatte mein langjähriges Unternehmen jedem Mitarbeiter ein Pedometer geschenkt – mit der Aufforderung, jeden Tag 3000 Schritte zusätzlich zu gehen. Das entspricht etwa einer Zeitdauer von 20 min. Spazierengehen und man legt gut 2 km zurück. Wenn es Ihnen neben diesem Kardiotraining dann noch gelingt, für die Verbesserung Ihrer Beweglichkeit täglich zwei bis vier Mal Dehnübungen von etwa 30 s einzuschieben, bleibt Ihr Knochen- und Muskelapparat elastisch und flexibel. Als Ergänzung dazu empfehle ich Ihnen zwei Mal pro Woche neuromotorisches Training in Form von Tai-Chi, Qigong oder Yoga.

Zum Aufbau Ihrer Fitness in der dritten Lebensphase sind noch viele weitere Bausteine hilfreich und nützlich (Abb. 7.3). Nehmen Sie ab und an kurzzeitige sportliche Anstrengungen auf sich. Bei erhöhter Körperbeanspruchung wird die Muskulatur angeregt, Botenstoffe zu produzieren, die ins Gehirn gelangen und dort das Wachstum der Nervenzellen anregen und für neue Verknüpfungen

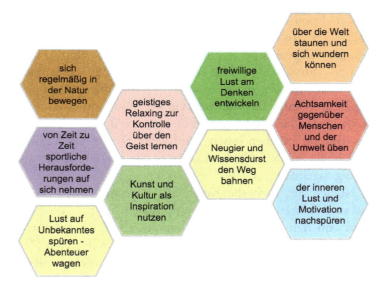

Abb. 7.3 Faktoren, die für die geistige und körperliche Fitness relevant sind

zwischen den Neuronen sorgen. Gehen Sie regelmäßig Schwimmen, erklettern Sie Berge oder machen Sie Krafttraining. Vergessen Sie nicht, Ihrem Körper nach einer kräftezehrenden Anspannung auch immer eine ausreichende Erholungsphase zu gönnen.

Springen Sie im wahrsten Sinne des Wortes ins Unbekannte, wagen Sie das Abenteuer! Sie wären nicht der Erste, der noch Bungee-Jumping ausprobiert, mit der Atemflasche einen Tauchgang unternimmt oder mit dem Gleitschirm den Luftraum zwischen den Bergen erkundet. Diese Art von Abenteuer regt das Gehirn an, verbessert die motorische Koordination und fördert vor allem das Selbstwertgefühl.

Für Ihren idealen Rentnertag haben Sie hoffentlich auch Zeit zur mentalen Entspannung eingeplant. Sorgen Sie für genügend Freiheit und Freizeit im Kopf. Finden Sie Ihre ganz spezielle Form des Relaxings. Lösen Sie sich vom Stress und regenerieren Sie Ihr Nervenkostüm. Meditation kann Ihre Aufmerksamkeit und Konzentration stärken, das Hören Ihrer Lieblingsmusik Ihre verschütteten Träume aufleben lassen. Und wenn Sie einmal traurig und unglücklich sind, dann blättern Sie einfach in Ihrem Erfolgstagebuch ...

Nutzen Sie auch die Kunst als Inspiration! Besuchen Sie von Zeit zu Zeit Museen und lassen Sie sich verzaubern von den schöpferischen Ergebnissen Ihnen bekannter, aber auch bislang namenloser Künstler. Versenken Sie sich in ihre Werke und versuchen Sie, die Ansichten und Absichten des Erschaffers zu erkennen. Lauschen Sie in sich hinein und nehmen Sie Ihre Emotionen und Gedanken wahr. Verändern Sie Ihre Position im Raum zu dem Werk und fühlen Sie, welche Veränderungen mit diesen Sichtwechseln in Ihnen vorgehen. Finden Sie Parallelen zu Ihrer aktuellen Alterssituation und leiten Sie für sich neue Verhaltensweisen im Alltag ab. Schreiben Sie auf, was das Betrachten der Kunstwerke in Ihnen auslöst.

Genießen Sie die Lust am Denken. Belassen Sie es nicht beim Lösen von Kreuzworträtseln. Dann werden Sie zwar zum Ratespezialisten, schöpfen aber die Potenziale Ihres Geistes nicht annähernd aus. Tauchen Sie ein in die Welt der Philosophie, befassen Sie sich mit den geschichtlichen Errungenschaften vergangener Generationen oder setzen Sie sich mit komplexen Problemen des Universums auseinander. Fordern Sie Ihr Denkorgan heraus und geben Sie ihm die Möglichkeit, immer neue synaptische Verbindungen zwischen den Neuronen herzustellen und damit einen wesentlichen Beitrag gegen demenzielle Erkrankungen zu leisten.

Experimentieren Sie. Probieren Sie sich an Dingen aus, an die Sie sich bisher noch nie gewagt haben: Kaufen Sie sich Aquarellfarben und malen Sie eine Skizze, ein Bild, ein Symbol für Ihre aktuelle Situation, Ihr Leben, über das gerade Erlebte. Finden Sie heraus, ob ein bestimmtes Musikinstrument für Sie eine passende Alternative zum Ruhestandsalltag sein kann. Versuchen Sie sich im Züchten neuer Gemüsesorten oder veredeln Sie Rosen in Ihrem Garten. Schaffen Sie sich ein Haustier an. Aber Achtung, damit verpflichten Sie sich gegenüber dem Tier für einen womöglich sehr langen Zeitraum! Einige Ihrer Versuche werden vielleicht nicht erfolgreich sein. Doch all Ihre Experimente führen dazu, dass Sie sich selbst und den Sinn im Leben besser erkennen werden. Trauen Sie sich, Ihren Intentionen und Gefühlen freien Lauf zu lassen und beginnen Sie, experimentell in Ihre dritte Lebensphase zu investieren!

Genießen Sie die Schönheit der Welt. Gehen Sie aufmerksam und beobachtend durch die Natur und nehmen Sie einfach nur an, was Sie sehen, hören, fühlen und riechen, ohne es zu bewerten. Betrachten Sie die Welt als ein Geschenk und sich als einen Baustein des Kosmos, der den Sinn des Lebens gerade entdeckt. Schon die Philosophen der Antike haben intuitiv etwas für die Verbesserung ihres Seelenlebens getan, bevor die Psychotherapie überhaupt das Licht der Welt erblickte. Das Nachdenken über das Große und Ganze und die Ableitung von Wertemaßstäben, die Diskussion über Lebensanschauungen und die

176   W. Schiele

Ausprägung von Verhaltensregeln waren von jeher sinnorientiert. Die weisen Gedanken und ihre Folgerungen wirken sich heilsam und belebend auf die gesamtkörperliche Konstitution und die Festigung der Psyche zur Lebensbewältigung im fortgeschrittenem Alter aus. Es lohnt sich, in die Wissenschaft von der Weisheit des Lebens einzutauchen, denn sie kann Ihnen eine Vielzahl von Antworten auf Ihre psychischen, existenziellen, spirituellen und gesundheitlichen Fragen geben.

Bedienen Sie sich zusätzlich folgenden **„Erste-Hilfe-Koffers"**, wenn Sie auch ohne Medikamente und Therapien – und ganz nebenbei im Alltag – etwas für Gesundheit, Wohlergehen und Lebenszufriedenheit tun möchten:

- Atmen Sie bewusst und ruhig.
- Gehen Sie achtsam und liebevoll mit Ihren Körper um.
- Ernähren Sie sich ausgewogen und mit Mäßigung.
- Achten Sie auf einen harmonischen Bewegungsablauf Ihres Körpers.
- Konzentrieren Sie sich immer auf genau die Aufgabe, die Sie gerade lösen.
- Bewahren Sie sich die Klarheit Ihrer Gedanken.
- Behalten Sie beim Planen und Umsetzen von Zielen immer ein realistisches Augenmaß.
- Handeln Sie gegenüber jedermann wohlwollend, umsichtig und achtsam.
- Sagen Sie „Ja" zu dem, was Sie gern tun, und konsequent „Nein" zu Dingen, die Sie nicht mögen.
- Gestalten Sie Ihre Beziehungen konstruktiv und wertschätzend.
- Treten Sie Ihrer Umwelt immer in einer Haltung von Güte, Verständnis, Liebe und Dankbarkeit entgegen.

8

Unsere Alterskompetenzen – oder: Wie wir Wissen und Erfahrung nachberuflich effektiv nutzen

Ich weiß nicht, was schlimmer ist: älter oder klüger zu werden.
(Antoine de Saint-Exupéry)

8.1 Die neurologischen Tricks unseres reifen Gehirns

Geht es Ihnen auch manchmal so, dass Sie noch eben etwas tun wollten, und nur einen Moment später haben Sie es vergessen? Suchen Sie nicht ab und zu nach dem Namen einer Person, die Sie soeben getroffen haben – und er fällt Ihnen partout nicht ein? Entfällt Ihnen des Öfteren ein Begriff und Sie können ihn auch mit großer Anstrengung nicht finden? Mal ehrlich: Das macht uns doch nachdenklich! Lässt unser Denkvermögen schon so stark

© Springer-Verlag GmbH Deutschland, ein Teil von
Springer Nature 2018
W. Schiele, *Rastlos im Beruf, ratlos im Ruhestand?,*
https://doi.org/10.1007/978-3-662-56567-4_8

nach und müssen wir befürchten, bereits als Mittsechziger auch unsere Erinnerungen, Erfahrungen und Fähigkeiten zu verlieren?

Neurobiologen beruhigen uns. Unser Gehirn altert nicht im landläufigen Sinne, sondern passt sich dem fortschreitenden Alter an. Professor Ernst Pöppel versteigt sich sogar zu der Behauptung *Je älter, desto besser* (Pöppel und Wagner 2010) und versucht in seinem gleichnamigen Buch Beweise dafür zu erbringen. Die Wissenschaft ist heutzutage überzeugt davon, dass sich das Gehirn trainieren lässt – bis ins hohe Alter hinein. Vielleicht nicht mit Gewichten, wie einen Muskel, aber mit einem Denktraining, das es auch noch nach dem Berufsalltag fordert und immer wieder vor neue geistige Herausforderungen stellt. Wir wissen heute, dass der Mensch über etwa 100 Mrd. Nervenzellen im Gehirn verfügt. Täglich verlieren wir viele zehntausend von ihnen. Doch das hat kaum Einfluss auf unsere Aufnahme-, Lern- und Denkfähigkeit. Entscheidend ist der Verknüpfungsgrad der Neuronen untereinander. Theoretisch kann eine jede von ihnen bis zu 10.000 Verbindungen zu anderen Nervenzellen aufbauen. Damit können eine Trillion Verknüpfungskombinationen entstehen! Jeder von uns trägt damit das wohl komplizierteste Konstrukt des uns bekannten Universums im Kopf herum. Gerade nach der Dauerbelastung im Arbeitsleben sollten wir die Denkarbeit im Ruhestand nicht vernachlässigen! Um dem natürlichen Absterben der Nervenzellen entgegenzuwirken, sollten wir uns um Problemlösungen kümmern, neugierig nach unbekannten Dingen Ausschau halten und uns für bisher nicht gelöste Aufgaben und spannende Themen interessieren. Denn wenn wir eine

8 Unsere Alterskompetenzen – oder: Wie wir ... 179

Aufgabenstellung unter veränderten Aspekten und aus anderen Sichtwinkeln betrachten, dann entstehen zusätzliche neuronale Verknüpfungen im Gehirn. Neugier und Interesse verschalten unser Gehirn neu und machen es funktional immer komplexer. Die Experten nennen dieses Phänomen Neuroplastizität. Bleiben wir immer nur im Wiederholungsmodus des Altbekannten stecken, dann werden die vorhandenen neuronalen Bahnen zwar stabiler, und der Informationstransport wird schneller, aber der Vernetzungsgrad bleibt bestenfalls so, wie er bisher war. Das Gehirn ist eine lebenslange Baustelle: Es konstruiert sich immer wieder um. Es benötigt nur einen entsprechend anspruchsvollen und abwechslungsreichen Input. Denn unser Gehirn ist ein Problemlösungsgerät – geben wir ihm also die nötigen Aufgaben für seine effektive Funktion. Wenn wir ihm ungewohnte und außergewöhnliche Fragen stellen, dann werden viele Nervenzellen im Hirn gleichzeitig aktiv. Die Forscher sagen auch: Sie „feuern" zugleich. Und Neuronen, die miteinander feuern, vernetzen sich. Sind sie erst vernetzt, so feuern sie gemeinsam. Und geben uns Antworten auch auf komplizierte Problemstellungen.

Es gibt natürliche, gehirninterne Strategien, die unser Denkorgan für den langen Weg durch das Alter leistungsfähig und fit halten. Zum einen schaltet es hintere Hirnregionen zur Unterstützung des Stirnhirns bei Konzentrationsaufgaben hinzu. Alternativ erhöht es zum Ausgleich für die sich reduzierende Gehirnmasse die Aktivität der verbliebenen Neuronen. Und eine zusätzliche Trickschaltung sorgt im Gehirn für eine weitere Ausfallkompensation: die Zusammenarbeit der beiden Gehirnhälften.

180   W. Schiele

In jungen Jahren ruht sich regelmäßig die nicht auf eine Aufgabe spezialisierte Gehirnhälfte aus. Mit fortschreitendem Alter arbeiten die beiden Hemisphären weitaus intensiver zusammen. Darüber hinaus scheinen Gefühl und Verstand im Ruhestand fester und kräftiger miteinander verzahnt zu sein. Der Mandelkern in unserem Gehirn, der für die schnelle Erkennung und Bewertung von Wahrnehmungen und Emotionen verantwortlich zeichnet, wird offenbar besser vom Verstand kontrolliert – was uns nach außen hin auch gelassener und ruhiger erscheinen lässt. Und es gibt noch einen Mechanismus bewusster körperlicher Rückwirkung auf die Gehirntätigkeit: Wenn wir unsere Muskeln aktivieren, so setzen sie Stoffe frei, die das Nervenwachstum im Gehirn und deren neuronale Verknüpfung fördern. Diese Stoffe können sogar das Überleben von Nervenzellen begünstigen.

Auch wenn man mit den Jahren den Altersfortschritt an unserer äußeren Gestalt ablesen kann: das Gehirn kann sehr lange kreativ, scharfsinnig und lösungsorientiert arbeiten. Es gibt viele Beispiele für herausragende Fähigkeiten unseres Gehirns im Alter: Armin Müller-Stahl, Jahrgang 1930, ist ein hervorragender Schauspieler und spielt virtuos Geige. Neben seiner Tätigkeit als Buchautor hat er in seiner späten Zeit auch die Malerei für sich entdeckt. Artur Rubinstein gehörte in einem Alter von über 80 Jahren noch immer zu den weltbesten Pianisten und zelebrierte das Zusammenspiel von Fingerfertigkeit, Gehör und Timing bis zur Perfektion. Der Literaturnobelpreisträger George Bernard Shaw war zeit seines Lebens mit einem außerordentlichen Geisteswitz ausgestattet und schrieb noch mit über 90 Jahren weltbekannte Werke.

8 Unsere Alterskompetenzen – oder: Wie wir ...   181

Die umfangreichen Untersuchungen verschiedener Forscherteams auf der ganzen Welt haben ergeben, dass wir in einem Alter von etwa 50 Jahren unser Gedächtnis am effektivsten nutzen. Wir wenden in der Zeitspanne zwischen dem 50. und 60. Lebensjahr unsere im Leben erworbenen Erfahrungen und Kenntnisse besser denn je an und können die großen Zusammenhänge in der Welt komplex erfassen und bewerten. Zudem verfügen wir über das perfekte Neuwortgedächtnis und können diese Worte auch treffsicher platzieren. Ab etwa dem 60. Lebensjahr haben wir Zugriff auf den umfangreichsten Wortschatz unseres Lebens. Und nicht nur das: Wir wenden ihn in der Regel auch sinnentsprechend und brillant in Wort und Schrift an. Nicht umsonst befinden sich eine Reihe hervorragender Redner im Seniorenalter. Diese Erkenntnisse werden auch durch statistische Daten über die Nobelpreisträger gestützt. Während insbesondere Physiker und Chemiker den Preis in relativ „jungen Jahren" mit durchschnittlich 56 Lenzen erhalten, müssen Literaturnobelpreisträger erst reifen, bis sie mit etwa 64 Jahren zum Zuge kommen.

Damit sind wir an einer Stelle angelangt, wo es sinnvoll ist, das eigene Denkorgan zu aktivieren. Starten wir einfach und steigern wir uns dann – los geht's!

- Sie kennen sicher alle die Aufgabe „Haus vom Nikolaus". Zeichnen Sie bitte die fünf Punkte in Ihr Büchlein und verbinden Sie sie in einem Zug mit acht Geraden: Das-ist-das-Haus-vom-Ni-ko-laus. Fertig! Das war doch leicht zu schaffen.
- Nun die kleine Herausforderung: Zeichnen Sie neun Punkte, jeweils drei in einer Reihe, mit gleichem

Abstand, auf ein Blatt Papier. Verbinden Sie diese – ohne abzusetzen – mit vier Geraden untereinander so, dass alle Punkte berührt werden! (Gratulation, wenn Sie die Lösung gefunden haben!)
- Nun die wahre Herausforderung: Zeichnen Sie jeweils vier Punkte in drei untereinanderliegenden Reihen und mit gleichem Abstand aufs Papier. Verbinden Sie die zwölf Punkte mit nur fünf Geraden ohne abzusetzen so miteinander, dass der Startpunkt zugleich auch der Endpunkt ist! (Meine Hochachtung – wenn Ihnen das gelungen ist!)

Kompakt für die Praxis

Alles, was Sie benötigen, um Ihr Gedächtnis lange auf höchstem Denkniveau zu halten sind Neugier, Wissensdurst und herausfordernde Altersaufgaben.

Sorgen Sie für eine komplexe Vernetzung in Ihrem Gehirn – sie ist eine Art Garantie für eine lange störungsfreie Funktionsfähigkeit!

Widmen Sie sich mit Hingabe einem Hobby und scheuen Sie nicht die Anstrengungen beim Betreten von Neuland!

Finden Sie genau Ihr Gleichgewicht zwischen der Lust am Denken und der Entspannung für Ihren Kopf!

Die vielleicht größten Leistungen verbringt unser Gehirn mit den Fähigkeiten zur Selbstreflexion und zur Abstraktion. Selbstreflektieren heißt u. a. Zurückreisen in die Vergangenheit, um anhand von Bildern und Erinnerungen immer wieder unsere eigene Identität, auch im Alter, überprüfen zu können. Abstraktion bedeutet das Verallgemeinern und Ausblenden von Unwichtigem und Nutzlosem für uns. Damit werden der Weg und die Kapazitäten frei

8 Unsere Alterskompetenzen – oder: Wie wir ...   **183**

für herausfordernde späte Lebensziele – und den Zugriff auf unsere späten Fähigkeiten. Was macht dagegen schon ein verlorener Gedanke, ein vergessener Name oder ein entfallener Begriff im Alltagsgeschehen aus?

8.2 Der Ideenbaum der späten Fähigkeiten

Können Sie sich vorstellen, in einer Lebensphase, in der Sie sich als fit, kompetent und kraftvoll wahrnehmen, von der Arbeit ausgeschlossen zu sein? Oder waren Sie sogar persönlich betroffen von Arbeitslosigkeit im mittleren Alter? Ich habe unter anderem eine Reihe von Seminaren für langzeitarbeitslose Menschen im Alter von 50 plus gestalten dürfen. Die Teilnehmer meiner Workshops hatten sich teils selbst aufgegeben, teils mochten sie den Status quo als Hartz-IV-Empfänger einfach nur beibehalten und scheuten die eigene Veränderung wegen ihrer langjährigen, negativen Erfahrungen. Und dann gab es einige wenige unter den Anwesenden, die mit aller Macht den sozialen Auffangnetzen entgehen wollten, um ihr Leben wieder frei und selbstbestimmt zu gestalten. Nur: Es fehlte ihnen im entscheidenden Moment am erforderlichen Zugriff auf ihre Fähigkeiten und am situationsgerechten Verhalten. Immer gerade dann, wenn wir sie am dringendsten benötigen, sind wir uns unserer Vorzüge, Stärken und Alleinstellungsmerkmale anderen gegenüber nicht bewusst oder nutzen sie nicht zu unserem Vorteil. Dabei sind Kompetenzen nun einmal das, was man anwenden müsste, wenn man sie braucht.

184   W. Schiele

Deshalb gehört folgende Übung auch zu den Klassikern in meinen Workshops und Seminaren: das Sammeln von Eigenschaften und Fähigkeiten, die unsere Übergangsgeneration vom Beruf in den Ruhestand auszeichnen. Es handelt sich also um die Auflistung von Merkmalen und Kriterien, die im Vergleich zu anderen Generationen für die Altersgruppe zwischen 50 und 70 Jahren besonders typisch, bedeutsam und wichtig sind, deren Ausprägung in eben dieser Altersgruppe einen Höhepunkt erreicht hat und ein deutlich unterscheidbares Merkmal zu anderen Gruppen darstellt. Dazu zeichne ich einen „Ideenbaum der späten Fähigkeiten" auf ein Flipchart und behänge ihn mit den aus dem Teilnehmerkreis zugerufenen „Eigenschaftsäpfelchen". Zu den Favoriten gehören regelmäßig die Worte verantwortungsbewusst, sozialkompetent, offen, tolerant und hilfsbereit. Sind viele Frauen mit in der Gruppe, dann erhalte ich Zurufe wie modebewusst, sportlich und optimistisch. Fühlt sich die Mehrheit der Teilnehmer zum Seminar zwangsabgestellt oder in ihrer Zukunftsperspektive benachteiligt, so höre ich des Öfteren auch Einwürfe wie vorsichtig, skeptisch oder risikoscheu. Favoriten der Teilnehmer sind allerdings mit einer großen Anzahl an Nennungen die Begriffe Abgeklärtheit und Gelassenheit. Vielleicht ist das dem Umstand zuzuschreiben, dass sich viele von uns auf der existenziell sicheren Seite des Lebens befinden. Darüber hinaus sind gewisse hedonistische Tendenzen nicht zu überhören. Eigenschaften, wie genussfreudig und sinneslustig tauchen von Zeit zu Zeit genauso auf wie qualitätsbewusst und anspruchsvoll, was wohl auch unserer Kaufkraft geschuldet ist.

8 Unsere Alterskompetenzen – oder: Wie wir ...   185

Bei meiner Seminarvorbereitung im Winter 2016 fiel mir ein Whitepaper zu Marktforschungsergebnissen der Verpackungsindustrie über die Seniorengruppe 60 plus in die Hände. Dieses Papier der schwedischen Firma Tetra Pak (2016) kam zu dem Schluss, dass diese Altersgruppe aufgrund ihrer besonderen Kompetenzen, gewachsenen Bedürfnisse und materiellen Möglichkeiten die Konsumwelt mit gänzlich anderen Augen sieht als nachfolgende Generationen. Neben der Feststellung, dass die Kaufkraft der Senioren weltweit um 2020 herum die 10-Billionen-Dollar-Grenze erreichen würde, kreierte Tetra Pak die optimale, bedürfnisorientierte und altersgerechte Verpackung der Zukunft. Da sich mit fortschreitendem Alter auch körperliche Einschränkungen einstellen, sollten die Verpackungen über ein geringes Gewicht verfügen, zugleich aber haltbar und leicht zu öffnen sein. Zu den weiteren altersbedingten Vorzügen gehörten laut Tetra Pak eine lesbare und verständliche Deklaration mit nützlichen Ernährungshinweisen und eine sicher greifbare Form der Verpackung. So weit, so gut. Quasi als Nebenprodukt der Studie stellte der Verpackungsspezialist auch eine Reihe von Eigenschaften der Generation Unruhestand hervor: ihren gesunden Lebensstil, eine salz-, zucker- und fettärmere Ernährung im Vergleich zu nachfolgenden Generationen sowie eine hohe Bewegungsintensität und ein gesteigertes Körperbewusstsein. Sie verfüge über einen ausgeprägten Familiensinn, ein hohes Traditionsbewusstsein und sei sehr regional orientiert. Die Generation 60 plus sei konventionell eingestellt und sicherheitsbewusst; allerdings auch weniger experimentierfreudig – alles weitere Äpfelchen für den Ideenbaum.

Als in einem meiner Seminare das Bäumchen schon fast mit Kompetenzäpfelchen vollgehängt war, meinte eine Teilnehmerin, dass noch etwas ganz Wichtiges fehle: unsere Neugier, unser Ideenreichtum und – unsere Kreativität. Ich schaute ein wenig abwägend in die Teilnehmerrunde, doch die Dame bestand darauf, dass die Kreativität als ein herausragendes Merkmal mit an den Baum gehörte. Die Dame hatte durchaus recht. Sie begründete dies damit, dass wir im Ruhestand nicht mehr den Konventionen, Förmlichkeiten und Normvorgaben der Berufszeit unterliegen und den Kopf frei hätten von einschlägigen Anforderungen und Belastungen des Arbeitslebens.

Es kommt tatsächlich vor, dass man erst dann, wenn der Ruhestand neue Denkrichtungen und Perspektivwechsel zulässt, eine Problemlösung findet. Wie Sie im vorigen Abschnitt gelesen haben, werden Forschern die Nobelpreise mehrheitlich erst weit nach ihrem 50. Geburtstag verliehen. Vielleicht haben Sie vom sogenannten „Wunderopa" Thomas Royen gehört, der aus dem Ruhestand mit 67 heraus die Gauß'sche Korrelationsungleichung bewiesen hat, ein vor 240 Jahren aufgestelltes, bisher ungelöstes Theorem – oder von Rosemarie Achenbach, die mit 93 Jahren ihre Doktorarbeit zum Thema „Die Philosophie des Todes" zu schreiben begann.

Kreativität ist meiner Ansicht nach nicht abhängig vom Lebensalter. Wenn man unter Kreativität die schöpferische Kraft versteht, etwas vorher noch nie Dagewesenes, Neues und Originelles zu erschaffen, dann kann sie nachhaltig dazu beitragen, dass wir ein Hochgefühl und tiefe innere Befriedigung erleben. Kreativität ist gespürte persönliche Schöpfungskraft. Wir fühlen uns als Gestalter des Lebens,

8 Unsere Alterskompetenzen – oder: Wie wir ... **187**

nehmen bewusst wahr, dass wir selbstwirksam handeln können. Wir werden, wenn wir unser Gedankenprodukt in der Öffentlichkeit vorstellen, auch noch respektiert, anerkannt oder gar bewundert. Kreativität kommt aber nicht von allein. Wie Thomas Edison bereits im späten 19. Jahrhundert bemerkte, bedarf das Auffinden von neuen Wegen und Ideen einiger schöpferischer Inspiration und mancher Transpiration. Um die Transpiration in Grenzen zu halten und dennoch Ideen zu entwickeln, erteile ich mir bei meinen morgendlichen Spaziergängen entlang des schönen Scharmützelsees immer wieder kleine Arbeitsaufträge. Damit „infiziere" ich gedanklich mein Gehirn mit einem Problemvirus. Im Wissen darum, dass das Loslassen vom und das Nichtbefassen mit dem Problem die beste Methode ist, eine Lösung zu finden, überlasse ich meinem Unbewussten die Suche nach einer Antwort und genieße die Natur. Zwar kann ich die „Inkubationszeit" bis zum tatsächlichen Auffinden einer Antwort oder Lösung nicht genau voraussagen, doch ich bin schon vielmals zum Abschluss meines Rundganges mit einem durchaus passablen „Heureka-Ich-hab's-Effekt" an der Haustür angekommen. Dann habe ich den Gedanken festgehalten und vertieft. Auch wenn es nicht immer wunschgemäß und taggenau klappt – beauftragen Sie Ihr Gehirn mit einer Problemstellung und Sie erhalten früher oder später einen Lösungsvorschlag oder die perfekte Eingebung. Das sind dann Glücksmomente von hohem Wert, die die hohe Zuverlässigkeit unseres Unbewussten demonstrieren und beweisen, dass sich auch in uns viel mehr Schöpferkraft und Erfindungsreichtum befindet, als wir manchmal glauben.

Denken Sie zurück an die dritte Aufgabe im vorangegangenen Buchabschnitt (die mit den zwölf Punkten). Sollten Sie trotz aller Anstrengung die Lösung noch nicht gefunden haben, dann beauftragen Sie Ihr Unterbewusstes mit dem Rätsel. Geben Sie ihm alle Zeit der Welt und gönnen Sie ihm die Inkubationszeit, die es für eine kreative Lösung benötigt. Zwei Hinweise noch: Schauen Sie etwas weiter über den „Tellerrand" und verlassen Sie Ihre gedankliche Komfortzone.

> **Kompakt für die Praxis**
>
> Machen Sie sich von Zeit zu Zeit bewusst, dass Sie über ein unschätzbar großes und wertvolles Reservoir von Erfahrungen und Fähigkeiten verfügen.
>
> Pflücken Sie die jeweils passenden Äpfel von Ihrem Ideenbaum und nutzen Sie sie im Alltag und im Krisenfall als Lösungsansätze für soziale, gesundheitliche oder partnerbezogene Bewältigungsstrategien.
>
> Denken Sie an Kollegen, Freunde und Verwandte in vergleichbarem Alter. Über welche Fähigkeiten und Eigenschaften im Verhalten und Umgang mit Menschen und mit ihrer Umwelt verfügen sie?

Die Liste der oben genannten Eigenschaften und Attribute, die uns von anderen Generationen in ihrer Intensität und Tiefe unterscheidet, ist gewiss nicht vollständig. Wenn man sie geschickt verarbeitet, dann entsteht aus den eingesammelten Äpfelchen ein kräftiger Wissensmost. Oder anders gesagt: ein umfangreicher Sachverstand und überraschend nützliche Kompetenzen, die typisch sind für die Vertreter der Generation 50 plus.

8.3 Neun wertvolle Alterskompetenzen

Hat man Ihnen schon einmal nachgesagt, dass Sie mit der rasanten Entwicklung nicht mehr mithalten könnten und Sie sich langsam überflüssig machen würden in dieser ach so schönen und bunten digitalen Welt? Neulich vertraute mir ein guter Bekannter an, dass er sich sehr betroffen fühle, weil man ihm geradewegs ins Gesicht gesagt hatte: „Alter, weißt du überhaupt, dass du einer der letzten Vertreter der analogen Generation bist und dein überholtes Wissen demnächst nicht mehr gebraucht wird?" Das hatte wohl gesessen! Und auch mich indirekt beleidigt! Was könnten wir als Vertreter der Generation Ruhestand dem entgegenstellen? Ich kramte tief in meiner Werkzeugkiste der späten und reifen Fähigkeiten und wurde fündig. Es wäre doch gelacht, wenn Sie und ich in dieser bewegten, unsicheren, komplexen und mehrdeutigen Welt kein Gegengewicht an Kompetenzen mehr finden könnten!

Begleiten Sie mich auf einem Spaziergang durch die Alterskompetenzen der Generation 50 plus, denen ich einen großen Stellenwert und eine hohe Unterstützungswirkung in den verschiedenen Lebensbereichen beimesse. Sie werden feststellen, dass Sie über einen hohen Grad von Sachverstand verfügen. Sie müssen ihn allerdings erkennen, freilegen und im jeweiligen Kontext richtig anwenden, wenn Sie sich einen angemessenen Platz im sich verändernden Gesellschaftsgefüge sichern wollen (Abb. 8.1).

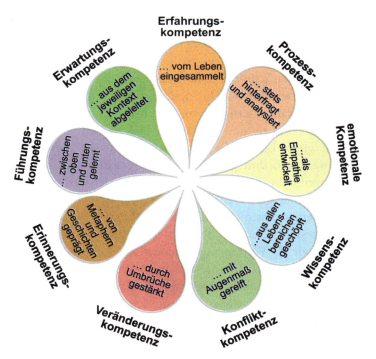

Abb. 8.1 Neun wertvolle Alterskompetenzen

Erfahrungskompetenz

Erfahrungskompetenz ist das Ergebnis unserer aufsummierten Lebensleistung, und je älter wir werden, desto mehr Erfahrungen machen wir. Erfahrungen sind abgespeicherte Botschaften und Erinnerungen an Prozesse und situative Ergebnisse in unserem Leben. Sie entstehen in unserer Auseinandersetzung mit der Umwelt und in der Kommunikation mit anderen Menschen. Unser Gehirn vergleicht die augenblickliche Erlebenssituation oder die

Problemstellung mit den früher abgespeicherten Verläufen oder Ergebnissen und entscheidet darüber, ob wir genauso oder anders handeln sollten. Handeln wir wie früher, und das Ergebnis unseres Tuns ist für uns okay, dann bestätigt, ja vertieft sich diese Erfahrung. Kommt unser Gehirn zu dem Schluss, dass es noch keine angemessene Verhaltenserfahrung für die augenblickliche Situation gibt, dann wird ein anderes, neues Verhalten ausprobiert. Je nach Ausgang wird das neue Verhalten als weiteres positives oder negatives Erfahrungsmuster abgespeichert. Mit fortschreitender Lebenszeit erhöht sich unsere Entscheidungs- und Handlungsfähigkeit. Mit jeder weiteren Entscheidungssituation wachsen unser Erfahrungspotenzial und unser Mustervorrat. Nicht umsonst werden entscheidende Funktionen und Ämter Männern und Frauen angetragen, die die ältesten ihrer Gruppe sind und als weise gelten. Die Erfahrungskompetenz ist unser wichtigstes Lebenskapital. Wir sollten sie, wo immer sich die Gelegenheit bietet, generativ weitergeben, denn Erfahrungen und das darauf basierende Können kann man nicht downloaden.

Erwartungskompetenz

Erwartungskompetenz beschreibt die Wahrscheinlichkeit, den Ausgang von Situationen oder Prozessen, über die wir ausreichende Ausgangsinformationen besitzen, mit einer hohen Zuverlässigkeit vorherzusagen. Das heißt, wir können mit dieser im Leben erworbenen Fähigkeit einschätzen, ob ein bestimmtes Ergebnis eintreten könnte oder auch nicht. Wenn z. B. ein Team für eine kreative Aufgabe zusammengestellt wird und die Mitglieder ausschließlich Menschen mit einem hohen Sicherheitsbedürfnis, wie

z. B. Controller oder Juristen, sind, dann ist regelmäßig kein bedeutendes innovatives Ergebnis zu erwarten, sondern eher ein werterhaltendes. Für diese Fähigkeit benötigen wir weniger den Einblick in den Prozess als vielmehr unser globales und informationelles Wissen über die am Projekt beteiligten Personen. Einen Sonderfall stellt die sogenannte „sich selbst erfüllende Prophezeiung" dar: Wenn wir während unseres Handelns das spätere Ergebnis von vornherein immer wieder schlecht reden und meinen, es würde sowieso nicht funktionieren, dann wächst in der Tat die Wahrscheinlichkeit, dass unser Vorhaben auch negativ endet. Also: Stellen wir uns besser vor, unser Tun schließt mit einem positiven Ergebnis ab – dann wird unser Vorhaben mit hoher Wahrscheinlichkeit auch glücklich ausgehen. Diese Kompetenz qualifiziert uns im Alter besonders für Aufgaben, die in und mit interdisziplinären oder intergenerativen Teams zu lösen sind.

Führungskompetenz

Über Führungskompetenz verfügen mitnichten nur Führungskräfte in Unternehmen, denn wir alle mussten in unserem Leben – ob wir wollten oder nicht – verschiedenste Führungsaufgaben, z. B. gegenüber unseren Kindern, übernehmen. Oftmals haben wir eine Doppelrolle eingenommen, waren Führende und Geführte zugleich. Wir mussten Führung ertragen, z. B. als Mitarbeiter durch den Vorgesetzten, und uns gleichzeitig im häuslichen Kreis als Familienvorstand selbst durchsetzen. Aus einer Mischung von Fremd- und Eigenführung haben wir ein Verständnis dafür entwickelt, dass das Leben ohne Unterordnung nicht funktioniert – und umgekehrt. Diese

Kompetenz dürfte uns im Ruhestand, in unserer nachberuflichen Lebensphase, sehr zugutekommen. Denn dann sind wir, wie Sie bereits wissen, Auftraggeber und Auftragnehmer unseres Lebens in einer Person, sind zugleich Chef und Mitarbeiter unseres eigenen Daseins. Diese Kompetenz kann uns sehr gut unterstützen bei der Selbstorganisation und Neustrukturierung in der dritten Lebensphase.

Erinnerungskompetenz

Märchen, Geschichten und Metaphern übernahmen in unserer Kindheit und Jugend eine wichtige Transportaufgabe: In einer Abfolge von lebensechten Bildern übertrugen sie Wissen und Fähigkeiten auf uns. Sie verfügten darüber hinaus über eine emotional sehr eindringliche Tonspur, die das Wissen festigte und das Gelernte fest im Kopf einbrannte. In unserem weiteren Leben haben wir Wissensvermittlung noch als Prozess mit einem bedeutsamen emotionalen Begleitkommentar erlebt und nicht als Ergebnis einer bloßen Aufeinanderfolge von maschinenhaften Momentaufnahmen. Unsere Erinnerungen haben sich tiefer eingegraben, weil wir sie aus dem Ablauf heraus verstehen und nicht als fertiges Resultat verarbeiten mussten. Unsere prozessorientierte innere Bilderwelt erleichtert uns noch heute den Umgang mit vielfältigen Situationen und Problemstellungen des Alltags. Gerade auch in unserer Best-Ager-Zeit benötigen wir nicht immer und sofort den Zugriff auf Google-Wissen oder Wikipedia-Erklärungen. Wir können verlässlich auf unsere inneren Bilder zurückgreifen und haben verinnerlicht, dass sich Neues vor dem Hintergrund tiefer Gefühle und Empfindungen besser einprägt.

Veränderungskompetenz

Berufliches Changemanagement war wohl in den meisten Karrierebiografien an der Tagesordnung. Umstrukturierungen, Fusionen und die Anpassung an die sich verändernden gesellschaftlichen und betriebswirtschaftlichen Rahmenbedingungen folgten oft sehr schnell hintereinander. Nach den Veränderungen stellten wir regelmäßig fest, dass sich die Welt immer noch weiterdreht und wir die Wandlung relativ unbeschadet überstanden hatten. Mit der Zeit entwickelten wir Strategien zum Überleben der nächsten Veränderungswelle und legten uns ein immer dickeres Fell zu. Wir wippten mit dem Bürostuhl etwas zurück, ließen die Welle passieren und schwangen wieder in die Ausgangsposition zurück. Professor Peter Kruse nannte das den Bend-and-wait-Effekt (sich krümmen und abwarten). Wir sind in der Tat im fortgeschrittenen Alter gelassener, angepasster und gleichmütiger, können Veränderungen geduldiger hinnehmen als Vertreter jüngerer Generationen, die schnell unruhig werden oder in Panik verfallen, wenn sich um sie herum etwas verändert. Gruppen, in denen Vertreter der Babyboomerjahrgänge arbeiten, sorgen in Bewährungssituationen oftmals mit sanfter Gelassenheit für ein ruhiges Gleichmaß. Sie verfügen über die nötige Abgeklärtheit und geschmeidige Anpassungsstrategien, um ein Team auch in Krisen zum Erfolg zu führen.

Konfliktkompetenz

Abweichende Interessenslagen und ein unterschiedliches Werteverständnis zwischen den Menschen, insbesondere zwischen unterschiedlichen Generationen, können zu

Konfliktsituationen führen. Wenn Konflikte uns bislang nicht schwer verletzt haben, dann haben sie uns stärker und widerstandsfähiger gegen die wechselnden Einflüsse des Lebens gemacht. Als reife Erwachsene haben wir ein gewisses Augenmaß dafür entwickelt, wann es sich „lohnt", einen Konflikt auszutragen, ihm auszuweichen oder auch so zu tun, als ob nichts geschehen wäre. Wir haben im Laufe unseres Lebens die Fähigkeit erworben, abzuschätzen, ob eine Konfliktaustragung im Verhältnis zum erwarteten Ergebnis angemessen und sinnvoll ist: ob wir kämpfen, flüchten oder stillhalten wollen. Das macht uns im fortgeschrittenen Alter wertvoll für die Schlichtung von Auseinandersetzungen, z. B. als freiberuflicher Mediator, Schöffe bei Gericht oder ehrenamtlicher Streitschlichter. Mit Konfliktkompetenz sind aber nicht nur die sichtbaren, äußerlichen „Auseinandersetzungen" gemeint. Auch die inneren Konflikte können wir mit einer gewissen Ruhe und Ausgeglichenheit angehen – haben wir doch alle wirklich wichtigen Entscheidungen im Leben mit 50 plus bereits getroffen und gemeistert.

Wissenskompetenz
Wissenskompetenz ist vornehmlich an die Zeitspanne gekoppelt, die uns für die Wissensaneignung insgesamt zur Verfügung stand. Dazu hat nicht nur der Beruf beigetragen, sondern alle Lebensbereiche, in denen wir unterwegs waren: unsere Hobbys, die Familie, unserer Partnerschaft, das Verhältnis zu uns selbst. So sind wir zu einem Experten unserer Profession gereift; gleichzeitig haben wir eine ganzheitliche Sicht auf die Welt entwickeln

können, sind quasi zu einem „Universalgelehrten" unseres Lebens geworden. Wir haben uns mit komplizierten Sachverhalten auseinandergesetzt und versucht, große Zusammenhänge zu verstehen. Es fällt uns leichter, die Komplexität von Vorgängen und ihre Auswirkungen auf den Weltengang nachzuvollziehen. Wir sind ausgestattet mit einem gewaltigen Arsenal an angesammeltem Wissen. Einerseits müssen wir nun entscheiden, welche Kenntnisse wir an unsere Nachfolger generativ vererben wollen. Andererseits stehen wir vor der Aufgabe, dieses Wissen zielgerichtet für die erfüllte und gelingende Gestaltung unserer eigenen dritten Lebensphase einzusetzen.

Emotionale Kompetenz
Im Alter zwischen dem 50. und 60. Lebensjahr stehen wir auf dem Höhepunkt unserer sinnlichen Wahrnehmungen. Wir können zwar nicht mehr so schnell denken und handeln wie z. B. mit 30 Lebensjahren, dafür ist unsere Informationsverarbeitung tiefgründiger und genauer geworden. Wir sind sehr zuverlässig in der Bewertung von Mimik und Gestik unseres Gegenübers, denn wir haben ein hohes Maß an Einfühlungsvermögen erlangt. Unsere Fähigkeit zur Mimikresonanz, dem schnellen Erkennen von Basisemotionen, ist gut entwickelt. Unsere Gefühlsinterpretationen sind weitgehend zuverlässig und fehlerarm; wir können mit einer hohen Trefferquote das zukünftige Verhalten von Menschen einschätzen. Das Hineinfühlen in andere Menschen fällt uns leichter, wir sind empathischer denn je. Damit werden wir im reifen Alter auch zu besseren Selbstverstehern, können gelassener mit Belastungen umgehen und unsere Beziehungen harmonischer gestalten.

Für die Gesellschaft sind wir als Ruheständler wertvolle Spezialisten im Berater- und Betreuungsbereich.

Prozesskompetenz

In unserer Schulzeit war es normal, dass wir in Mathematik und Physik Formeln herleiten mussten. Schrieben wir nur die fertige Gleichung auf, dann gab es oftmals Punktabzug. Unsere Ausbildung war noch ausgerichtet auf Fragen nach der Herkunft und dem Ursprung und nicht nur auf das Ergebnis. Wir mussten uns die Erfolge unserer Arbeit noch Schritt für Schritt erarbeiten und unsere Denkresultate ableiten. Durch jahrelanges Hinterfragen nach den Ursachen haben wir uns ein besonderes Verständnis für komplizierte Abläufe und Prozesse angeeignet. Wir können daher viel besser nachvollziehen, wie einzelne Komponenten in komplexen Systemen miteinander in Verbindung stehen und was z. B. am Ende einer Prozesskette geschieht, wenn sich eine oder mehrere Eingangsgrößen im System ändern. Der fehlende Sofortzugriff auf fertiges Endwissen hat unser Verständnis für systemische Zusammenhänge tief geprägt und erleichtert uns Fehleranalysen und Ursachenforschung. Das Wissen um den Kontext, in dessen Rahmen etwas passiert, prädestiniert uns für analytische Aufgaben von hoher Komplexität. Unternehmen erkennen zunehmend den Wert derartiger Mitarbeiter und integrieren sie als Senior Professionals oder – wie bei Daimler – als „Space Cowboys" in intergenerative Arbeitsteams.

- Welche der neun Kompetenzen haben Sie im bisherigen Leben am besten und weitesten vorangebracht?
- Welche der vorgenannten Kompetenzen sind für Sie im Übergang vom Beruf in den Ruhestand und dann in Ihrer „späten Freiheit" von großer Bedeutung?
- Über welche zusätzlichen, bisher nicht genannten persönlichen Kompetenzen verfügen Sie außerdem?

Kompakt für die Praxis

Bieten Sie Ihren persönlichen Reichtum – Ihre Lebenserfahrungen – anderen Menschen und Generationen großzügig an: im täglichen Gespräch, in den sozialen Netzwerken und in öffentlichen Diskussionen!

Ihre Fähigkeit zur Gelassenheit gehört zu Ihren wertvollsten persönlichen Eigenschaften. Nutzen Sie sie vor allem in Konfliktsituationen und zum Erhalt Ihrer inneren Lebensbalance.

Setzen Sie Ihre empathische Kompetenz aktiv ein, um neue Beziehungen anzuknüpfen und den Ihnen zustehenden Platz in gesellschaftlichen Gruppen einzunehmen.

Sie haben bereits eine Vielzahl von Veränderungen im Leben hinter sich, die Sie in der Regel erfolgreich gemeistert haben. Sagen Sie Ja zu den kommenden Veränderungen im Alter und gestalten Sie Ihre Zukunft bewusst mit Ihren kraftvollsten Kompetenzen!

Trotz aller gemachten Erfahrungen und erworbenen Kompetenzen ist es für uns aber immer noch lohnenswert, Neuland zu betreten. Unser Gehirn ist nach wie vor lern- und aufnahmefähig – bleiben wir deshalb wissensdurstig und neugierig.

9

Schluss mit dem Lernen? – oder: Was uns zu altersgerechtem Lernen ermuntern sollte

Die Jugend ist die Zeit, Weisheit zu lernen, das Alter die Zeit, sie auszunützen.
(Jean-Jacques Rousseau)

9.1 Endlich wirklich lernen dürfen

Sie haben den Lernauftrag Ihres Englischlehrers bestimmt noch im Ohr: „30 Vokabeln bis Montag." Und er stellte Ihnen als Druckmittel noch eine Leistungskontrolle in Aussicht. Hat er Ihnen auch gesagt, wie Sie die Vokabeln lernen sollen, ich meine, mit welchen Methoden und welchen Techniken? Nein? Dann sind Sie vielleicht wie folgt vorgegangen: Sie haben Ihr Wochenende genossen und

© Springer-Verlag GmbH Deutschland, ein Teil von Springer Nature 2018
W. Schiele, *Rastlos im Beruf, ratlos im Ruhestand?*,
https://doi.org/10.1007/978-3-662-56567-4_9

200 W. Schiele

am Sonntagabend Ihr Vokabelheftchen aufgeschlagen. Haben im Bett die 30 Wörter beim Licht einer Taschenlampe durchgelesen und gehofft, die Nacht würde Ihren Lernprozess befördern. Am frühen Morgen haben Sie beim überstürzten Frühstück schnell noch einen Blick ins Heftchen geworfen – und dann ab in die Schule! Und: Oh Glück, keine schriftliche Kontrolle … und der Banknachbar kam dran!

Heute behaupte ich: Uns hat das wichtigste Schulfach gefehlt! Das Fach „Lernen". „Nicht für die Schule, sondern für das Leben lernen wir" – ein Satz, den meine langjährige Klassenlehrerin wie eine Monstranz vor sich hertrug. Mit der Zeit glaubte ich daran und kaute gewissenhaft meinen Lernstoff wieder und wieder durch. Dieser erwies sich irgendwann als speicherfähig und blieb tatsächlich bis zur nächsten Prüfung reproduzierbar. Die Lernspuren verblassten allerdings vor der mich einholenden Realität verblüffend schnell und gingen kurz danach mangels praktischer Lebensbezüge und Anwendungsmöglichkeiten sang- und klanglos verloren. Das Leben hatte in vielen Fällen über das Ausbildungssystem gesiegt!

Die Diskrepanz zwischen den Anforderungen des Schulbetriebes und denen des Lebens erwies sich vielfach als Motivationskiller: Der Sinn und die Bedeutung von Dreifachintegralen für das spätere Leben erschlossen sich einem angehenden Kammerjäger nicht. Die Mendel'schen Gesetze lockten die talentierte Malerin nicht hinter dem Ofen hervor. Und die Werke von Goethe und Schiller waren glatte Zeit- und Ressourcenverschwendung für einen angehenden Traktorfahrer. Selbst das Studium beinhaltete eine Menge zweifelhafter wie auch entbehrlicher

9 Schluss mit dem Lernen? ... 201

Lernposten, die im späteren Beruf bedeutungslos blieben. Wenn ich heute zurückdenke an die Studienzeit, dann habe ich gefühlt 10 % des verabreichten Pflichtwissens wirklich benötigt. Aber woher sollten die Lehrstoffplaner auch wissen, welche 10 % später einmal für mich wichtig werden?

Bei der Suche nach Lernverfahren und -methoden waren wir auf uns selbst, sprich auf das Prinzip „Versuch und Irrtum", angewiesen. Denn man enthielt uns – ob bewusst oder nicht – längst bekanntes Wissen und Erkenntnisse aus der Lernforschung vor. Bereits um 1800 herum erkannte ein gewisser Thomas Brown, dass die Verbindungsstärke zweier Reize ausschlaggebend ist für die Erhöhung der Gedächtnisleistungen. Heute sprechen wir von der Lernunterstützung durch Assoziationsketten. Ausgangs des 19. Jahrhunderts hatte Hermann Ebbinghaus die sogenannte Vergessenskurve entdeckt, die die Wichtigkeit von Wiederholungen in stetig größer werdenden Zeitabständen begründet. Frederic Vester (1975) kategorisierte Mitte des 20. Jahrhunderts die verschiedenen Lerntypen in visuelle, auditive, haptische und verbal-abstrakte. Von all dem hatten wir nie etwas gehört, nichts davon gaben uns unsere Lehrer preis! Dafür wurde unser Hirn mit den Jahreszahlen geschichtlicher Ereignisse, den Formeln für chemische Verbindungen und den Todestagen von Dichtern und Denkern zugeschüttet. Wir quälten uns ahnungslos und frustriert durch den Dschungel der Erkenntnis, von der Schule bis zum Doktortitel!

Als angehende oder gestandene Ruheständler haben wir es heute leichter: Ergänzend zu den einschlägig bekannten Lerntechniken stehen uns heute die Erkenntnisse der

202 W. Schiele

Hirnforschung mit ihren bildgebenden Verfahren zur Verfügung. Wir wissen, dass der Verlust der Nervenzellen im Gehirn durch eine höhere Verknüpfungsdichte ausgeglichen werden kann und unser wachsender Erfahrungsschatz andere Verschaltungen im Gehirn verursacht als in jungen Jahren. Fällt eine neuronale Verbindung weg, kann unser Denkorgan Umleitungen einrichten. Unser Gehirn ist mit unserer Geburt nicht abschließend verdrahtet worden. Es ist ein soziales Produkt: das Ergebnis des Übernehmens, Kopierens und Weiterentwickelns von Reizen und Einflüssen unserer Umwelt. Wir lernen vorwiegend von anderen Menschen. Deshalb sollte es für uns ein Ansporn sein, neues Wissen insbesondere aus der Begegnung miteinander und der Kooperation untereinander zu schöpfen.

Für das Lernen können wir auf zwei grundsätzliche Arten von Gedächtnissen zurückgreifen: das explizite und das implizite. Das **explizite Gedächtnis** teilt sich auf in das episodische, das prozedurale und das semantische Wissen. Letzteres speichert vorwiegend Zahlen, Daten und Fakten ab und stellt unser logisches, mit Sprache ausdrückbares Wissen dar. Ein Großteil dieses angelernten beruflichen Faktenwissens wird im Ruhestand jedoch nicht mehr benötigt – es sei denn, man möchte als Seniorspezialist oder Mentor seinen bisherigen Berufsweg fortsetzen. Viele Informationen in unserem semantischen Gedächtnis werden also wegen ihres Nichtgebrauches verblassen oder ganz verloren gehen. Dafür entsteht Platz für neues, uns interessierendes Faktenwissen, und es können sich zusätzliche und neuartige neuronale Verbindungen ausbilden. Auch unser prozedurales Gedächtnis wird sich verändern und umformieren. Die darin gespeicherten Prozessabläufe,

9 Schluss mit dem Lernen? ... 203

Mechanismen und Handlungsfertigkeiten, die mit unserer Berufsausübung zusammenhingen, werden nach und nach überschrieben oder gar gelöscht durch veränderte Tagesabläufe und neue Verhaltensweisen im Ruhestandsalter. Einige allerdings können uns helfend zur Verfügung stehen, wenn wir erfolgreiche Bewältigungsstrategien der Vergangenheit für die Meisterung unserer dritten Lebensphase benötigen. Unser episodisches Gedächtnis zeichnet verantwortlich für unsere Autobiografie: Hier wird unser Wissen von der Welt abgespeichert. Es beinhaltet Ereignisse aus unserem Leben und garantiert unsere einzigartige Identität und unser Ich-Verständnis. Es ist in der Lage, uns auf Zeitreisen mitzunehmen: in die Vergangenheit, aber auch in unsere Ruhestandszukunft. Damit kann es uns auf unserer Suche nach Sinnhaftigkeit und Erfüllung unterstützen. Und wir sollten es oft nutzen – häufiger Gebrauch schützt es vor demenziellen Erkrankungen, denn dieser entwicklungsgeschichtlich vergleichsweise neue Gedächtnisteil ist besonders gefährdet.

Das **implizierte Gedächtnis** bewahrt Inhalte, die nicht oder nur sehr schwer beschreibbar sind und unbewusst unser Erleben und Verhalten beeinflussen. Es handelt sich um unser Körperwissen und unsere Gefühle und verleiht uns die Fähigkeit, die Erlebenswelt anderer Menschen zu verstehen, sprich: empathisch zu sein.

Lernen im Alter basiert auf einer Reihe von biologischen, sozialen und persönlichen Besonderheiten. Wie Ernst Pöppel (Pöppel und Wagner 2012) festgestellt hat, schwingt unser Ultrakurzzeitgedächtnis im Alter in einem Rhythmus, der räumlich und zeitlich verteilte Informationen in ihrer Gesamtheit besser begreifbar macht.

Was nicht heißt, dass wir schneller lernen können. Das Gegenteil ist der Fall. Doch das veränderte neuronale Zeitmaß macht unser Denken im Alter gründlicher. Außerdem sind unsere Ausdauer und Konzentration mit fortschreitender Zeit ausgeprägter. Das reife Gehirn von Ruheständlern arbeitet zudem sehr selbstzentriert. Es greift mehr und mehr auf seinen impliziten Anteil zurück, der unsere unbewussten Kompetenzen und Emotionen bewahrt. Wir kümmern uns weniger um das Ich-ferne „Warum?", das „Was?" und „Wie?" der bisherigen beruflichen Welt, sondern mehr um das „Wozu" und „Wofür" im eigenen Erleben.

Nach dem Ausscheiden aus dem Arbeitsleben haben wir die freie Wahl des Lernstoffes; wir unterliegen keinerlei Zwängen, Regulierungen und Nachweispflichten mehr. Wir können selbst entscheiden, wie viel, wann und wie lange wir etwas lernen wollen. Wir können folgenfrei eine neue Auswahl treffen und jederzeit einem anderen Interesse nachgehen. Immer wieder steht es uns frei, an beliebiger Stelle aus dem Zug der Erkenntnis auszusteigen und an anderer Stelle wieder aufzuspringen. Wir dürfen uns immer wieder neu fokussieren und ausrichten. Versuch und Irrtum sind erlaubt, wir brauchen keinen Eignungstest mehr bestehen und keinen stressigen Leistungsnachweis erbringen. Und wir verfügen noch über einen weiteren Vorteil: Wir dürfen Misserfolge haben und betrachten persönliches Scheitern nicht mehr als Vorboten des Weltunterganges. Kurzum: Wir können Rückschläge besser verarbeiten! Das sind spürbare Auswirkungen unserer fortgeschrittenen Veränderungskompetenz. Die Freiheit des Lernens hat begonnen und sie darf im Gegensatz zu früheren Lernerfahrungen auch richtig Spaß machen!

9 Schluss mit dem Lernen? ... 205

So steigt der Bedarf an Studienplätzen für Menschen im fortgeschrittenen Alter, die sich ihren lang gehegten Wunsch nach Wissenserwerb in bisher unbekannten und neuen Sachgebieten erfüllen wollen, ständig an. Und manch ein unverwirklichter Kindheitstraum oder Herzenswunsch findet somit seine späte Erfüllung.

Wenn Sie das Ausbildungssystem der Jugendzeit nicht begeistert und Ihnen keine effektiven und ressourcenschonenden Lernstrategien an die Hand gegeben hat, dann können Sie das jetzt gern ändern!

- Fragen Sie sich zu allererst, welchen tiefen, ureigenen Sinn Sie mit dem Erlernen einer Fähigkeit oder Fertigkeit verbinden. Stellen Sie sich ernsthaft die Frage nach dem „Wofür" oder „Wozu". Für Sie, Ihre Liebsten, die Welt? Steckt hinter Ihrer Wissbegier vielleicht noch eine bisher nicht bewusst gewordene Lebensaufgabe?
- Identifizieren Sie sich dann mit dem Wissen, das Sie erwerben wollen. Wer sind Sie dann, wenn Sie eine neue Kompetenz erlangt haben und zu welcher Gruppe von Menschen dürfen Sie sich dann gleichberechtigt zählen?
- Was wird sich an Ihnen verändern und mit welchen Augen wird Sie die Welt sehen, wenn Sie neue Fähigkeiten entwickelt haben?
- Welchen Stellenwert wird das erworbene Wissen in Ihrem Leben einnehmen?
- Und welche Wertschätzung wird man Ihnen entgegenbringen, wenn Sie das erworbene Wissen anwenden?

> **Kompakt für die Praxis**
>
> Sie verfügen über alle Voraussetzungen für ein lebenslanges Lernen: Biologisch ist Ihr Gehirn auch im Alter auf einen nachhaltigen Wissenserwerb eingestellt. Ihr Denkorgan verfügt sogar über einige Vorteile im Vergleich zu denen jüngerer Generationen.
>
> Sie sind frei in der Wahl der Themen und müssen niemandem mehr Rechenschaft über den Wissensstoff und Lernergebnisse ablegen.
>
> Lassen Sie sich inspirieren von den vielfältigen Möglichkeiten, die Ihnen Ausbildungsstätten, Weiterbildungseinrichtungen und soziale Netzwerke bieten, und finden Sie Ihr Lieblingsfach in Sachen „neues Lernen".

Nun sollten Sie über ausreichend Motivation verfügen, um Ihr Lernprojekt anzugehen. Machen Sie das lebenslange Lernen zu einer Herzensangelegenheit. Jetzt können Sie mit Fug und Recht sagen, dass Sie für das Leben, nämlich Ihr Leben lernen. Und wenn Sie auch noch die nachfolgenden Hinweise beherzigen, dann steht Ihrem Spaß am Wissenszuwachs, am lustvollen Lernen, nichts mehr im Wege.

9.2 Lernmethoden altersgerecht anwenden

Wann haben Sie sich das letzte Mal Fachwissen angeeignet? Oder aneignen müssen? Liegt der Zeitpunkt lange zurück? Mussten Sie für Ihren Beruf lernen oder war es für Ihre eigene, ganz persönliche Weiterentwicklung? Standen Sie am Ende des Lernens in einer Prüfung und wurde

9 Schluss mit dem Lernen? ...   207

Ihr Wissen getestet? Und wenn ja: Wie ist es Ihnen dabei ergangen?

Als ich im Jahre 2014 für meine Prüfung zum Heilpraktiker für Psychotherapie lernte, lag meine letzte anspruchsvolle und seriöse Prüfung bereits fast 15 Jahre zurück. Damals musste ich meine Eignung zum Energiehändler an der Leipziger Strombörse nachweisen. Ich erinnere mich, dass zu dieser Zeit noch das gesprochene Wort genügte, um mir Fakten und Sachverhalte einzuprägen. Und dass meine Wissensaufnahme recht rasch vonstattenging. Doch in der Vorbereitung zur Erlangung meiner Heilerlaubnis bemerkte ich, dass sich mehrere Dinge verändert hatten. Zum einen blieb partout nichts hängen von dem, was mir in der Ausbildung erzählt wurde. Der gesamte Lernstoff wurde – von wenigen Ausnahmen abgesehen – ausschließlich mündlich vorgetragen. Erst, als ich mir zu Hause den Wissensstoff mit eigenen Worten aufgeschrieben und zusätzlich in Form von Skizzen, Zeichnungen und Grafiken „übersetzt" hatte, behielt ich sowohl die Fakten und Begriffe als auch die Zusammenhänge im Kopf. Zum anderen stellte ich fest, dass ich nicht nur eine oder zwei, sondern vier bis fünf Wiederholungsschleifen benötigte, um das Wissen auch langfristig zu festigen. Denn ich wollte nicht nur für ein Prüfungsgremium, sondern vor allem für meine eigene nachberufliche Zukunft lernen und das Wissen auch später noch praktisch anwenden können.

Ich entwickelte also mein eigenes Lernkonzept: Ich schätzte die Lernzeit inklusive meiner Ehrenrunden ab, legte einzelne Lernpakete fest und begann, mich auf meinen altersbedingt veränderten Lerntypen einzustellen. Frederic Vester hatte um 1975 die verschiedenen

Hauptlerntypen definiert: den visuellen, den auditiven, den haptischen und den kommunikativen Typ. Jeder dieser Typen verfügt über bestimmte Lernstärken, die den Prozess der Wissensverankerung im Gehirn wesentlich fördern. Der visuelle Typ benötigt zur Lernunterstützung vor allem Bilder, Schautafeln, Grafiken, Fotografien und Zeichnungen, schöne Formen und Farben sowie einprägsame Muster. Der auditive Typ bevorzugt Vorträge, mündliche Erläuterungen und auch lautes Vorlesen, eigenes Verbalisieren. Ihm helfen Musik, Geräusche und Klänge. Wissen gräbt sich bei ihm u. a. durch Reimen oder auch Singen ein. Der haptische oder auch Bewegungstyp lernt effizienter durch Anfassen und praktisches Tun. Auch Tanz und Pantomime unterstützen ihn im Lernprozess. Mit Material umgehen, Basteln und Modellieren sind sein Ding. Für ihn trifft die Redewendung „Begreifen durch Begreifen" genau den Punkt! Der kommunikative Typ braucht für das Lernen den aktiven Austausch und die Diskussion mit Menschen, die Vergleichbares lernen. Durch Fragen, Erklären, Geschichtenerzählen und Rollensprechen prägt sich ihm der Lernstoff am schnellsten ein.

Auch bestimmte Wahrnehmungsfilter können für das Lernen förderlich sein. So festigt sich Lernstoff bei den einen z. B. durch die Erkenntnis, das „sieht richtig gut aus", das „klingt überzeugend" oder es „fühlt sich rund an". Andere wiederum festigen Wissen, in dem es für sie „Sinn ergibt", „einen bleibenden Wert behält" oder eben „alles passt!". Daneben spielen unsere Lernvorlieben eine große Rolle. Einige Menschen benötigen einen handfesten, konkreten Bezug zu ihrem Ruhestandsalltag, müssen etwas Greifbares aus ihrem Lebensumfeld als Beispiel für ihre Lernaufgabe finden. Andere brauchen allgemeingültige Erklärungsmodelle, die nicht den Einzelfall, sondern das Abstrakte im Leben beschreiben und vielfältig anwendbar sind. Eine weitere Gruppe bevorzugt das praktische, angewandte Lernen, auch wenn es oftmals nach dem Prinzip „Versuch-und-Irrtum" abläuft. Wieder andere möchten lieber mit ausreichend Theorie versorgt werden und verlockende Denkmodelle entwickeln, ohne vorschnell zum Praxistest übergehen zu müssen. Stellen Sie fest, was Ihnen am besten liegt, welcher Wahrnehmungskanal Sie am meisten unterstützt.

Doch zurück auf Anfang: Mein ursprünglicher, dominierender Lerntyp hatte sich mit den Jahren von „auditiv" zu „visuell" verändert. Ich überarbeitete den Lernstoff. Gehörte Worte verwandelten sich in Skizzen, Grafiken und Zeichnungen. Mein Arbeitszimmer war behängt mit einer Vielzahl von Flipcharts, die ich hintereinander an der Dachschräge angeklebt hatte. Derart neu strukturiert gelang es mir, den Stoff zu behalten. Mit einigen Lernschleifen mehr, als ich vorher gedacht hatte. Der Ausbau meiner neuronalen Verbindungen vom Trampelpfad hin zur vierspurigen Autobahn nahm mehr Wiederholungen in Anspruch, als eingangs geplant. Die Ebbinghaus'sche Vergessenskurve verlangte mir reichlich Wiederholungen ab, bis all die lateinischen Begriffe, Differenzialdiagnosen und psychopathologischen Störungen saßen. Fazit: Unterschätzen Sie den Faktor Zeit im Lernprozess nicht! Doch es besteht ja kein Grund zu übertriebener Eile. Sie haben mit dem Start in den Ruhestand noch um die 20 Jahre vor sich …

Weiter geht's: Für außerordentlich wichtig erachte ich die Schaffung von produktiven Lernbedingungen. Dass Sie innerlich motiviert sind, setze ich voraus. Des Weiteren gehe ich davon aus, dass Ihnen Ihr altersspezifisches psychisches und physisches Lernpotenzial voll zur Verfügung steht. Wählen Sie sich bitte Ihren Lernplatz aus! Legen Sie Orte und Zeiten fest, an denen Sie lernen wollen! Informieren Sie im Vorfeld Ihren Partner und Ihre Freunde über Ihr Lern- oder Arbeitsprojekt und darüber, dass es seine Zeit braucht, bis Sie damit fertig sein werden! Sagen Sie von vornherein Zeiträubern aller Art und Gestalt den aktiven Kampf an: Schalten Sie Handy, Smartphone oder Festnetztelefon stumm, unterdrücken Sie die Erinnerungsfunktionen Ihres Laptops und teilen Sie Ihrer Umgebung mit, dass Sie in eine störungsfreie Arbeitsphase eintreten.

Schaffen Sie für sich eine entspannte Atmosphäre und ein angenehmes Umfeld, in dem sich sowohl Ihr Körper als auch Ihr Geist wohlfühlen können. Ihr Lernplatz sollte einladend und stimulierend auf Sie einwirken. Haben Sie eine Blume oder ein inspirierendes Symbol im Blickfeld? Vielleicht ein Bild vom geliebten Partner zur Unterstützung? Er kann unter anderem als kritischer, aber stummer Begleiter im Lernprozess dienen. Lassen Sie nur die Unterlagen und Hilfsmittel in Ihrer unmittelbaren Umgebung zu, die Sie gerade für den nächsten Lernschritt benötigen. Vielleicht mögen Sie eine leise musikalische Untermalung? Klassische oder Entspannungsmusik? Ich persönlich bevorzuge Musik, die in der Psychotherapie z. B. bei Entspannungsübungen eingesetzt wird.

Bringen Sie sich in einen optimalen Leistungszustand, der Ihnen ein zügiges Lernen ermöglicht. Wenn sich die

9 Schluss mit dem Lernen? ...   **211**

Lernanforderungen etwa auf dem Niveau Ihrer geistigen Fähigkeiten bewegen, das Thema spannende Erkenntnisse verheißt und Erfolgserlebnisse in Aussicht stellt, dann können Sie stressfrei arbeiten. Die Aufgabe soll Sie fordern, aber nicht überfordern. Sie haben dann gute Chancen, in den sogenannten Flowzustand zu kommen. In diesem Zustand der „glückseligen Selbstvergessenheit", wie Mihaly Csikszentmihalyi, einer der Väter der Positiven Psychologie es bezeichnet, gelingt Lernen am besten, und Sie sind ständig selbstmotiviert.

Stimmen Sie sich in das Lernthema ein und beginnen Sie mit einer einminütigen Atemübung, wie im Abschn. 7.3 beschrieben. Konzentrieren Sie dann Ihre Gedanken auf das Lernprojekt: Stellen Sie sich vor, wie es ist, wenn Sie bereits im Besitz des Wissens wären, was Sie damit alles anfangen würden und auf wen das Gelernte Eindruck machen könnte! Starten Sie mit der Wiederholung des Lernstoffes vom vergangenen Mal. Stellen Sie sich Kontrollfragen und versuchen Sie kreative, nicht alltägliche Antworten zu finden! Versuchen Sie, assoziative Verbindungen zwischen dem Lernstoff und Ihrem Ruhestandsleben aufzubauen, und seien sie auch noch so absurd. Je ausgefallener und emotionaler die Verknüpfungen, desto leichter verankert sich das neue Wissen im Gehirn. Legen Sie im Geiste Antworten an verschiedenen Stellen Ihres Lernortes ab und schreiten Sie dann den Weg zwischen diesen Plätzen ab. Machen Sie sich Notizen und stellen Sie den Lernstoff, die Sprachvokabeln oder die Fakten mit Ihren eigenen Worten, in einprägsamen Skizzen und Bildern dar.

Denken Sie immer daran, dass Ihr Gehirn Begriffe und ihre Bedeutungen, Daten, Fakten und erforderliche Verknüpfungen in den Pausen zwischen der Wissensvermittlung abspeichert. Sorgen Sie also für genügend Unterbrechungen und Abwechslung zwischen den einzelnen Lernsequenzen. Gehen Sie in die Natur hinaus spazieren. Das lässt Sie neue Umwelteindrücke sammeln, regt den Kreislauf an und führt den Lungen frischen Sauerstoff zu. Und wenn Sie eine Sache nicht verstanden haben oder noch Eingebungen brauchen: Beauftragen Sie einfach ihr Unbewusstes mit der Lösungssuche. Sie wissen bereits, wie das funktioniert ... Und wenn es doch mal wieder komplizierter wird: Welche Strategien hatten Sie in früheren Berufs- oder Alltagssituationen parat, um vergleichbare Herausforderungen zu meistern? Was müssten Sie am Problem verändern, um eine frühere Lösung aus dem Berufsleben jetzt im reifenden Unruhestand anzuwenden?

In der dritten Lebensphase kann sich die Lernzeit vervielfachen, wenn Sie neuen Lernstoff verstehen und sich ungewohnte Fertigkeiten aneignen wollen. Entscheiden Sie bereits nach einer ersten Sichtung des gesamten Lernumfanges, was für Sie schwierig und was weniger schwierig sein könnte und teilen Sie die benötigte oder verfügbare Zeit dem Schwierigkeitsgrad entsprechend auf. Beginnen Sie möglichst mit einem Lerninhalt, der Ihnen ein rasches Erfolgserlebnis verspricht, und wählen Sie dann ein etwas komplizierteres Thema, das Sie wahrscheinlich fordern wird. Wechseln Sie das Anforderungsniveau möglichst von Lernsequenz zu Lernsequenz. Damit schaffen Sie zum einen Abwechslung für sich und zum anderen aktivieren Sie unterschiedliche neuronale Netze in Ihrem Kopf.

Unsere Leistungsbereitschaft ist nicht gleichmäßig über den Tag verteilt. In der Regel haben Menschen am Vormittag und am späten Nachmittag ein Leistungshoch. Finden Sie für sich heraus, zu welchen Zeiten Sie Ihr Gehirn und Gedächtnis am produktivsten nutzen können und richten Sie ein störungsfreies Lernen möglichst in diesen Zeitfenstern ein. Womöglich bevorzugen Sie im reifen Alter den frühen Morgen, um neues Wissen optimal aufzunehmen oder effektiv einer Beschäftigung nachzugehen.

Diese und weitere förderliche Faktoren für das Lernen in der nachberuflichen Lebensphase habe ich in Abb. 9.1 noch einmal zusammengefasst.

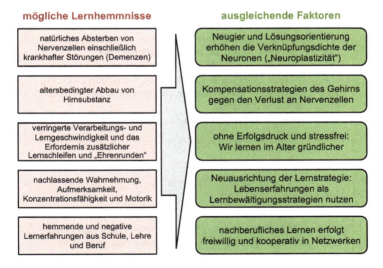

Abb. 9.1 Nachberufliches Lernen wird durch viele Faktoren unterstützt

214 W. Schiele

Nehmen Sie sich nun ein kleines Lernziel vor, z. B. das Erlernen eines Gedichtes. Wie wäre es mit Hermann Hesses Gedicht „Stufen", das so wunderbar den Wechsel von einem Lebensabschnitt in einen anderen beschreibt? Sie finden es im Geleittext zum Buch.

- Beginnen Sie mit dem Herstellen eines positiven, entspannten und motivierten Zustandes.
- Verschaffen Sie sich einen Überblick über den Umfang und den Schwierigkeitsgrad des Gedichtes. Schätzen Sie ein, wie viel Zeit Sie voraussichtlich benötigen werden, um das Gedicht auswendig zu lernen und vortragen zu können.
- Zergliedern Sie das Gedicht in verschiedene Teile und lernen Sie es in kleinen Einheiten. Setzen Sie dann das Werk wieder zusammen.
- Testen Sie verschiedene Lerntechniken: Lesen Sie sich das Gedicht laut vor, hören Sie das Gedicht von einer CD und lassen Sie es sich von jemandem vorsprechen. Lernen Sie leichter, wenn Sie es gar abschreiben?
- Lernen Sie nicht nur den reinen Text, sondern versuchen Sie auch emotional und bildlich nachzuempfinden, welche Episoden, Orte oder auch Personen Sie mit dem Inhalt verbinden können.
- Wie fühlen Sie sich nach dieser Lernaufgabe?

Kompakt für die Praxis

Genießen Sie Lernen im Ruhestand mit allen Sinnen! Gefühlsmäßig aufregendes, inneres Erleben führt zu beglückenden Lernerfolgen in Ihrer dritten Lebensphase.

> Mit zunehmendem Alter benötigen Sie mehr Lernschleifen. Wiederholungen sind jedoch die Straßenbauer des Lernens. Neugier und Wissensdurst auf Unbekanntes vernetzen Ihr Gehirn und halten es frisch und gesund.
> Nutzen Sie beim Lernen im Alter die Erkenntnisse der Neurowissenschaften und Ihre eigenen Lernvorlieben. Schaffen Sie zwanglose Lust im Umgang mit neuen Lerninhalten.

Vielleicht kann man unser spätes Alterswissen mit einem Baum vergleichen: Die Wurzel stellt unsere berufliche Identität dar, aus der wir kommen. Der Stamm verkörpert all unsere kraftvollen Lebenskompetenzen, die wir uns angeeignet haben, und die Krone, das Blätterwerk, symbolisiert die immer wieder austreibende Neugier nach lebenslangem Erkenntnisgewinn.

9.3 Motivatoren für alterskonformes Lernen

Noch vor einigen Jahren meinte man, das sogenannte „lebenslange Lernen" sei der Stein der Weisen, ohne jedoch die Bildungsinhalte und -ziele in den einzelnen Lebensphasen konkret benennen zu können. Hinter dem Begriff stand ein Konzept, das Menschen von der frühesten Kindheit bis ins hohe Alter zum effektiven Lernen befähigen sollte. Ende der 1990er-Jahre ersetzte man das Adjektiv lebenslang durch den Terminus lebensbegleitend. Das Jahr 1996 wurde sogar zum „Europäischen Jahr

216 W. Schiele

des lebensbegleitenden Lernens" ausgerufen. Doch auch danach waren sich Pädagogen, Soziologen und Bildungspolitiker nicht wirklich einig, was genau damit gemeint sei, geschweige denn, dass sich die Mehrheit der Menschen mit diesem Konzept identifiziert hätte. Schon die klassische Bildungsformel, nach der 70 % aller Menschen lernagil seien, also lernwillig und bereit, aus ihrem Job heraus von Vorgesetzten und Mitarbeitern etwas zu lernen, erweist sich heute als nicht mehr haltbar. Nach neuesten Untersuchungen sind etwa 60 % aller Arbeitnehmer lerntechnisch zurückhaltend oder passiv und 30 % haben mit Lernen überhaupt nichts am Hut. So steht die Mehrheit der Beschäftigten dem Lernen – auch im Hinblick auf ihre schlechten Erfahrungen aus der Schule und der beruflichen Fortbildung – skeptisch gegenüber. Ein Teil fühlt sich bevormundet, wenn nicht sogar bedroht von den ständigen Bildungsanforderungen. Und manch einer vermutet hinter dem Qualifizierungsdruck ihrer Vorgesetzten sogar den Beweis dafür, dass er unfähig sei.

Wie steht es mit Ihnen? Konnte Sie schulisches Lernen damals begeistern? Welche Motivatoren trieben Sie während Ihrer Lehre oder Ihres Studiums an? Welche innere Neugier entfachte bei Ihnen die betriebliche Weiterbildung? Wurden Sie zwangsweise zu Fortbildungen delegiert, weil das Budget ausgeschöpft werden musste oder Ihr Vorgesetzter sonst zum Personalchef einbestellt wurde? Oder gingen Sie freiwillig und neugierig zu einem Workshop? Mangelte es an der Qualität der Stoffvermittlung oder an fehlenden Lernanreizen? Oder lud Sie Ihr Fachvorgesetzter nach der Bildungsmaßnahme zu einer Nachbereitung mit der Aussicht auf einen neuen beruflichen

Karriereschritt ein? Oder waren Sie nach der Weiterbildung nur frustriert über die liegengebliebene Arbeit, die Sie nun nachholen mussten?

An der Wende zum Ruhestand müssen Sie sich darüber wirklich keine ernsthaften Gedanken mehr machen. Sie haben jetzt die einzigartige Chance, Ihre ganz persönliche Lust am Lernen neu zu definieren und Ihre Fähigkeit zum Lernerfolg (wieder) zu entdecken. Denn das beste Lernen ist jenes, welches aus Ihnen selbst heraus, aus intrinsischer Neugier, entsteht. Die beruflichen Bildungssysteme haben Sie hinter sich gelassen; jetzt können Sie Ihr eigenes Lernprogramm starten! Nicht lebensbegleitend oder lebenslang, sondern alterskonform. Die wichtigsten Motivatoren dafür möchte ich Ihnen jetzt vorstellen (Abb. 9.2).

Bewusst die Belohnungssysteme der Natur anzapfen
Gut möglich, dass wir für unsere dritte Lebenszeit einen bisher unbewussten Auftrag der Natur für das Lernen mitbekommen haben. Denn ein aktiver Geist, ein vom Besitzer gefordertes und beanspruchtes Gehirn, ist der beste Schutz gegen demenzielle Erkrankungen. Lernen ersetzt jetzt im (Un-)Ruhestand die weggefallenen geistigen Anforderungen aus dem Beruf – mit dem Unterschied, dass wir in der dritten Lebensphase selbstbestimmt und auf uns selbst fokussiert, zwangloser und lustvoller mit den Wissensangeboten umgehen können. Immer dann, wenn wir ein Lernziel erreicht haben, kommen selbstbelohnend unsere körpereigenen Drogen zum Einsatz. Insbesondere unser Glückshormon Dopamin wird ausgeschüttet und schenkt uns Momente des Glücks und der Zufriedenheit. Aus einer Vielzahl von belastbaren Untersuchungen wissen

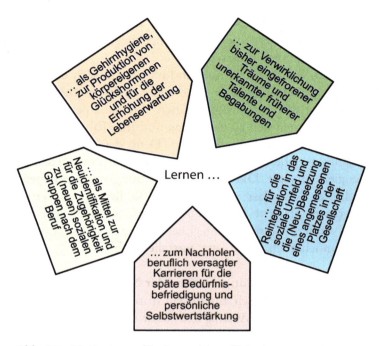

Abb. 9.2 Motivatoren für das nachberufliche Lernen

wir, dass ein aktiv lernendes Gehirn sogar unsere Lebenserwartung erhöhen kann: Lernen als Katalysator für die Effizienzerhöhung unseres Denkorgans und zugleich als ein Mittel zur Lebensverlängerung – überraschend gute Aussichten für aktives Altern!

Späte Sehnsuchtsziele durch Lernen erreichen

Lernen ist die Voraussetzung für das Aneignen zusätzlicher Fähigkeiten und das Vorspiel zum Ausleben neuer Hobbys. Wenn Sie die Weiten der Weltmeere noch mit einer Yacht erkunden wollen, müssen Sie den sogenannten

9 Schluss mit dem Lernen? ...   **219**

Sporthochseeschifferschein ablegen. Dazu benötigen Sie u. a. umfangreiches Wissen in der Navigation, im Schifffahrtsrecht, in der Wetterkunde und jede Menge Segelkenntnisse. Selbst wenn Sie nur Fische angeln wollen, brauchen Sie einen Angelschein und müssen wissen, wozu man Sargblei verwendet, was Schlundzähne sind und wann bestimmte Fischarten ihre Schonzeit haben. Vielleicht fehlte Ihnen in der ersten und zweiten Lebensphase die Zeit für die Aneignung dieses Wissens. Jetzt können Sie die verpassten Dinge nachholen. Setzen Sie sich noch einmal dem Kitzel der Prüfungsangst aus und genießen Sie dann Ihre späten Erfolgserlebnisse. Lernen taugt hervorragend als Mittel zur Erhöhung der Lebenszufriedenheit! Je älter Sie werden, desto höher wird Ihr Zufriedenheitsgrad über das Erreichte sein. Es wird einen großen Unterschied machen, „noch" mit 75 Jahren Mandarin gelernt zu haben, als „schon" mit 55 Jahren Harfe spielen zu können. Gut möglich, dass Sie in Ihrer aktiven Berufszeit einem Vorgesetzten den Ingenieurstitel neideten – wer und was hält Sie jetzt davon ab, den Bachelor oder Master nachzuholen? Es muss ja nicht im ursprünglichen Ausbildungsberuf sein! Und Sie wären keinesfalls der Erste, der mit weit über 60 Lebensjahren noch im Studienfach Geowissenschaften promoviert oder einen Bestseller über die Kampfstrategie der Raubameise schreibt. Alles, was Sie durch selbstbestimmtes Lernen erreichen, verlängert Ihre persönliche Erfolgsliste, macht Sie zufriedener und glücklicher.

Sich durch aktives Mitwirken im Alter reintegrieren

Wer sagt denn, dass man uns Alte, Ruheständler und Rentner in dieser Gesellschaft nicht mehr braucht? Vielleicht fragen wir nur die falschen Menschen und Instanzen. Es ist ein Mythos zu behaupten, dass uns niemand mehr haben will und dass für unsere Generation in der Industrie 4.0 kein Platz mehr wäre! Man denke nur an die Reintegrationsvorhaben großer deutscher Konzerne, wie Daimler, die das Erfahrungswissen der 60- bis 70-Jährigen in projektbezogene intergenerative Teams zurückgeholt haben – oder an die als „Senior Professionals" reaktivierten Ruheständler, die z. B. bei der ZF Friedrichshafen ihr lebenslang gewachsenes Wissen und Know-how an jüngere Mitarbeiter weitergeben! Hier wird echte Generativität gelebt und produktiv genutzt. Und dann gibt es da noch einzigartige soziale Onlineplattformen, wie „MASTERhora", die gezielt erfahrene Fach- und Führungskräfte 50 plus in einem Intelligenzpool im Geiste historischer Bibliotheken zusammenführen. Unternehmen bekommen hier die Möglichkeit, diesen Pool für gemeinsame Projekte aktiv zu nutzen. Damit wertvolle Expertisen, die nicht ad hoc erneuert werden können, auch erhalten bleiben. Und noch etwas: Haben wir denn mit Nachdruck versucht, uns in unseren früheren Unternehmen als Mentoren für die Generation Y anzubieten? Oder haben wir einmal darüber nachgedacht, als „Social Entrepreneur" durchzustarten, um im Sinne eines sozialen Unternehmertums für den nachhaltigen Wandel der Gesellschaft zu sorgen? Haben wir uns aktiv um die altersgerechte Gestaltung von Arbeitsplätzen und die Beschreibung neuer Arbeitsinhalte für angehende Senioren gekümmert? Das alles wären Wiedereingliederungschancen in das lebendige soziale Netzwerk, die Reaktivierung unserer Kompetenzen.

Durch Neuausrichten späte Genugtuung erlangen

Einmal angenommen, Sie wurden im Beruf immer wieder in eine Entwicklungsrichtung gedrängt, die Sie als suboptimal empfanden. Sie wurden auf Seminare und Weiterbildungen geschickt, die zwar die Statistik Ihrer Abteilung schönten, aber Ihnen persönlich keine wirkliche Befriedigung brachten. Immer wieder mussten Sie sich den ökonomischen Zwängen Ihres Arbeitgebers unterordnen. Könnte es für Sie jetzt nicht eine Art später Genugtuung, vielleicht sogar eine Form von „Vergeltung" sein, sich punktgenau das Wissen anzueignen, das Ihnen vorenthalten wurde während Ihres Berufslebens? Erlernen Sie kompromisslos und triumphierend, selbstbestimmt und sinnorientiert jetzt genau die neuen Fähigkeiten und Fertigkeiten, die Ihnen während ihrer Berufskarriere versagt blieben! Wenn schon Ihre Vorgesetzten nicht erkannt hatten, wie Sie Ihr Potenzial und Ihre schlummernden Kompetenzen optimal nutzen konnten, dann beweisen Sie es sich jetzt selbst! Nehmen Sie die Herausforderung an und arbeiten Sie an Ihrer Selbstoptimierung. Es wird Ihren Selbstwert und Ihre positive Selbstwahrnehmung im Alter erheblich stärken. Und Sie werden sich damit vielleicht auch noch den einen oder den anderen veruntreuten Kindheitswunsch erfüllen.

Lernen als Schritt zu neuen Gruppenzugehörigkeiten

Im Laufe unserer Entwicklungsgeschichte waren wir als Individuum auf die menschliche Gemeinschaft angewiesen. Allein hätten wir nicht überlebt, sondern wären erfroren, verhungert oder gefressen worden. Wir brauchten die Bindung an unsere Erzeugerwesen genauso wie die

222   W. Schiele

Zugehörigkeit zu einer Gruppe von Menschen mit vergleichbaren Zielen. Sie gab uns Schutz vor dem Herausfallen aus dem Gemeinwesen. Lernen trägt dazu bei, die eigene Identität weiterzuentwickeln und diese in neue Gruppensysteme einzubringen. Im Ergebnis eines Lernprozesses fühlt man sich als gleichberechtigter Teil einer anderen Welt. Durch Wissensaneignung kann ein völlig neues Zugehörigkeitsgefühl entstehen, und man verspürt eine zusätzliche Gruppenidentität. Das macht uns in den meisten Fällen innerlich stolz und reicher und leistet einen großen Beitrag zu unserem persönlichen Wachstum.

Der Mensch strebt von Natur aus Wachstum an: materielles und ideelles. Und lernen heißt, weiteren mentalen Reichtum auch im Alter anzuhäufen. Wir brauchen zur Selbstverwirklichung in unserer dritten Lebensetappe zwei psychologisch wichtige Dinge: etwas, woran wir weiterwachsen können, und etwas, was weitere Gruppenzugehörigkeiten schafft und festigt.

- Welches Wissensgebiet möchten Sie sich noch erschließen? Worauf sind Sie neugierig?
- Wo in Ihrer unmittelbaren Nachbarschaft oder in der Region könnten Sie für sich passende Bildungsangebote einholen? Recherchieren Sie im Internet und befragen Sie Freunde und Bekannte.
- Welcher Gruppe von Menschen möchten Sie gern angehören? Wer möchten Sie darin sein und welche neue soziale Rolle annehmen?
- Was müssen Sie für eine gleichberechtigte Stellung in Ihrer neuen Zielgruppe lernen?

9 Schluss mit dem Lernen? ... **223**

> **Kompakt für die Praxis**
>
> Sie stehen nicht mehr unter dem Druck, etwas lernen zu müssen. Im Ruhestand dürfen Sie auf der Basis absoluter Freiwilligkeit und einzig in Ihrem Eigeninteresse lernen.
>
> Testen Sie die sozialen Netzwerke im Internet. Auf verschiedenen Plattformen, wie z. B. MASTERhora, können Sie sowohl neues Wissen erwerben als auch Ihre eigenen Kompetenzen und Fertigkeiten anbieten.
>
> Altersgerechtes Lernen kann vor demenziellen Erkrankungen schützen und trägt zur Erhöhung Ihrer Lebenserwartung bei.
>
> Lernen ist sowohl die Quelle für Ihren persönlichen Erfolg als auch ein wichtiger Garant für die Aufrechterhaltung und den Ausbau Ihrer sozialen Bindungen.
>
> Lernen im Alter lohnt sich. Es bedeutet Spaß, Erfolg und Wachstum.

Die soziale Gruppenzugehörigkeit ist im fortschreitenden „Ruhestand" von besonderer Bedeutung – weil sie Ihnen einen festen Platz in der Gesellschaft zuweist und Ihnen das Gefühl des Gebrauchtwerdens gibt. Wenn Sie der späte, reife Ehrgeiz packt: Holen Sie sich noch den Doktorhut oder qualifizieren Sie sich zum unabhängigen und öffentlich bestellten Rentenberater. Lernen eröffnet Ihnen auch nachberuflich alle Möglichkeiten für eine aktive und konstruktive Lebensgestaltung.

10

Die Endlichkeit der eigenen Existenz – oder: Was wir bisher erfolgreich verdrängt haben

Am Ende gilt doch nur, was wir getan und gelebt – und nicht, was wir ersehnt haben.
(Arthur Schnitzler)

10.1 Lebensbestimmende Kernthemen

Im Leben eines jeden Menschen gibt es nur zwei wirklich wichtige Termine. Der eine ist uns bekannt: Es ist der Tag unserer Geburt. Den anderen kennen wir nicht: Es ist der Tag unseres Abschiedes. Den einen wiederholen und feiern wir, mal mit guten, mal mit weniger guten Gefühlen. Den anderen ignorieren wir erfolgreich, fast ein ganzes

© Springer-Verlag GmbH Deutschland, ein Teil von
Springer Nature 2018
W. Schiele, *Rastlos im Beruf, ratlos im Ruhestand?*,
https://doi.org/10.1007/978-3-662-56567-4_10

Leben lang. Doch es gibt keine Möglichkeit, diese beiden Termine zu verschieben …

Ja, mit großer Wahrscheinlichkeit haben Sie und ich es erfolgreich geschafft, Gedanken und Überlegungen an den Tod in weite Ferne zu schieben. Vermutlich waren die meisten von Ihnen, so wie ich auch, Meister der Verdrängung von Gedanken an den Tod. Wir hatten ja anderes, wichtigeres zu erledigen. Im Alter von 30 oder 40 Lebensjahren dachte fast niemand an den eigenen, natürlichen Tod. Vor uns lagen noch zwei Generationen, die mit großer Gewissheit vor uns diese Welt verlassen würden. Viel zu weit entfernt lag der statistisch wahrscheinliche Zeitpunkt unseres Abschiedes. Nun, nach dem Durchschreiten der Lebensmitte, haben wir regelmäßig nur noch eine Generation vor uns – und wenn diese ade sagt, dann steht niemand mehr zwischen uns und dem Tod. Je mehr wir uns dem Alter um die 80 annähern, desto mehr Gedanken und Bilder über das, was da kommen wird, tauchen in uns auf. Die stetige Annäherung an einen nicht wirklich konkreten, greifbaren Zeitpunkt verlangt nach neuen Antworten. Wir sind im Alter weitaus selbstreflektierender und ichbezogener gestrickt. Wir treten mehr oder weniger bewusst und intensiv in eine transzendentere und vielleicht auch spirituellere Welt ein. Wir haben Zeit, uns auf Gedanken über unser Ableben und das unbekannte Danach einzulassen. Dazu trägt ganz erheblich auch der Tod gleichaltriger Wegbegleiter bei. Viele der aufgeschobenen Fragen drängen von selbst empor an die Oberfläche unserer Gedankenwelt und verlangen nach Antworten. Natürlich kämpfen wir noch gegen das Unausweichliche an, aber wir spüren bereits sehr klar und deutlich, dass uns dieser Kampf nicht zum Sieger machen wird. Es wird Zeit für Fragen wie: „Hatte mein Leben einen Sinn?" oder „Bereue ich Geschehenes oder Ungetanes?" oder „Gibt es noch unfertige Baustellen in meinem Leben?".

Irvin Yalom, ein US-amerikanischer Psychoanalytiker und Schriftsteller, hat in seinem Lebenswerk *Existenzielle Psychotherapie* seine jahrzehntelangen Erkenntnisse über die wirklich wichtigen, lebensbestimmenden Fragen der Menschen zusammengefasst. Er kommt zu dem Schluss, dass es menschliche Tiefenstrukturen gibt, die er als sogenannte „letzte Dinge" bezeichnet, welche unseren Lebensweg entscheidend prägen, existenzielle Konflikte auslösen und vielfach die Ursache für psychische Störungen sind: der Tod, die Freiheit, die Isolation (oder auch Einsamkeit) und die Sinnlosigkeit. Diese letzten Dinge betrachtet er in enger Verbindung und im Zusammenspiel mit ihren Antagonismen: dem Erleben, der Verantwortung, der Verbundenheit und mit dem Lebenssinn.

Ein existenzieller Konflikt entsteht zweifellos durch die Beziehung zwischen **Leben und Tod.** Wir Menschen sind die einzigen Lebewesen, denen die Endlichkeit ihrer Existenz bewusst ist. Schon als Kinder mussten wir uns mit dem Tod befassen. Damals nahmen viele von uns an, er sei lediglich eine Art temporäre, schlafende Abwesenheit von der Gegenwart. Später, im Jugend- und Erwachsenenalter, als wir über uns selbst, die Welt und deren Regeln reflektieren konnten, nahm uns das bewusste Erleben voll und ganz ein. Wir verdrängten die Endgültigkeit, die mit dem Tod verbunden war, weil sie uns vor allem eines machte: Angst. Jetzt, dem Lebensende schon weitaus näher gerückt, wird uns bewusst, dass wir neben unserer psychischen Existenz auch alle Erfahrungen, unser komplettes Wissen und unsere Beziehungen zur bekannten Welt unausweichlich verlieren werden. Erinnern Sie sich an die Frage nach dem Wunschlebensalter weiter vorn im Buch? Zehn Prozent aller Befragten wollten ewig leben. Doch unendlich langes Leben wäre sinnlos, wertlos und … ewig langweilig. Erst die Idee der Begrenztheit der eigenen Existenz verleiht dem Leben einen hohen Wert. Denn sie fordert nachdrücklich Zielsetzungen im Leben ein, verlangt von uns Rechenschaft für Erreichtes und drängt nach Antworten auf die Frage nach dem Lebensglück. Die Beschränkung durch den Tod ist also kein lebensfeindliches Prinzip; er schließt den Erlebens- und Erfahrungszyklus ab und sorgt dafür, dass Neues in den Kreislauf geschickt wird. Endlich zu leben bedeutet gleichzeitig auch, endlich mit dem Leben zu beginnen …

Ein weiterer Spannungsbogen baut sich zwischen den Optionen von **Freiheit und Verantwortung** auf. Wir sind völlig vorgabefrei auf diese Welt gekommen. Niemand hat uns Verhaltensmaßregeln, Unterlassungsbotschaften oder To-do-Listen mitgegeben. Dem uns umgebenden Universum ist es völlig egal, was wir hier tun. Wir verfügen über eine ungeheuer große Anzahl von Wahlmöglichkeiten und Freiheitsgraden. Ihre große Fülle führt oftmals zu großer Unsicherheit und kann uns Angst einjagen. Die erdrückende Vielfalt der Optionen schreit danach, Verantwortung für Getanes, aber auch Unterlassenes zu übernehmen. Damit kann Freiheit zu einer großen Bürde werden, denn die Mehrheit der Menschen wünscht sich klare Vorgaben in dieser Welt. Mit dem Übergang in den Ruhestand werden wir nicht automatisch in eine

10 Die Endlichkeit der eigenen Existenz ...   229

entscheidungsfreie Lebenszeit entlassen. Nach wie vor haben wir die Pflicht zur Wahl: uns für eine konstruktive Altersaufgabe zu entscheiden oder uns zurückzuziehen, loszulassen von beruflichen Werten oder eine neue Wertewelt zu entdecken, altersbedingte Gesundheitszustände anzuerkennen, sie zu bekämpfen oder ihre Anwesenheit gar zu leugnen. Wir sind zur Entscheidung geboren. Unter anderem auch dafür, uns für die rasanten Veränderungen in der Welt zu entscheiden und aktiv zu handeln. Denn wir könnten sonst z. B. zunehmend den Kontakt zur digitalisierten Welt verlieren. Wir sollten den tief verwurzelten Glaubenssatz vieler Vorgängergenerationen ernsthaft überdenken, der da lautete: „Das lohnt sich ja eh nicht mehr in unserem Alter, wir sind sowieso in ein paar Jahren unter der Erde." Die Verlockung, die eigene Entscheidungsfreiheit zu sabotieren und sich dem Mainstream fremder Meinungen anzupassen, ist zweifellos groß. Doch wir sind im Ruhestand von einer Vielzahl von Zwängen entbunden und müssen uns nicht ins Beliebige flüchten. Wir sollten daher im Alter klar Verantwortung für uns selbst übernehmen und eine feste Position zur Welt, in der wir leben, beziehen. Der aufrichtige Umgang mit Freiheit sollte uns vor dem Hintergrund unseres komplexen Erfahrungsschatzes einen motivierenden, kraftvollen und intensiven Unruhestand bescheren.

Konfliktträchtig und spannungsgeladen treffen auch die beiden Gegenspieler **Isolation und Verbundenheit** aufeinander. Wir betreten diese Welt allein und durchleben unsere Existenz auch völlig allein. Trotz aller Beziehungen und Kontakte sind wir in uns und mit uns lebenslang isoliert. Diese existenzielle, biologische

Abgrenzung ist durch keinerlei Beziehung kompensierbar oder überwindbar. In die innere Welt anderer Menschen einzudringen ist per se nicht möglich. Der Abgrund zwischen unserem Selbst und anderen Lebewesen ist unüberbrückbar. Das ist eine ursprüngliche Quelle der Angst, mit der wir durch die Welt gehen und die wir aushalten müssen. Zwischenmenschlich kann diese Isolation teilweise überwunden werden, indem wir mit Freunden, Partnern oder Gleichgesinnten in Berührung kommen, sie lieben oder uns mit ihnen austauschen – kurz: Bindung suchen. Doch schon heute ist jeder dritte Deutsche über 60 Jahre Single. Das Potenzial für die Vereinsamung im Alter ist also bereits demografisch vorgezeichnet. Deshalb gehört es zu den wichtigsten Aufgaben im fortschreitenden Lebensalter, den Kontakt zu Informationen, Netzwerken und vor allem zu anderen Menschen dieser Welt nicht abreißen zu lassen. Der Auf-, Neu- und Ausbau von Beziehungsnetzwerken ist von immenser Bedeutung. Die Digitalisierung und die elektronische Vernetzung der Welt können dazu beitragen, dass wir im Altern eine neue Verbundenheit aufbauen und pflegen können, wie sie vielen Generationen vor uns noch technisch verwehrt war. Darin besteht der verbindende Wert des Informationszeitalters und gleichsam unsere Chance zur Teilhabe an interpersonellen Kontakten. Allerdings ist es wenig sinnvoll, wenn sich die Beziehung lediglich im „Liken" einer Information manifestiert. Eine echte Beziehung baut sich erst dann auf, wenn man den gegenseitigen Austausch seiner inneren Werte und Überzeugungen pflegt. Unsere existenzielle Isolation kann jedoch auch die trickreichste Technik nicht überwinden …

10 Die Endlichkeit der eigenen Existenz ... 231

In starkem Widerspruch zueinander stehen auch die **Sinnlosigkeit und die Suche nach dem Sinn.** Das Leben hat uns keinen Sinn mitgegeben; unser Zweck und unsere Bestimmung auf Erden bleiben erst einmal unergründlich. Außerhalb des eigenen Selbst wissen wir nicht einmal, ob es eine objektive Welt wirklich gibt oder ob wir sie uns lediglich konstruieren. Die Welt „verhält" sich uns gegenüber völlig sinnfrei und gleichgültig. Außerhalb unseres Selbst ergibt die Welt nicht wirklich Sinn. Wenn uns kein Sinn mitgegeben wurde, dann kann er immer nur aus unserem eigenen Inneren heraus entstehen, genau dann nämlich, wenn wir Antworten auf die Fragen des Lebens suchen. Mit der Ruhestandszeit bricht eine Lebensphase an, in der sich viele von uns Sinnfragen stellen. Zum einen rückblickend auf die Vergangenheit: „Hatte mein (Berufs-) Leben einen wichtigen Zweck und tieferen Sinn verfolgt? Schaue ich mich reuevoll und zweifelnd um oder macht es einfach nur Spaß, das Leben und seine Erfolge Revue passieren zu lassen?" Zum anderen mit dem Blick in die Zukunft: „Was steht mir im Alter bevor? Gibt es noch eine Mission, eine Aufgabe zu erfüllen? Wenn ja: Wie könnte sie lauten und warum fange ich jetzt nicht gleich mit ihrer Umsetzung an?" Unsere Fragen verändern sich im Verlaufe des Lebens. Vielleicht fragen wir uns jetzt zum ersten Mal, wer wir wirklich sind, wo wir herkommen und wohin uns unser Weg führt. Wer sagt uns, was richtig ist? Wie deuten und interpretieren wir im reifen Alter unser Verhältnis zur Welt? Sind wir als Menschen nur ein zweckgebundenes Testphänomen der Natur? Oder sind wir – gerade im reifen Alter – aufgefordert, bewusst und sinnsuchend einen

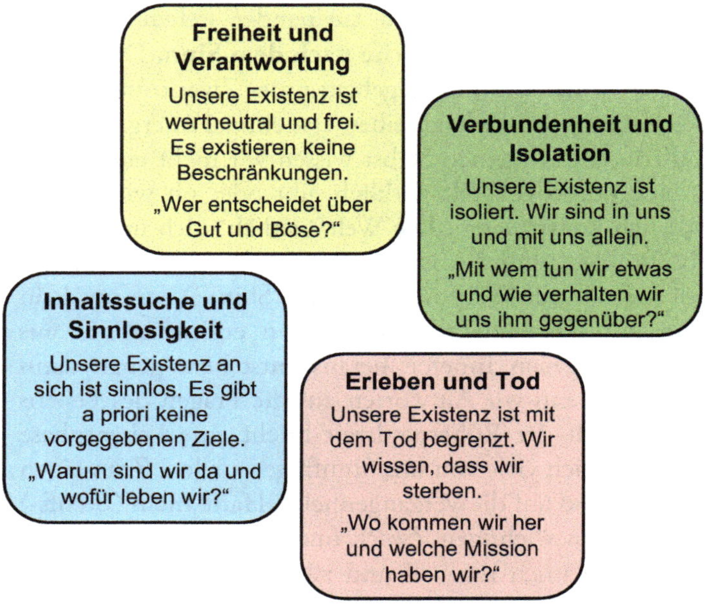

Freiheit und Verantwortung

Unsere Existenz ist wertneutral und frei. Es existieren keine Beschränkungen.

„Wer entscheidet über Gut und Böse?"

Verbundenheit und Isolation

Unsere Existenz ist isoliert. Wir sind in uns und mit uns allein.

„Mit wem tun wir etwas und wie verhalten wir uns ihm gegenüber?"

Inhaltssuche und Sinnlosigkeit

Unsere Existenz an sich ist sinnlos. Es gibt a priori keine vorgegebenen Ziele.

„Warum sind wir da und wofür leben wir?"

Erleben und Tod

Unsere Existenz ist mit dem Tod begrenzt. Wir wissen, dass wir sterben.

„Wo kommen wir her und welche Mission haben wir?"

Abb. 10.1 Die existenziell „letzten Dinge" (nach Irvin Yalom)

selbstbestimmten Lebensweg zu wählen, der unsere großen Daseinsfragen angemessen beantwortet?

Abb. 10.1 verdeutlicht noch einmal die vier lebensbestimmenden Kernthemen auf einen Blick.

Schauen Sie zeitlich zurück auf den Teil Ihres Lebens, der hinter Ihnen liegt:

10 Die Endlichkeit der eigenen Existenz ... 233

- Was war Ihr erstes prägendes Kernereignis im Leben, an das Sie sich erinnern können? Was hat sich danach in Ihnen verändert?
- Wann fand Ihre erste Begegnung mit dem Tod statt und wie haben Sie darauf reagiert?
- Was war eines der glücklichsten Ereignisse in Ihrem Leben?
- Wie haben Sie den Moment Ihrer größten Freiheit erlebt?
- Wie empfanden Sie die größte Verantwortung, die man Ihnen je übertragen hatte?
- Was war Ihr einsamster Moment im Leben?
- In welcher Situation fühlten Sie sich am engsten verbunden mit anderen Menschen?
- Welche Situation im Leben hat Ihnen gezeigt, dass Leben sinnvoll ist?
- Was erachten Sie als Ihren größten persönlichen Erfolg im Leben?

In einem bayrischen Unternehmen führe ich regelmäßig zweigeteilte Seminare durch: einen Tag Workshop und einen im zeitlichen Abstand von etwa zwei Monaten folgenden Transfertag zur Überprüfung des Lernerfolges. Einem älteren Teilnehmer fehlten nur noch wenige Tage bis zu seiner Verrentung, und er bat mich, bei der Personalabteilung ein gutes Wort einzulegen, damit er auch noch als Rentner am Transfertag des Unternehmens teilnehmen dürfe. Meine Intervention war erfolgreich. Doch einige Tage vor dem Transfertag erhielt ich die Nachricht, dass der Teilnehmer zwischenzeitlich verstorben sei ...

Kompakt für die Praxis

Nutzen wir das Geschenk des Lebens. Verleihen wir ihm unseren Sinn, indem wir auf die vielfältigen Fragen des Lebens unsere ganz speziellen Antworten finden. Ganz im Sinne von Mark Aurel: „Nicht den Tod sollte man fürchten, sondern dass man nie beginnen wird zu leben."

10.2 Was den Abschied so schwer macht ...

Kennen Sie die CD und den Song von Rosenstolz „Wir sind am Leben"? Am Anfang des Liedes werden Fragen zum Leben gestellt. Ein wenig abgewandelt und auf uns bezogen: „Haben wir wirklich gelebt? Hat unsere Welt sich wirklich gedreht? Haben wir alles getan?" Und dann kommt der Appell: „Wenn nicht: Fangt an!" Eine beherzte Aufforderung, die sich für uns Unruheständler wie ein letzter Aufruf zum Handeln, Gestalten und Erleben anhört. Denn am Beginn der dritten Lebensphase fühlen wir uns in aller Regel noch kraftvoll und stark für Unternehmungen. Doch ahnen wir bereits, dass diese vitale und antriebsreiche Zeit eines Tages abgelöst wird durch eine labile Phase des zunehmenden Verfalls und einer wahrscheinlichen Pflegebedürftigkeit. Lassen wir die energiebesetzte Zeit am Beginn des Ruhestandes nicht tatenlos verstreichen. Es wird endgültig Zeit für die unerledigten, noch offenen und großen Dinge im Leben!

In unzähligen Untersuchungen werden Menschen darüber befragt, was sie kurz vor ihrem Lebensende wohl am meisten bereuen würden. Als Topantworten erwarten

10 Die Endlichkeit der eigenen Existenz ... 235

wir die vermeintlich handfesten Fehlgriffe im Leben: ungenutzte Ausbildungschancen, eine problematische Berufsentscheidung, eine falsche Partnerwahl, einen selbst verschuldeten Unfall oder ein schlechtes Rollenbild als Eltern. Auf dem Spitzenplatz landet aber eine andere Antwort: Wir haben uns in unserem Leben zu viele Sorgen gemacht! Schon der US-amerikanische Buchautor Dale Carnegie wusste darum und veröffentlichte 1948 seinen Bestseller mit dem ermunternden Titel *Sorge dich nicht – lebe!*. Darin rät er seinen Lesern, das Leben zu genießen und sich nicht von seinem katastrophisierenden Gehirn, das immer den schlechtesten Ausgang einer Unternehmung favorisiert, vereinnahmen zu lassen. Die Australierin Bronnie Ware, über Jahre als Krankenschwester und Sterbebegleiterin tätig, befragte Dutzende von Menschen kurz vor ihrem Tode über die Dinge, denen sie im Leben am meisten nachtrauern. In ihrem Buch *Fünf Dinge, die Sterbende am meisten bereuen* (2015) kommt sie u. a. zu der Erkenntnis, dass sich die Menschen zu wenig um sich selbst gekümmert und sich zu wenig Genuss gegönnt haben. Doch warum?

Es sind zwei Dinge, die uns mehr oder weniger umtreiben in der Zeit der späten Freiheit: Reue und Sorge. Auf der einen Seite steht unser Reuegefühl vornehmlich dafür, etwas Bestimmtes getan oder unterlassen zu haben, unzufrieden mit seinem verstrichenen Leben zu sein und vermeintlich Ungetanes zu bedauern. Reue wirkt immer zurück in die Vergangenheit, hinein in den von uns durchlaufenen biografischen Weg. Neben der Spur gelebt zu haben kann uns in eine Art Torschlusspanik versetzen. Auf der anderen Seite sind es unsere zweigeteilten Sorgen: die Sorge vor der Unbekannten Tod, dem

Selbstschicksal, das man erfahren wird, sowie die Sorge vor der Zukunft der Zurückgebliebenen, den Fremdschicksalen unserer Lebens- und Weggefährten. Sorgen sind immer vorwärtsgerichtet und können uns unsicher und hilflos machen.

Zu einer der nachdenklichsten Übungen, zu der ich während meiner Ausbildungszeit aufgefordert wurde, zählte die Frage: „Was würdest du tun, wenn du noch ein Jahr leben würdest, noch 24 Stunden zu leben hättest oder wenn dir noch eine Stunde Lebenszeit bliebe?" Bei der Suche nach schnellen Antworten explodiert unsere bisher verdeckte Werte- und Sehnsuchtswelt förmlich, komprimiert sich zeitlich auf Bruchteile von Sekunden und wirbelt im Herzen und im Verstand ordentlich Gewissensstaub auf. Haben wir wirklich gelebt, und was ist auf der Strecke geblieben? Was haben wir uns nicht getraut und immer verdeckt gehalten? Wen wollten wir nicht verletzten? Und in der Tat: Zwischen dem Ausmaß der Angst vor dem Tod und der Art, wie wir selbst gelebt und uns verwirklicht haben, gibt es einen unstreitigen Zusammenhang: Je mehr Lebensanteile wir für vertan und unerfüllt halten, desto furchtbarer erscheint uns der Tod. Bei vielen von uns fallen die Schutzschichten, die uns ein Leben fest lang eingehüllt haben – wenn überhaupt – erst kurz vor unserem Abschied ab. Das kann uns auf der Ziellinie noch in die Schuldfalle treiben und einen versöhnlichen Sterbeprozess behindern.

Vielleicht können wir ja der Unendlichkeit ein paar Zeiteinheiten abgewinnen und die eigene Vergänglichkeit ein wenig hinauszögern – und die gewonnene Zeit dann

10 Die Endlichkeit der eigenen Existenz ...   237

für eine sorgenfreiere und ichbezogene Lebensphase nutzen, wie Carnegie und Ware empfehlen. Oder auch die Zeit dafür verwenden, noch etwas zu hinterlassen, um Unterlassenes nicht bedauern zu müssen. Wie lange konservieren sich Ihre beruflichen und persönlichen Werke und Taten in den Worten und Gedanken Ihrer Freunde und Bekannten? Wie lange können Sie sich mit Ihren lebenslangen Aktivitäten in der Erinnerung geliebter Menschen „verewigen"? Haben Sie bereits eine Spur gelegt und für etwas Beständiges, Bleibendes gesorgt, sodass man Ihrer noch in 50, 500 oder sogar 5000 Jahren gedenken wird? Sind Ihre bisherigen Hinterlassenschaften geeignet, zufrieden und glücklich aus dem Leben zu scheiden?

Wir laufen am Ende unserer Lebenszeit auch Gefahr, dass uns keine Zeit mehr bleibt für eine gelassene und akzeptable Lebensbilanz. Denn in unserer „Spaßgesellschaft" ist das frühe Befassen mit dem Tod noch immer ein Tabuthema. Die Auseinandersetzung mit dem Sterben kommt meist erst dann in Gang, wenn wir mehr Zeit zum Grübeln als für die Tagesaufgaben übrig haben. Obwohl der Trend zum offenen Umgang mit dem Sterben langsam zunimmt und sich auch Vertreter jüngerer Generationen dem Thema nicht mehr völlig verschließen, bleibt das Sterben für die Mehrheit der Menschen eine interne, streng geheime Verschlusssache. Das liegt auch daran, dass die lebensverlängernden Maßnahmen der Wissenschaft den Nimbus einer späten Sterblichkeit nähren und den gefühlten Zeitpunkt des Sterbens immer weiter hinauszögern. Nicht wenige hoffen sogar darauf, dass noch zu ihren Lebzeiten Mittel und Wege für die Unsterblichkeit gefunden werden. Alle diejenigen jedoch, die den Tod als naturgegeben betrachten, wünschen sich einen möglichst schmerzfreien Abschied mit einem hohen Maß an emotionaler Ausgeglichenheit.

Wie stellen Sie sich eine gute Sterbensqualität vor? Wie würden Sie selbstverwirklichtes Sterben für sich definieren? Was wäre für Sie ein bestmöglicher, optimaler Übergang in den Tod? Können Sie selbst darauf Einfluss nehmen oder vertrauen Sie auf den Tod im Schlaf? Vielleicht ist es Ihnen auch vergönnt, den letzten Übergang in einer warmen, behaglichen Badewanne zu nehmen, so, wie es einem Onkel von mir mit 92 Lebensjahren erging?

Um mit guten Gefühlen zurückblicken zu können und dem Sterbeprozess befreit und gelassen entgegenzusehen, sollten wir für einen angemessenen Ausgleich sorgen. Gibt es noch offene Rechnungen zu begleichen und wie hoch ist der Preis dafür? Werden wir anderen verzeihen, wie andere auch uns verzeihen werden? Mit wem sollten wir uns noch versöhnen, wem vergeben? Belastet uns noch eine Schuld oder wünschen wir selbst moralisch entschuldet zu werden? Und wem möchten wir gern noch sagen, dass wie ihn lieben, ja vielleicht immer geliebt haben?

Auch wenn es uns gelingt, noch seelische Lasten abzuwerfen und rückblickend eine ausgeglichene, positive Lebensbilanz zu ziehen, wird uns der Abschied in Hinsicht auf das vor uns liegende Unbekannte nicht leichtfallen. Vor allem deshalb, weil wir keinen Schimmer davon haben, was uns erwartet. Der Tod ist inhaltlich nicht definiert. Und genau hier fangen unsere Sorgen an. Was ist das, was unserem Selbst bevorsteht? Eine Ewigkeit des

10 Die Endlichkeit der eigenen Existenz ...   239

Unbewussten? Ist das noch erfassbar? Werden wir noch weiter von uns selbst isoliert, als wir es vorher schon waren? In einen leeren, zeitlosen Raum verschlagen? In das immaterielle Nichts? Werden wir erstarrt und bewegungslos in uns selbst ruhen? Was bleibt von der Seele übrig – ein Rest neuronaler Aktivität, eine unzugängliche Selbst-Bewusstheit, eine isolierte Informationscloud?

Mit unserem psychischen und physischen Ableben geht auch all unser Wissen, gehen all unsere Erkenntnisse und Erfahrungen unwiederbringlich und auf ewig verloren. All unsere Pläne und Vorhaben, die wir in unserer agilen und vitalen Ruhestandszeit nicht angehen konnten, bleiben unerfüllbar. Mit dem Lebensende enden auch die sinnlichen Erfahrungen, die wir nun nicht mehr machen können.

Wenn wir uns von solchen philosophischen Fragen lösen, dann bleiben unsere banalen Zukunftssorgen übrig. Was uns den Abschied schwer machen kann, sind unsere Gedanken an die Zurückbleibenden. Was, wenn unser Tod Verwandten und Freunden tiefsten Kummer und dauernde Trauergefühle bereitet? Was, wenn wir ihnen zur Last fallen und Lebensfreude rauben? Was, wenn unsere Familie und unsere Freunde unseren Tod nicht akzeptieren wollen? Vielleicht entstehen in uns Schuldgefühle wegen unserer Abhängigkeit von anderen Menschen. Womöglich schämen wir uns über unsere Hilfsbedürftigkeit. Denn jetzt können wir nicht mehr für diejenigen sorgen, die lange Zeit von uns abhängig waren. Dies sind alles Fragen, die wir im Vorhinein bedenken und, wenn möglich, vertrauensvoll besprechen und beantworten sollten.

Vielleicht hilft Ihnen folgende Übung, Ihren Umgang mit den existenziellen Fragen zu erleichtern:

> Schreiben Sie sich einen Brief aus der Zukunft, aus einer Zeit, in der Sie kurz vor dem Abschied vom Leben stehen. Versetzen Sie sich in Ihr erwünschtes Sehnsuchtsalter und blicken Sie zurück auf die verflossenen Jahre seit Ihrem Eintritt in den Ruhestand. Schreiben Sie auf, worauf Sie sich noch freuen konnten, welche Konflikte Sie noch gelöst haben und was Ihnen Freude und Genugtuung verschafft hat. Welches Altersprojekt haben Sie noch erfolgreich in Angriff genommen? Wie haben Sie sich gefühlt, als Sie lang Verschobenes erledigt haben? Schreiben Sie in das Notizbuch oder in Ihren Laptop, was Sie an Ihrem Todestag nicht zu bereuen brauchen und was Sie alles dafür getan haben, sorgenfreier durch Ihre dritte Lebensphase zu gehen.

Kompakt für die Praxis

Ziehen Sie zu einem Zeitpunkt Bilanz über Ihr Leben, an dem Ihnen noch ausreichend Zeit für Ihre Selbstreflexion bleibt.

Bestimmen Sie sorgfältig über die Art, wie und den Ort, wo Sie Rückschau über Ihren Lebenslauf halten wollen.

Kommen Sie mit der Familie ins Reine. Finden Sie Ihren inneren Frieden, in dem Sie sich und Ihren Liebsten die Chance auf einen annehmbaren Ausgleich geben.

Versuchen Sie das Leben und seinen Sinn von dessen Ende aus zu verstehen. Das beugt einem belastenden Seelenblues vor und erspart Ihnen den Blick zurück im Zorn und Bedauern.

Bronnie Wares sterbende Interviewpartner haderten u. a. damit, dass sie sich zeitlebens nach den Bedürfnissen und für die Erwartungen anderer ausgerichtet hatten. Deshalb erfüllen Sie sich jetzt die Erwartungen, die Sie an sich selbst noch haben. Dann werden Sie sich von dieser Welt nicht lebensmüde oder lebenshungrig, sondern lebenssatt verabschieden – und vielleicht darin den tieferen Sinn Ihrer Existenz im hiesigen Lebenskreis verstehen.

10.3 Sinnlos glücklich nach dem Beruf

Wann im Leben haben Sie das „Sinn-Los" gezogen? Noch gar nicht? Aufgespart für die dritte Lebenshälfte? Wer oder was hat Sie davon abgehalten, den Sinn im Leben erst so spät zu suchen? – Ach ja, es ist wie mit der Frage nach dem Ruhestand: Vorher haben sich die wenigsten ernsthaft Gedanken darüber gemacht und gemeint, das mit dem Sinn im Leben ergibt sich schon ganz von allein.

Ich persönlich bin davon überzeugt, dass sich unsere Suche nach dem Lebenssinn über mehrere Altersphasen erstreckt und uns lebenslang mit unterschiedlicher Intensität begleitet. Während unserer Jugendzeit begaben wir uns regelmäßig auf die Sinnsuche. Zu dieser Zeit befanden wir uns hauptsächlich auf einer Erkundungstour nach der eigenen Identität. Wir erweiterten unser Verständnis für die Welt und entwickelten ein erstes Endlichkeitsgefühl für unser Leben. Wir ahnten bereits, dass wir unsere tiefere Bestimmung im Leben nicht mit unserer Geburt mitbekommen hatten. Dann folgte eine Zeit der Sinnverdrängung. Die Fokussierung auf das greifbar Nützliche, eine ausgeprägte professionelle Sachbezogenheit und das unmittelbare ergebnisbezogene Handeln standen im Vordergrund unserer vom Beruf dominierten Lebensphase. Haushalt, Job und Termine hatten Priorität. Im Alltag entwickelten wir schlicht und ergreifend keine Ader und nur wenig Impulse für die Suche nach dem Lebenssinn. Diese Lebensphase wurde – wenn überhaupt – nur durch plötzlich auftretende, einschneidende Ereignisse oder durch starke seelische Beben erschüttert, die nach Sinngebung verlangten. Wenn diese Sinngeber in unser Leben traten, dann markierten sie meist entscheidende Wendepunkte im Leben, ließen uns völlig neue Grundsatzentscheidungen treffen oder das Leben komplett neu definieren. Mit fortschreitendem Alter, insbesondere im Stadium des beginnenden Ruhestandes, sind wir mehr denn je an einer global-plausiblen Erklärung für den Sinn des Lebens interessiert. Wir möchten nicht gehen ohne einen finalen Sinn gefunden zu haben. Nach einer langen Zeit des Karriereaufbaus und der Existenzsicherung suchen wir nach abschließenden Antworten auf Fragen, wie: „Worin liegt die Bedeutung meines Hierseins? Welchen Zweck hat meine Existenz auf Erden?" Das kann uns einerseits in eine schwere Sinnkrise führen, aber uns andererseits auch einen wunderbaren und völlig neuen Sinnerfahrungsraum öffnen.

Doch was ist überhaupt der Sinn des Lebens? In meinem Verständnis bedeutet Sinn eine langfristige, viele Einzelziele überspannende Aufgabe, einen erfüllenden Lebensinhalt, der nach einem umfangreichen Wahrnehmungs- und Erkenntnisprozess aus unserem tiefsten

10 Die Endlichkeit der eigenen Existenz ... 243

Inneren heraus geboren wird. Die Sinnfrage ist keine Frage an die Welt, sondern die Antwort auf die Fragen, die das Leben an uns stellt. Sinn entsteht nicht durch die Fragen nach dem „Warum?", „Weshalb?" oder „Woher". Die Sinnfragen im Leben sind nach vorn gewandt und beginnen mit den Worten „Wozu", „Wofür" und „Wohin". Leider gibt es keine allgemeingültigen Antworten darauf. Jeder von uns muss seine ganz individuelle Erfahrung machen und seinen Sinn im Leben finden. Doch es gibt eine kleine Hilfe, einen Wegweiser dorthin. Es sind die „drei Hauptstraßen zum Sinn", wie Viktor E. Frankl (1985), der Begründer der dritten Wiener Psychotherapeutenschule und Entwickler der Existenzanalyse und Logotherapie, sie bezeichnete.

Die erste Magistrale führt zu den Erlebniswerten, zu dem, was uns an Gutem, Schönem und Wahrem in dieser Welt begegnet. Was wir z. B. im Ruhestand genießen können: einen erholsamen und entspannenden Spaziergang, eine späte Liebeserfahrung oder das Vertiefen in ein vortreffliches Kunstwerk. Dazu gehört auch die Erfahrung eines wunderbaren Naturschauspiels ebenso wie der Genuss eines meisterhaften Ballettauftrittes. Die zweite Hauptstraße bringt uns zu den schöpferischen Werten: zu Dingen, Taten und Werken, die wir für uns und andere erschaffen haben; egal ob im Beruf, im Alltag oder im Ergebnis einer ehrenamtlichen Tätigkeit. An den Rändern dieser Straße erblicken wir Häuser, die wir konstruiert haben und Menschen, die wir zu erfolgreichen Ingenieuren oder Künstlern geformt haben. Die dritte Schnellstraße schließlich verläuft durch die Welt der Einstellungswerte, die unsere Beziehung zu unseren vielfältigen Gefühlen beschreibt und uns seelische und körperliche Leiden erträglich macht. Für den Ruhestand bedeutet das, dass wir trotz möglicher körperlicher Einschränkungen oder schwerer Krankheiten ein angepasstes und würdevolles Leben führen können. Werden wir trotz aller Vorsorge und Vorbeugung gebrechlich, so helfen uns unsere Alterskompetenzen und Bewältigungsstrategien, mit denen wir uns auf weniger vitale Tage einstellen können. Friedrich Nietzsche hat das für sich so formuliert: „Wer ein Warum zu leben hat, erträgt fast jedes Wie." All das, was wir links und rechts der drei Straßen wahrnehmen, sind die Bausteine für unser mehrgeschossiges Sinngebäude.

Glaubt man einer Reihe von Untersuchungen zur und mit der Generation 60 plus, dann fühlen sich ihre Vertreter überwiegend glücklicher und zufriedener als in jungen Jahren. Eine Ursache besteht darin, dass sie sich nun frei von den Denk- und Handlungszwängen ihrer beruflichen Entwicklungsphase verwirklichen können und die Suche nach dem Sinn im Leben in ihre dritte Lebenszeit einbezogen haben. Aber muss man zwingend ein Sinnsuchender sein, um eine erfüllte Ruhestandszeit bestreiten zu können? Die an der Universität Innsbruck lehrende Psychologin Tatjana Schnell (2016) beschäftigt sich seit vielen Jahren mit Glücksforschung. Sie hat festgestellt, dass etwa ein Drittel der Menschen zufrieden mit sich ist, ohne dem Sinn des Lebens nachzustellen. Sie nennt sie die „existenziell Indifferenten" und räumt ein, dass man persönliches Glück auch ohne Lebenssinn erleben kann. Damit widerspricht sie ein Stück weit Viktor E. Frankl (1985), der den Sinn zu den wichtigsten Triebkräften der Seele und

10 Die Endlichkeit der eigenen Existenz ... 245

zu einem wesentlichen Kriterium für ein harmonisches und glückliches Leben erklärte. Ungeachtet dessen stehen Glück und Sinn in einem engen Wechselspiel zueinander. Das lässt sich gut an einem aus dem Leben gegriffenen Beispiel erklären. Die Mehrheit aller Eltern ist, bevor deren Kinder auf die Welt kommen, erheblich glücklicher als danach. Das hat mit den Belastungen der Kindererziehung und den jahrelangen Einschränkungen der Partner zu tun. Aber in dem Maße, wie durch die Anstrengungen für die Kinder das eigene individuelle Glücksempfinden nachlässt, bekommt ihr Leben im Gegenzug durch die Tatsache, Nachkommen in die Welt gesetzt zu haben, einen tieferen Lebenssinn. Mit dem Auszug der Kinder aus dem gemeinsamen Zuhause nimmt die gefühlte Glücksintensität später wieder zu. Der Sinn des Elternseins, die Bedeutung, Kinder gezeugt zu haben, aber bleibt und verstärkt sich mit den Jahren immer weiter. Sinn bewegt sich also auf einer höheren Abstraktionsebene als Glück. Das Glück ist flüchtiger und beschreibt, was uns gegenwärtig wichtig ist und erfolgreich macht. Der Sinn beantwortet die Frage nach einer langfristigen, dem Großen und Ganzen untergeordneten individuellen Bestimmung. Er schöpft seine Energie aus einer zukunftsfrohen Erwartung. Das Glück ist das Ergebnis erfüllter Erwartungen, der Sinn die Aussicht auf eine erwartete Erfüllung.

Die Natur schenkte uns das Leben, gab uns aber den Sinn des Lebens nicht automatisch mit. Es scheint, als seien wir Menschen aufgefordert, uns unsere Mission in der Welt erst erarbeiten zu müssen. Die Schöpfung lässt uns dabei sowohl die freie Wahl als auch in der Verantwortung, ob, wann und wie wir auf Sinnsuche gehen wollen – eine nicht zu unterschätzende Herausforderung im Leben! Allerdings hat sich gezeigt, dass Sinnerfüllte messbar glücklicher und zufriedener durchs Leben gehen. Die Vorsichhinlebenden, die über größere Anteile vom Ruhestandstypus „Resignierer" oder „Aussitzer" verfügen, werden nach traumatischen Ereignissen regelmäßig länger brauchen, um ihre Alltagstauglichkeit wieder herzustellen. Eine Existenz ohne Sinnausrichtung ist kein vergeudetes oder wertloses Leben, aber es verstreicht eher leidenschaftsloser und verweigert sich einer wichtigen Quelle für Freude und Glück. Und tatsächlich scheint es so zu sein, als ob sinnleere oder sinnflüchtende Menschen früher Gefahr laufen, depressiv zu werden. Erste Forschungsergebnisse zeigen, dass ein auf Sinn ausgerichtetes Dasein eine höhere Lebenserwartung nach sich zieht. Eine positive, sinnorientierte Grundeinstellung zu sich selbst und zur Welt soll sich auch förderlich auf die genetische Disposition auswirken. Diese wiederum beeinflusse die Zellfunktionen und trage zur Körperstärkung und Krankheitsabwehr bei. Wer Sinn im Leben verspürt, kann Stress besser bewältigen und kräftigt das Immunsystem im Kampf gegen Entzündungen sowie psychische und physische Verletzungen. Ein auf Sinn ausgerichtetes Dasein wirkt Resilienz verstärkend und macht uns insbesondere im reifen Alter widerstandsfähiger gegen Krankheiten und persönliche Katastrophen im Leben. Dazu tragen auch feste Partnerschaften bei, denn viele empfinden z. B. die Familie als wichtigen Sinngeber. Singles hingegen sprechen oftmals von Sinnkrisen, in die sie hineingezogen werden, weil ein vertrauensvoller Austausch mit den Liebsten fehlt.

10 Die Endlichkeit der eigenen Existenz ... 247

Nun folgt eine Übung, die Sie nach draußen, ins Freie verlegen müssen:

> Gehen Sie hinaus in die Natur und finden Sie einen Gegenstand, der Ihnen zufällig in die Augen fällt oder der Sie einfach „anspricht". Betrachten Sie ihn mit großer Wertschätzung, Ehrfurcht und Achtsamkeit. Nehmen Sie dieses Geschenk an sich und mit nach Hause. Legen Sie es vor sich hin und schauen Sie es genau an. Welche Bedeutung entwickelt der Gegenstand für Sie? Was alles in Ihrem Leben könnte er symbolisieren? Versuchen Sie herauszufinden, warum dieser Gegenstand gerade Sie „gefunden" hat. Was mag er an Ihnen Sympathisches ausgemacht haben? Welchen Sinn macht dieser Fund für Sie? Und auf welche Ihrer Fragen ist das mitgebrachte Geschenk die passende Antwort?

Kompakt für die Praxis

Es gibt keinen für alle Menschen vorgegebenen einheitlichen Sinn im Leben. Sie müssen Ihre ganz persönliche Bestimmung selbst finden.

Die Sinnfindung im Leben ist für die meisten Menschen ein wichtiger Baustein für einen glücklichen und erfüllten Ruhestand.

Sinnfindung bedeutet Musterentdeckung im chaotischen Verwirrspiel des Lebens. Wenn Sie die Muster und Mechanismen dechiffriert und für sich verstanden haben, können Sie viel klarer Position im Leben beziehen.

Egal, ob Sie ein Sinnsuchender oder ein Sinnverweigerer sind: Wichtig ist einzig und allein die Frage, ob Sie persönlich Ihr eigenes Ruhestandsleben als wertvoll, erfüllend und bedeutsam empfinden und es selbstbewusst und souverän gestaltend in die eigenen Hände nehmen.

11

Die Kunst des späten Gelingens – oder: Wie wir uns wandeln und aufblühen im Alter

Wer jeden Abend sagen kann: „Ich habe gelebt!", dem bringt jeder Morgen einen neuen Gewinn.
(Lucius Annaeus Seneca)

11.1 Ankunft in den „Wechseljahren"

Der US-amerikanische Psychologe Martin Seligman untersuchte in den späten 60er-Jahren des vergangenen Jahrhunderts die Reaktion von Tieren auf äußere Reize. Er wollte wissen, welche Reize zu Unlust oder Vermeidungsreaktionen führen. Dazu sperrte er zwei Gruppen von Hunden in Käfige ein, in denen sie Stromschlägen ausgesetzt waren. In einem der Käfige war eine Tür geöffnet, in dem anderen

© Springer-Verlag GmbH Deutschland, ein Teil von Springer Nature 2018
W. Schiele, *Rastlos im Beruf, ratlos im Ruhestand?*,
https://doi.org/10.1007/978-3-662-56567-4_11

nicht. Die Hunde, die aus dem ersten Käfig fliehen konnten, taten dies auch. Die Hunde im zweiten mussten wohl oder übel die Schmerzen über sich ergehen lassen. Als man beide Hundegruppen dann in einen gemeinsamen Käfig mit offenem Ausgang brachte und sie wiederum Stromschlägen aussetzte, blieben ausschließlich die Hunde im Käfig sitzen, die im ersten Versuchsteil wegen der geschlossenen Tür den Käfig nicht verlassen konnten. Das Ergebnis wurde unter dem Begriff der „erlernten Hilflosigkeit" bekannt. Eine frühere negative Erfahrung, die die Hunde zwangsläufig machen mussten, machte sie hilflos und hielt sie davon ab, nach naheliegenden Vermeidungsstrategien zu suchen.

Verfallen wir mit dem Start in den Ruhestand nicht in das Muster der erlernten Hilflosigkeit. Im Berufsleben waren uns die Spielregeln bekannt und wir konnten die Risiken unserer Handlungen weitgehend einschätzen. Die Reaktionen unserer Vorgesetzten waren für uns durchaus vorhersehbar, und das Verhältnis zwischen den Kollegen meist seit Jahren schon klar geregelt. Erlebten wir dennoch Abweichungen vom Gewohnten oder wurden wir in neue betriebliche Abläufe integriert, so griffen wir auf eine Reihe von Selbstschutzmaßnahmen zurück. Wir hatten eine gewisse Routine darin entwickelt, in Angriffs- oder Abwehrstellung zu gehen oder uns einfach tot zu stellen. Manchmal machte es sogar Spaß, kleine psychologische Spielchen zu spielen, egal, in welcher sozialen Position wir uns befanden. Jetzt, im Ruhestand, sind uns die veränderten Spielregeln weitgehend unbekannt, wir sind uns der Risiken noch nicht bewusst und wir konnten unseren Selbstschutz noch nicht unter den neuen

11 Die Kunst des späten Gelingens ... 251

Alltagsbedingungen testen. Wir kontrollieren die neue Ruhestandswelt, die Zeit der Wechseljahre, noch nicht. Kontrolle über uns und die Welt zu haben, ist uns aber enorm wichtig. Denn die fehlende Möglichkeit, Dinge und Prozesse zu beeinflussen, macht uns hilflos und handlungsunfähig. Eine derartige Situation zieht uns einen großen Teil unseres Selbstvertrauens und Selbstwertgefühls ab. Deshalb sollten wir mit dem Eintritt in den Ruhestand nicht wie die hilflosen Hunde im Käfig sitzen bleiben, sondern ihn gezielt durch die geöffnete Tür verlassen und uns der neuen Ruhestandswelt aktiv zuwenden.

Beginnen Sie bei Ihrer Ankunft im Ruhestand mit Fragen nach Ihrer neuen Identität, Ihrem neuen Selbstbild, das Sie gern von sich haben möchten. Passende Fragen könnten unter anderem so lauten: „Wer will ich jetzt sein, wenn ich nicht mehr arbeite? Was wird mich als Rentner von meinem früheren Ich im Berufsleben unterscheiden? Was werde ich im Ruhestand über die Welt, meine Nächsten und mich selbst glauben?" Das sind Fragen nach Ihrer neuen sozialen Rolle, über Ihre veränderte Denkweise und zu Ihrer aktuellen Haltung zum Leben. Bereits Carl Gustav Jung, ein Schweizer Psychiater und analytischer Psychologe, hat vor vielen Jahren gesagt, man könne die zweite Lebenshälfte nicht nach den Rollenmustern der ersten leben. Wenn Sie im Job, weil in einer Führungsposition tätig, obligatorisches Mitglied im betrieblichen Golfclub waren, könnten Sie Ihre Rolle im Unruhestand gegen die des freiwilligen Übungsleiters bei der U18-Jugend im Fußballverein eintauschen. Waren Ihre guten Ideen als Fachmann und Spezialist für Prozessorganisation im Job immer wieder gefragt: Warum bieten Sie Ihre

Fähigkeiten nicht Start-ups an, die komplexe Produkte und Dienstleistungen entwickeln wollen? Hatten Sie im Beruf nicht immer schon ein Faible für die Konzeption und Gestaltung von Kunstausstellungen? Bringen Sie sich jetzt in Ihrer dritten Lebenszeit in die Neuordnung und die ökologische Bewirtschaftung des gemeinsamen Gartens ein!

Einige Ihrer Rollen im Leben bleiben immer erhalten. So bleiben Sie stets Kinder Ihrer Eltern und Eltern Ihrer Kinder. Aber Sie können viele dieser bisherigen Rollen anreichern, indem Sie sich auch als aktive Großeltern verstehen und mit diesem Verständnis Betreuungs- und Fürsorgepflichten für Ihre Kindeskinder übernehmen. Von administrativen und exekutiven Rollen aus dem Berufsalltag sollten Sie sich im Ruhestand besser verabschieden. Lassen Sie alle früheren Funktionen los, für die Sie einen betrieblichen Machtapparat im Hintergrund benötigten. Trennen Sie sich von den Tantiemen, Vergünstigungen und Beziehungen, die Ihrer beruflichen Stellung Glanz, Ehre und Respekt verliehen haben. Verleihen Sie Ihrer früheren Führungsrolle eine neue Bedeutung: Transformieren Sie den bisherigen Teamchef zum musikalischen Leiter eines Orchesters oder tauschen Sie die Rolle des gehetzten Projektleiters gegen die eines begeisterten Bergführers im Tourismusverein ein. So können Sie Führungswissen weiter praktisch anwenden, ohne in beruflichen Zwängen gefangen zu bleiben. Erfinden Sie sich neu, nutzen Sie Ihre kreative Ader beim Rollenwechsel. Schauspieler legen ihre gemimte Rolle zum Abschluss

11 Die Kunst des späten Gelingens ... 253

der Theatervorstellung an der Garderobe ab. „Entrollen" auch Sie sich mit einem eindrucksvollen und wertschätzenden Abschiedsritual, wie etwa einer längeren Urlaubsreise, einer größeren sportlichen Herausforderung oder der Aneignung einer anspruchsvollen künstlerischen Fähigkeit.

Haben Sie sich erst einmal von alten Rollen verabschiedet und sich als Person neu „in Position gebracht", dann fällt es Ihnen viel leichter, auch altersgerechte Inhalte und Aufgaben zu finden. Und neue Werte für sich zu entdecken.

Die nächste Übung können Sie gern wieder in geschlossenen Räumen absolvieren ...

- Schreiben Sie Ihre „Werteliste"!
- Was war Ihnen während Ihrer Berufsphase besonders wichtig? Schreiben Sie Ihre fünf bedeutendsten Werte in den Lebensbereichen „Selbst", „Familie" und „Beruf" auf.
- Was wird Ihnen im Ruhestand wichtig sein? Wiederholen Sie die vorangegangene Übung für Ihre wichtigsten fünf Werte im Ruhestand!
- Welchen Wert messen Sie der Qualität „Ruhestand" selbst zu? Hat sich seine Bedeutung im Übergangsprozess vom Beruf in die Rente verändert? Und wenn ja: Woran merken Sie das?
- Welche neuen sozialen Rollen im Ruhestand können Sie sich vorstellen? Welche alten werden bestehen bleiben? Welche Kompetenzen aus früheren Rollen werden Sie transformieren und daraus inhaltlich neue Grundhaltungen und Rollen gestalten können?

> **Kompakt für die Praxis**
>
> Tun Sie in Ihrer dritten Lebenszeit nur das, was Ihren tiefsten inneren Überzeugungen und Glaubenssätzen entspricht.
>
> Prüfen Sie Ihre Ziele auf Widerspruchsfreiheit zu Ihren Werten.
>
> Überprüfen Sie von Zeit zu Zeit die Rang- und Reihenfolge Ihrer wichtigsten Werte und ordnen Sie sie ggf. neu.
>
> Verfolgen Sie die Neu- oder Umdeutung von Werten im täglichen Leben – sie hinterlässt wichtige Hinweise auf die Neuausrichtung der Gesellschaft.

Mit dem Ruhestand treten Sie in spannende Wechseljahre ein. Es ist eine Zeit des Wandels und der Veränderung. Wenn Sie diese Zeit für einen persönlichen Rollenwechsel nutzen und Ihre Identität neu formen, dann werden Sie ausreichend Ersatz für die entfallene berufliche Anerkennung erhalten. Gelingt es Ihnen, auch Ihre innere Wertelandschaft neu zu ordnen und Schritt zu halten mit den gesellschaftlichen Wertetransformationen, dann verfügen Sie über alle Voraussetzungen für eine genussreiche Zeit im Ruhestand.

11.2 Lust auf Genuss im Alter

Am Schluss meiner Workshops lade ich die Teilnehmer häufig zu folgender Übung ein: Sie mögen ihre zukünftige Ruhestandswelt in Form einer Collage auf einem DIN-A-3-Blatt gestalten und auf die Rückseite ihre drei wichtigsten Glaubenssätze und Werte für den Ruhestand schreiben. Ich stelle ihnen Zeitschriften und Zitate, Scheren und

Klebestifte zur Verfügung und bitte sie, daraus das Zukunftsbild ihres Ruhestandes zu entwerfen. Nach einem Moment der Sprachlosigkeit setzt regelmäßig ein chaotisch anmutendes Gewusel ein und der Kampf um die passendsten Bilder, Überschriften und Textpassagen bricht los. Nach Fertigstellung der Patchworkarbeit laminiere ich die einzigartigen Kunstwerke, und jeder kann seine kommende Welt in Bildern und Texten nach Hause tragen.

Zu den häufigsten Ruhestandsthemen gehört die Natur, die Familie, das Reisen; alles, was auf den ersten Blick Spaß und das Leben angenehm macht. Ein Uneingeweihter würde kaum auf die Idee kommen, dass diese Collagen von Menschen jenseits der 55 oder 60 stammen – so frisch, zukunftsorientiert und lebensbejahend wirken sie. In den Laienkunstwerken geben die Teilnehmer regelmäßig wieder, dass sie die vor ihnen liegende Lebenszeit nicht als Prolog für den Abschied, sondern als bewusst erleb- und gestaltbaren sowie unendlich reichen Lebensabschnitt verstehen. Der prall mit lebensbejahenden Abenteuern gefüllt werden kann und scheinbar unendlich viel Platz lässt für eine Fülle neuer Impulse und Entdeckungen. Es ist unübersehbar, dass in den Patchworkarbeiten die sinnlichen Genüsse im Vordergrund stehen. Und das ist nicht ganz neu. Bereits bei den alten Griechen nahm das angenehme, das hedonistische Leben einen sehr hohen Stellenwert ein. Epikur als Vertreter eines von positiven Emotionen geprägten freud- und lustvollen Lebens, für den das augenblickliche Genießen und Erleben den Sinn des Lebens ausmachte, stand im krassen Gegensatz zu den Thesen von Aristoteles. Dieser favorisierte das tugendhafte, an Inhalten und Werten reiche Leben als einzig wahre Quelle für die menschliche Erfüllung.

256 W. Schiele

Tugenden nacheifern und sich dem Genuss versagen: Das bedeutete für ihn das anhaltende, immerwährende Werteglück. Epikur hingegen setzte bedingungslos auf das angenehme Leben, das Sinnfinden im Wohlfühlglück.

Aber was ist denn nun das Glück, was ursprünglich den „günstigen Ausgang eines Ereignisses" bedeutet? Das Glück sinnlich, aber in Scheiben, oder tugendhaft am Stück zu genießen? Die Positive Psychologie als neue Strömung der allgemeinen Psychologie versucht, die beiden Seiten zu versöhnen und die beiden Arten des Glücks zu verschmelzen. Sie wendet sich ab von den Schwächen und defizitären Aspekten des Lebens und untersucht die Faktoren, die den Menschen insgesamt stärken, ihm das Dasein lebenswerter machen und ihm ein Gefühl von Fülle und Reichtum geben. Sie verbindet das Wohlfühl- und das Werteglück miteinander und nennt diesen dritten Weg das „engagierte Leben". Was nichts anderes heißt, als aktiv und mit persönlichem Einsatz durch das Leben zu gehen und sich seines ideellen und sichtbaren Reichtums bewusst zu sein. (Übrigens: Ausgerechnet der Forscher, der vor über 50 Jahren das für die heutige Zeit inakzeptable Hundeexperiment zur erlernten Hilflosigkeit durchführte, gehört heute zu den führenden Vertretern der Positiven Psychologie: Martin Seligman.)

Wenn nun die Vorderseite der Collage vorrangig dem Genuss gewidmet war, so war die Rückseite im Wesentlichen den Tugenden vorbehalten. Damit hatten die Teilnehmer während ihrer Arbeit am Zukunftsbild des Ruhestandes unbewusst eine unlösbare Verbindung zwischen dem Wohlfühl- und dem Werteglück geschaffen. Beide Seiten zusammengenommen haben auch eine große Bedeutung für das Leben in unserer dritten Lebensphase;

11 Die Kunst des späten Gelingens … 257

sie reichern es mit angenehmen, flüchtigen Glücksgefühlen an und machen es gleichzeitig tiefgründiger und werthaltiger. Damit werden sie zu wichtigen Unterstützern und Motivatoren für die Herausforderungen im Alter. Fred B. Bryant und Joseph Veroff haben in ihrem Buch *Savoring – A New Model of Positive Experience* (2007) vier verschiedene Arten des Genießens beschrieben: den Stolz, die Dankbarkeit, den sinnlichen Genuss und das Staunen und Wundern. Die beiden ersten können wir dem Werteglück, die beiden letzten dem Wohlfühlglück zurechnen. Genießen ist somit das Leitmotiv für unsere späte Freiheit – und in seiner Vierdeutigkeit ein praktikables Erklärungsmodell für den Übergang vom Beruf in den Ruhestand (Abb. 11.1)!

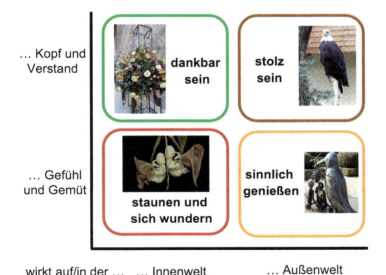

Abb. 11.1 Das Leben in seinen vier Grundarten genießen

Beginnen wir beim **Stolz.** Worauf können wir nach dem Austritt aus dem Berufsleben stolz sein? Gehen Sie zurück in Ihrer Biografie und denken Sie an die Erfolge auf Ihrem Lebensweg, auf das bisher Erschaffene, das Geleistete. Sie haben wichtige Einsichten und Erkenntnisse gewonnen. Vielleicht haben Sie eine Entdeckung oder gar eine Erfindung gemacht? Seien Sie stolz auf Ihr bisheriges Lebenswerk! Es muss ja nicht gleich die ganze Welt verändert haben. Auch die kleinen, nur für Sie erkennbaren Veränderungen können in Ihnen ein großes Gefühl von Selbstwirksamkeit auslösen und Sie mit Stolz erfüllen. Sie haben Kinder erzogen, sie für das Leben fit gemacht und ihnen eine zuverlässige Starthilfe mitgegeben. Mit Blick nach vorn werden Sie sich nun auch um die Enkel kümmern und ihnen die Welt erklären. Mit Stolz wird Sie der finale Pinselstrich an einem Bild erfüllen, das Sie gemalt haben oder die letzte Korrekturlesung an dem Buch, das zu schreiben Ihnen ein Herzensbedürfnis war. Sie sind stolz auf das wichtige Ehrenamt, für das Sie eine öffentliche Anerkennung bekamen. Oder auf Ihre uneigennützige Hilfe bei der Schadensbekämpfung nach der letzten Sturmflut. Oder in Erwartung auf das Spanischdiplom, das Sie erfolgreich ablegen werden. Es waren und werden immer wieder diese inneren, vom Verstand getragenen Momente und Erfahrungen der Zufriedenheit, der Zuversicht und der Selbstachtung sein, die Sie mit Stolz erfüllen und Ihnen Freude und Genuss bereiten.

Nach innen gerichtet ist auch die **Dankbarkeit.** Wofür können Sie dankbar sein? Dankbarkeit drückt sich in Worten, Gesten und in Haltungen gegenüber den Zuwendungen oder den Gebern, von denen Sie etwas erhalten

11 Die Kunst des späten Gelingens ...   259

haben, aus. Sie dürfen den vielen herzlichen Menschen, denen Sie begegnet sind und den Umständen, die Ihnen Ihre ganz persönliche Entwicklung ermöglicht haben, dankbar sein – oder ganz allgemein dem Geschenk des Lebens gegenüber. Viele scheinbar banale Dinge des Alltags nehmen wir als selbstverständlich hin. Ist es nicht an der Zeit, dass Sie sich auch dankbar für eine robuste Gesundheit, den Frieden in Europa oder eine auskömmliche Rente zeigen? Bedanken Sie sich für alle durchlebten Gefühle; sowohl für die angenehmen als auch für die unerfreulichen, denn nur gemeinsam offenbaren sie Ihnen die ganze Bandbreite menschlicher Erlebenswelten. Offenen und ehrlichen Dank sollten Sie Freunden und Partnern gegenüber erweisen, die Sie vertrauensvoll und hilfreich durch das Leben begleitet haben und weiterhin fest an Ihrer Seite stehen. Freuen Sie sich über das Empfangene und Zugefallene und danken Sie den Gebern und Spendern aufrichtig. Und nach vorn blickend sollten Sie dafür dankbar sein, dass Ihre fernere Lebenserwartung bei über 20 Jahren liegt ...

Sinnlicher Genuss ist eine sehr persönliche, nach innen gerichtete emotionale Erfahrung. Er erschöpft sich nicht im Verzehr exquisiter Lebensmittel und im Trinken sündhaft teurer und edler Weine. Auch ist er nicht auf eine Urlaubsreise oder das Schauen eines Fußballspiels zwischen zwei Spitzenmannschaften beschränkt. Mit allen Sinnen genießen können Sie auch einen Museumsbesuch, die Erfahrung herzlicher Dankbarkeit oder eine wertvolle neue Bekanntschaft. Kultivieren Sie ihre Freude am schauspielerischen Können eines Bühnenkünstlers, an der handwerklichen Geschicklichkeit eines Holzschnitzers oder beim Betrachten des vom Feuerwerk erstrahlten Himmels. Auch eine rasante Achterbahnfahrt oder ein Bootsrennen in einem Formel-500-Katamaran kann ein eindrucksvolles sinnliches Erlebnis sein. Sinnlicher Genuss ist vielfältig und verbal kaum beschreibbar. Er hinterlässt in der Seele von uns Menschen sehr unterschiedliche, aber auch tiefe Spuren. Wie sagte schon David Hume, ein schottischer Ökonom und Philosoph: „Die Schönheit der Dinge entsteht in der Seele dessen, der sie betrachtet."

Die vierte Spielart des Genießens bezieht sich auf unsere Fähigkeit, über die Welt zu **staunen** und sich zu **wundern.** Eine Eigenschaft, die einen äußeren Vorgang mit unserer inneren emotionalen Erfahrung verbindet. Leider ist uns diese Art des Genießens vielfach im hektischen und leistungsorientierten Arbeitsleben abhandengekommen oder wurde uns bewusst abtrainiert. Nun sollten wir es wieder in unser Genussrepertoire aufnehmen. Als Kinder haben wir aus dem Staunen über die Welt erste Erfahrungen für das Leben gewonnen. Nehmen Sie die Dinge um sich herum einfach mal wieder ohne die Frage nach dem „Warum?" und ohne Suche nach wissenschaftlichen Begründungen wahr. Geben Sie der Spontaneität der Natur und der Überraschung des Augenblicks eine Chance und verzichten Sie auf eine Deutung dessen, was um Sie herum geschieht. Kurz: Lassen Sie sich einfach verzaubern von den Phänomenen der Welt und gehen Sie auf Menschen mit einem Vertrauensvorschuss, Hochachtung und Erstaunen zu.

Jetzt zur Übung:

- Nehmen Sie ein DIN-A-4-Blatt zur Hand, geben Sie ihm den Titel „Genussdiagramm". Teilen Sie es in vier gleiche Quadranten ein.
- Links oben schreiben Sie „Dankbar sein" hinein. Dann zwei Fragen: „Wofür bin ich dankbar?" und „Wem bin ich dankbar?".
- Rechts oben schreiben Sie „Stolz sein" hinein. Dann die Fragen: „Worauf bin ich stolz?" und „Wer ist auf mich stolz?".
- Links unten notieren Sie „Staunen und Bewundern". Darunter die Fragen: „Was bewundere ich in der Welt?" und „Wen bewundere ich und wofür?".
- Und letztlich rechts unten „Sinnlich genießen". Darunter die Fragen: „Was genau genieße ich?" und „Was geschieht mit mir, wenn ich genieße?".
- Beantworten Sie die Fragen und entscheiden Sie für sich, welcher Grundart des Genießens Sie in der dritten Lebenshälfte den Vorrang geben wollen!
- Falten Sie zum Schluss das Blatt und legen Sie es in das Notizbüchlein.

Kompakt für die Praxis

Schärfen Sie Ihre Wahrnehmung und vertiefen Sie sich in den Moment. Speichern und bewahren Sie besonders freudvolle Situationen in Ihrer Erinnerung.

Teilen Sie positiv Erlebtes anderen Menschen mit. Indem Sie stolz Ihre Erinnerungen und lebensbejahenden Erfahrungen teilen, erfreuen Sie den Zuhörer und Sie selbst erleben die Situation ein zweites Mal hautnah wieder.

> Lassen Sie sich von niemandem die Freude am Leben nehmen. Beglückwünschen Sie sich auch zu kleinen Erfolgen und feiern Sie sich und andere liebenswerte Menschen. Gehen Sie wertschätzend und lebensbejahend durch die Welt und seien Sie dankbar für jeden friedvollen und lebendigen Tag.

Nach meiner Erfahrung haben mehr als zwei Drittel aller Ruhestandsanwärter anfangs das Wohlfühlglück mit dem Schwerpunkt auf sinnlichen Genuss im Fokus. Nach einiger Zeit verschiebt sich diese Glücksvorliebe zugunsten des länger währenden Werteglücks. Häufig geschieht das nach anderthalb bis zwei Jahren. Da liegt bekanntermaßen ja auch das „tiefe Loch", in das wir u. a. nach dem Sieben-Phasen-Modell von Robert Atchley fallen können. Ab diesem Moment trauen wir dem Kurzzeitglück nicht mehr so recht über den Weg – allzu verführerisch kommt es daher und enttäuscht uns manchmal schon nach kurzer Zeit wegen seiner fehlenden nachhaltigen Werte. Viele Menschen suchen daher in einer Orientierungsphase nach dem längerfristigen Glück – und finden es immer häufiger in der Dankbarkeit gegenüber dem Leben, im Stolz über das Erschaffene und in ideellen Werten.

Die Zeit des rastlosen Vorbeihetzens am Leben ist vorbei. Sie können das letzte und größte Viertel Ihres Lebens genießen. Sie allein entscheiden, was für Sie Vorrang in der Welt des Savoring, des Genießens, hat. Wenn die Mischung stimmt, dann steht Ihrem Aufblühen im Ruhestand nichts mehr entgegen.

11.3 Aufblühen im aktiven Ruhestand

Ruhestand jetzt! Das ist die gute Botschaft. Die schlechte ist, dass es kein Patentrezept für das Gelingen des Ruhestandes gibt. Der Umbruch vom Beruf in die Rente ist oder wird irgendwann vollzogen, und Sie wissen, dass er eine Fülle von einschneidenden Veränderungen mit sich bringt. Nutzen Sie diesen unausweichlichen, früher oder später in Ihr Leben tretenden Wandel, diesen Change, als eine Gelegenheit, ja als einen Glücksfall und als eine einmalige persönliche Chance. Vom Change zur Chance – der Unterschied in den beiden Worten ist gering. Er besteht in nur einem Buchstaben. Für manche ist dieser fast unmerkliche Buchstabentausch ein beängstigender Vorgang, für andere der Weg zur freien Entfaltung.

Sie allein entscheiden darüber, welche Art von Leben Sie noch ausgestalten möchten: ein leeres, ein saures, ein süßes oder ein erfüllendes Leben. Es wird ein eher leeres sein, wenn Sie nur passiv am weiteren Leben teilnehmen und den genussreichen Seiten des Lebens entsagen. Sie werden es zwar gefahrlos durchschreiten, aber vielleicht vor sich her dümpeln und unerfüllt bleiben. Wenn Sie sich von anderen Menschen vereinnahmen, ausnutzen oder vorschreiben lassen, was Sie tun oder lassen sollen, werden Sie wenig Befriedigung empfinden. Ihr Leben in seiner dritten Phase wird dann weitgehend mühevoll und fremdbestimmt sein und es erscheint Ihnen sauer und trist. Entscheiden Sie sich für ein vergnügliches und genussreiches, aber gleichzeitig passives Leben, dann mag es süß sein, das Leben. Sie leben jedoch für den Moment und laufen dem wirklichen Glück womöglich ewig hinterher. Wenden Sie sich dagegen konstruktiv und aktiv dem Guten, Schönen und Wahren in all seinen Facetten zu, dann sind Sie auf einem erfolgreichen Weg hin zu einem prallen, erfüllenden Leben und Sie blühen auf. Die Vertreter der Positiven Psychologie nennen den Zustand „Flourishing". Darunter fällt alles, was Sie psychisch gesund, leistungs-, liebes-, arbeits- und genussfähig macht und erhält. Und wer möchte im Ruhestand nicht gern noch aufblühen von Ihnen? Alle diese Eigenschaften erhöhen Ihre Lebenszufriedenheit und befähigen Sie, mit belastenden Lebensereignissen resistenter umzugehen. Als aufblühender Best Ager können Sie den Alltagsanforderungen des Alterns gelassen gegenübertreten und selbstbewusst Ihre Ziele verfolgen.

Ihnen als Leser dieses Buches wird es sicher leichter fallen, im Wissen um die Herausforderungen des Ruhestandes gelassener und entspannter in die dritte Lebenshälfte einzutreten. Nehmen Sie wertschätzend und versöhnlich Abschied vom bisherigen beruflichen Karriereweg. Vergegenwärtigen Sie sich die enorme Zeitspanne, die Sie im Ruhestand noch verbringen werden. Schauen Sie in die Schatztruhe ihrer Kindheitsträume und erfüllen Sie sich spät, aber noch rechtzeitig, das lang Verdrängte und Verschobene. Vertrauen Sie auf Ihre großartigen Lebenserfahrungen und werden Sie sich Ihrer vielfältigen Kompetenzen bewusst. Greifen Sie sich aus der Welt der geistigen und körperlichen Fitmacher diejenigen heraus, von denen Sie sich einen positiven Einfluss auf Ihre Gesundheit und Vitalität versprechen. Strukturieren Sie Ihre verbleibende Lebenszeit sowohl nach Jahren und als auch im Alltag. Planen Sie in großen Zeiträumen und setzen Sie sich noch anspruchsvolle Ziele. Gleichen Sie sie ab mit Ihrer aktuellen Wertewelt im Alter und bringen Sie sie in Übereinstimmung mit Ihren tiefsten persönlichen Überzeugungen. Akzeptieren Sie das Altern und gehen Sie souverän und selbstbestimmt damit um. Vollziehen Sie den konsequenten Rollenwechsel vom Beruf in den Ruhestand und erschaffen Sie sich Ihre neue Identität. Sie sind – vielleicht zum ersten Mal in Ihrem Leben – so unabhängig in der Gestaltung Ihres Daseins wie nie zuvor. Die Anzahl der neu verfügbaren Freiheitsgrade war noch nie so groß, wie jetzt. Entschleunigen Sie Ihr bisheriges Leben oder drehen Sie noch einmal so richtig an dessen Rad. Zelebrieren Sie aber in jedem Fall aktives Altern. Es wirkt wie eine Verjüngungskur. Und werden Sie nicht müde, immer wieder zu überprüfen: „Altere ich noch – oder gestalte ich schon?".

Da Sie sich bestimmt auch an den unterschiedlichsten Übungen dieses Buches beteiligt haben, sind Sie von nun an vor fast jedem Ruhestandsschaden geschützt und können aufblühen. Zögern Sie nicht lange und starten Sie Ihr erstes Ruhestandsprojekt, wenn Sie es nicht schon längst getan haben! Säen Sie jetzt den Samen, um dem Pflänzchen Ruhestand baldmöglichst die Chance zum Erblühen zu geben. Wählen Sie aus der schier unendlichen Vielzahl von Optionen:

Planen Sie eine Nord-Süd-Alpenquerung zu Fuß mit Wanderkameraden aus verschiedenen Altersgruppen. Starten Sie Ihr erstes Training für den kommenden Triathlonwettbewerb in Ihrer Altersklasse. Unterstützen Sie andere Menschen bei der Beschaffung und beim Transport von

266   W. Schiele

Hilfsgütern in Krisengebiete. Eröffnen Sie in den sozialen Medien ein Erinnerungscafé für Demenzkranke. Entdecken Sie Ihre Leidenschaft für Line Dance und erleben Sie harmonische Tanzbewegung in und mit einer Gruppe Menschen. Lassen sie sich faszinieren von der Schönheit des Kunsthandwerks und bringen Sie sich autodidaktisch die Goldschmiedekunst bei. Besuchen Sie eine Fortbildung zum Mediator, nutzen Sie Ihre umfangreichen Lebenserfahrungen und schlichten Sie außergerichtlich Streit. Betreuen Sie Nistkästen im naheliegenden Stadtpark und nehmen Sie teil an den alljährlichen ornithologischen Zählungen. Bieten Sie Ihre empathischen Fähigkeiten als ehrenamtlicher Helfer in der Palliativ- und Sterbebegleitung an. Besorgen Sie sich ein Fernrohr und suchen Sie den Sternenhimmel nach den Weiten der Unendlichkeit ab. Bewerben Sie sich für eine Au-pair-Stelle in einer Gastfamilie in Australien. Besorgen Sie sich geeignetes Holz, kaufen oder leihen Sie sich eine Kettensäge und gestalten Sie damit ein Kunstwerk. Rezensieren Sie Bücher wie dieses oder schreiben Sie Ihre Autobiografie. Die Liste möglicher Vorhaben können Sie selbst beliebig lange fortsetzen. Für all die Altersprojekte kenne ich persönliche Beispiele, über die mir die Teilnehmer meiner Workshops mehr oder weniger ausführlich berichtet haben. Alle Ideen und Projekte, auch wenn sie noch so unterschiedlich erscheinen, haben eines gemeinsam: Sie selbst müssen aktiv werden, den ersten kleinen Schritt wagen – am besten sofort, nachdem Sie dieses Buch zur Seite gelegt haben.

Unterstützen und praktizieren Sie aktives Altern! Henning Scherf, der frühere Bremer Bürgermeister, jetzt bereits über 80, hat vor einigen Jahren gemeinsam mit Freunden

11 Die Kunst des späten Gelingens ...   267

eine Seniorenwohngemeinschaft gegründet und nennt sie liebevoll seine Wahlfamilie. Die Mitglieder übernehmen gegenseitig diejenigen Pflege- und Versorgungsaufgaben, die sie jeweils noch zu leisten in der Lage sind. Gründen auch Sie ein Generationenwohnhaus und organisieren Sie die Lebensabläufe und Tagesstrukturen der dort wohnenden Gemeinschaft nach dem Motto „Selbsthilfe im Altern". Oder initiieren Sie eine Seniorengenossenschaft, die alltagsnahe Dienstleistungen vermittelt und Lücken im Versorgungsnetz dort schließt, wo Angebote aus Politik und Wirtschaft fehlen. Es müssen nicht immer die großen, materiell aufwendigen Projekte sein. Schon die kleinen, manchmal unscheinbaren Nachbarschaftshilfen, sind wertvolle Beiträge für ein konstruktives Altern. Erwarten Sie keine Gegenleistungen, sondern geben Sie dem Vitalen ein Gefühl des Gebrauchtwerdens und nehmen Sie dem Labilen eine selbst nicht mehr lösbare Aufgabe ab.

Bleiben Sie aktiv jung und mischen Sie sich unter die nachfolgenden Generationen – so, wie Annamaria und Ingrid aus Bozen in Südtirol, die seit vielen Jahren schon ehrenamtlich die Versorgung eines von mir sehr geschätzten Weiterbildungssommercamps in Italien übernehmen. Annamaria feierte 2017 bereits ihren 82. Geburtstag im Kreise der wissbegierigen „Jungen". Die beiden alten Damen können es Jahr für Jahr kaum erwarten, dass das Event beginnt, um bedingungslos in Küche und Service zu helfen und ein tiefes Gefühl der Gemeinschaft und des Gebrauchtwerdens zu erleben. Zu guter Letzt spenden sie alles Trinkgeld, das sie bekommen, auch noch für die Restaurierung des Klosters San Marco, in dem das Camp stattfindet.

Sie haben die freie Wahl: Entscheiden Sie zwischen Haben und Sein, zwischen materiellem Besitz und innerem Wachstum, zwischen dem Kauf von Dingen und der Freude am aktiven Erleben. Persönliche, emotionsgeladene Abenteuer werden zu einem real gelebten Teil von uns und lösen regelmäßig länger anhaltende Glücksgefühle aus, als Luxusartikel. Die empfundene Vorfreude auf ein Konzert mit Ihrer Lieblingsband oder die gebuchte Reise nach Fernost ist weitaus größer und angenehmer als das Warten auf ein materielles Gut. Oder Sie finden den Königsweg, indem Sie Haben und Sein geschickt miteinander kombinieren: Ergänzen und vervollkommnen Sie ein emotional tiefgreifendes Erlebnis mit dem Kauf eines wertvollen Gegenstandes. Das verankert die Emotionen mit dem Erlebten und erhöht die Bindung an den Gegenstand und dessen symbolischen Wert.

Es steht Ihnen frei, sich nach dem Ende Ihrer Berufslaufbahn im wahrsten Sinne des Wortes zur Ruhe zu setzen oder nochmals neu zu starten. Wenn Sie noch einmal und vor allem wegen der sozialen Bindungen tätig werden wollen, dann suchen Sie nach einer Beschäftigung, die Ihrer wahren Berufung entspricht. Tun Sie nur das, was Ihnen im Innersten das Gefühl gibt, noch etwas Wichtiges im Leben zu erledigen. Achten Sie darauf, dass Ihre neue Arbeitswelt nicht im Widerspruch zu Ihren tiefsten Überzeugungen steht. Das haben Sie womöglich schon einmal erduldet, das brauchen Sie kein weiteres Mal. Wählen Sie sich bewusst einen Job aus, der Ihnen maximale Gestaltungsmöglichkeiten eröffnet und dessen Bedingungen Sie weitgehend beeinflussen können. Sollten Sie sich für die Selbstständigkeit entscheiden, dann fragen Sie sich, ob Sie darin noch die verschütteten Wünsche der Vergangenheit verwirklichen können.

Und Sie haben es in der Hand, Ihr Verhältnis zu dem Ihnen nahestehenden Partner im Ruhestand aufblühen zu lassen. Sie kennen jetzt die eingewachsenen Verhaltensmuster und möglichen Schwierigkeiten und Konflikte, die in der Übergangszeit vom Beruf in den Ruhestand aus der Tiefe der Seele emportauchen können. Machen Sie Ihren Lebensmittelpunkt zu einem „Haus der gelingenden Beziehungen". Versuchen Sie, kontraproduktive Routinen im Umgang miteinander zu entmachten und durch eine unverfälschte Neugier an den neuen Erfahrungen und Interessen des Anderen zu ersetzen. Lernen Sie Konflikte mit all Ihrer Lebensweisheit zu managen. Wenden Sie sich einander aktiv zu und breiten Sie gemeinsam Ihre Lebensträume vor sich aus. Verharren Sie nicht in Sprachlosigkeit oder Protest, wenn der andere bisher unbekannte Dinge tut. Verfassen Sie anstelle einer Anklageschrift besser ein Memorandum für die Liebe und eine gemeinsame, erfüllte Zukunft. Und schauen Sie mit dem letzten Praxistipp weit nach vorn in die sich eröffnende große und reichhaltige Weite ihrer nachberuflichen Ruhestandszukunft …

Kompakt für die Praxis

Stellen Sie sich Ihre Zukunft so bunt und bewegt, so anziehend und freundlich vor, wie Sie es nur immer mit all Ihren Sinnen können.

Versetzen Sie sich jetzt schon an die Orte, an denen Sie noch gern sein möchten, und nehmen Sie all das im Voraus wahr, was es dort zu sehen und zu staunen gibt.

Besuchen Sie Menschen, die Sie mögen und verehren, und sagen Sie ihnen aus ganzem Herzen Dank für die Lebensimpulse, die Sie von ihnen erhalten durften.

Malen Sie sich Ihre Altersbilder so positiv und attraktiv aus wie nur möglich. Genießen Sie diese späte Welt des Erlebens bereits jetzt mit all Ihren Sinnen.

Gönnen Sie sich die Vorfreude auf das Kommende, das es zu erleben gilt. Investieren Sie nicht Ihr ganzes Geld in materielle Dinge, sondern finanzieren Sie sich emotionsreiche Erinnerungen aus den realen Erlebnissen in dieser Welt.

Tun Sie alles dafür, damit Ihr Glückslevel sich stets auf einem hohen Niveau befindet. Und: Nehmen Sie einen lieben Partner mit auf Ihre Reise!

12

Epilog: Ruhestand jetzt! – oder: Von der Exklusivität des Ruhestandes 3.0

Seit wann sprechen wir eigentlich vom „Ruhestand"? In welcher Etappe der gesellschaftlichen Entwicklung betrat der Ruhestand als Gegenspieler zum Arbeitsleben die Bühne der gesellschaftlichen Entwicklung und stellte einen fühl- und messbaren Entwicklungsabschnitt im Leben dar?

Die erste industrielle Revolution, die in der Mechanisierung von Arbeitsprozessen mit Wasser- und Dampfkraft bestand und dem Menschen bestimmte schwere körperliche Arbeiten abnahm, kannte noch keinen wirklichen Ruhestand. In dieser Zeit musste man sich einen „Ruhestand 1.0" aus eigenen ersparten Mitteln finanzieren. Da das einfache Volk aber regelmäßig dazu nicht in der Lage war, war es gezwungen, das gesamte Leben arbeits- und damit einkommensfähig zu bleiben. Im Ausnahmefall und

© Springer-Verlag GmbH Deutschland, ein Teil von Springer Nature 2018
W. Schiele, *Rastlos im Beruf, ratlos im Ruhestand?*,
https://doi.org/10.1007/978-3-662-56567-4_12

selten vor dem Greisenalter wurde man von der Familie unterstützt und durchgefüttert. Es fand also praktisch gar kein Ruhestand 1.0 statt – er war einfach existenziell unerreichbar für das gemeine Volk.

Dass es heute den Ruhestand gibt, ist u. a. dem letzten Baustein der Sozialsysteme, der gesetzlichen Rentenversicherung, zu verdanken. Sie wurde bekanntlich auf Betreiben Otto von Bismarcks 1889 im damaligen Deutschen Kaiserreich eingeführt. Die Geburt des gesetzlichen Rentensystems fiel in eine Zeit, die geprägt war durch die Nutzung der elektrischen Energie sowie den Beginn der Massenfertigung durch die konsequente Anwendung der Fließbandproduktion. Sie wurde später als zweite industrielle Revolution bezeichnet. Um im aktuellen Sprachgebrauch zu bleiben: als Industrie 2.0. Wer in dieser Zeit das große Glück hatte, den 70. Geburtstag feiern zu dürfen, kam in den Genuss einer staatlichen Rente. Allerdings beruhte sie noch nicht auf dem heute praktizierten Solidarprinzip, wurde nur durch geringe Beiträge von höchstens 3,5 % des Arbeitsverdienstes gespeist und bedurfte immer wieder einer staatlichen Steuerstützung, um überhaupt ausbezahlt werden zu können. Unterm Strich war die Rente Anfang des 20. Jahrhunderts ein kleiner Obolus, ein klägliches Zubrot zu den wenigen materiellen Mitteln, die der kleine Mann oder die kleine Frau angespart hatten.

In diesem Entwicklungsstadium der Produktivkräfte gelangten nur einige wenige in die Phase des „Ruhe-Standes" – auch, weil die durchschnittliche Lebenserwartung unter 50 Jahren lag. Wenn man zeitiger aus dem Arbeitsleben ausschied – meist aus gesundheitlichen Gründen – dann ging man in Rente oder Pension. Der „Ruhestand

12 Epilog: Ruhestand jetzt! – oder: Von der … 273

2.0" bedeutete einen tatsächlichen „Stand der Ruhe". Weiteres Arbeiten war wegen der körperlichen Gebrechen meist nicht möglich und die medizinische Versorgung war noch nicht in der Lage, die Berufs- bzw. die Arbeitsfähigkeit wiederherzustellen. Das Zeitfenster zwischen dem Ausscheiden aus dem Beruf und dem Abschied aus dem Leben war relativ klein, und der Antrieb der Menschen, noch „etwas zu unternehmen", durch fehlende Mittel und Möglichkeiten gehemmt. Man „genoss" seinen kurzen Lebensabend, so lange es eben ging – meist in Armut und angewiesen auf die Almosen und die Unterstützung der jüngeren Familienmitglieder.

Mitte der 50er-Jahre des vorigen Jahrhunderts, nachdem Konrad Zuse den ersten Computer der Welt gebaut und die Elektronik die nächste technische Revolution einläutete, vollzogen sich auch Veränderungen im Rentensystem. Deren Finanzierung wurde von nun an im Generationenvertrag festgeschrieben, die Jüngeren arbeiten für die Rente der Älteren und das Rentenniveau nahm infolge der stetig steigenden Produktivität weiter zu. Das Gesundheitswesen leistete einen entscheidenden Beitrag zur Langlebigkeit der Menschen, und der Wohlstand in (West-)Deutschland nahm infolge des Wirtschaftswunders seinen Anfang. Die dritte industrielle Revolution hielt Einzug in der alten Welt, und die Menschen begannen, ihren Ruhestand, der regulär mit 65 Lebensjahren begann, mehr und mehr zu genießen. Der „Ruhestand 3.0" betrat die Bühne des Alterslebens. Er war nach Meinung des späteren Sozialministers Norbert Blüm sicher, und die Generation der zwischen den Weltkriegen Geborenen folgte ihm fast unwidersprochen.

274   W. Schiele

Die „Babyboomer" begründeten eine neue Zeitrechnung und formten ihr „Zeit-Alter". Die Rente wurde zu einem entscheidenden Klientelfänger, zu einem Zünglein an der Waage im Widerstreit der großen Volksparteien. Das wahlaktive ältere Volk machte die Kreuze an der gewünschten Stelle – und bekam folgerichtig auch die Geschenke gereicht, wie Mütterrente, abschlagfreie Rente für besonders langjährig Versicherte, die Rente mit 63 …

Nun stehen wir mittendrin in der Umgestaltung der Wirtschaft zur „Industrie 4.0". Wird sich das „Zeitfenster", das ich als „Generation Ruhestand" bezeichnet habe, für die jetzt 40- bis 60-Jährigen wieder schließen, weil wir ein demografisches Problem vor uns herschieben? Ist der „Ruhestand 3.0" nur eine kurzfristige Episode oder wird sich die Zeit der „späten Freiheit" auch für nachwachsende Generationen fortsetzen? Noch wissen wir nicht, ob sich ein neues Gleichgewicht zwischen der Forderung nach längeren Lebensarbeitszeiten und der Furcht vor einer den Arbeitsplatz vernichtenden Digitalisierung einstellen wird. Nur eines weiß ich genau: dass ich im Hier und Jetzt meinen Ruhestand ausbalanciert habe, meinen idealen Rentnertag aktiv zu gestalten weiß …

… die ersten Sonnenstrahlen des Tages treffen auf mein Gesicht und ich erwache aus dem Halbschlaf. Gerade noch habe ich fast unbewusst das Schließen der Tür wahrgenommen, denn meine Frau hat soeben das Haus verlassen. Sie ist auf dem Weg zur Arbeit. Das Geräusch erspart dem Wecker seinen Ruf, den ich viele Monate lang schon nicht mehr zwingend benötige. Er hat praktisch auch ausgedient, seinen eigenen Ruhestand ohne Ausfallserscheinungen erreicht. Ich erinnere mich an die beiden

12 Epilog: Ruhestand jetzt! – oder: Von der ... 275

wichtigen Termine des Tages und bleibe gelassen, denn ich habe genügend Zeitreserven eingeplant, um stressfrei auf Unvorhergesehenes reagieren zu können. Das Frühstück ist ein eingeschliffenes und feststehendes Ritual: ein aufgebackenes Roggentiefkühlbrötchen, eine Tasse türkisch aufgebrühter Kaffee und ein fruchtiger Joghurt. Zweimal die Woche darf es auch ein gekochtes Ei sein; dazu mein Lieblingsnektar aus Mango und Pfirsich. Ganz unzeitgemäß durchblättere ich erst die Regionalzeitung und schaue dann über den Tellerrand auf die Weltnachrichten, die mein Mobiltelefon über Nacht aufgelesen hat. Vielleicht finde ich eine interessante Neuigkeit, die ich mit meinen Gruppenmitgliedern bei XING teilen oder als Thema für meinen Blog verwenden kann.

Dann folgt der obligatorische Morgenspaziergang an den nahen See, für den ich mir eine gute halbe Stunde Zeit nehme, bewusst meinen Atem steuere und meine Wahrnehmung nach innen und außen aktiviere. Mit einer guten Idee für meine Internetseite komme ich wieder zu Hause an und checke meinen E-Mail-Verkehr. Pünktlich um 10:00 Uhr habe ich eine „Nullzeit": Das ist die Startzeit, zu der ich in den vergangenen Wochen immer eine schnelle Schreibübung, einen Fokussprint, mache. Dabei notiere ich in ein paar Minuten alles, was mir zu einer attraktiven Überschrift oder einem Thema einfällt; ohne auf die Fehler und die Form zu achten. Es ist immer wieder spannend zu lesen, was einem da aus dem Stehgreif und ganz ungefiltert so einfällt ...

Dann mein erster Termin: Ich fahre in das Ortszentrum und erledige mit zwei Vorstandsmitgliedern ein paar formelle Dinge für den örtlichen Verein, in dessen Vorstand ich sitze. Alles läuft ganz easy, und ich habe noch ein wenig „Freizeit" zum Bummeln an den Hafen meines Heimatortes. Ich registriere die kleinen Veränderungen, die sich seit meinem letzten Besuch eingestellt haben und fahre zum Mittagessen nach Hause.

Gegen 13:30 Uhr klingelt die Postfrau und überreicht mir das Päckchen mit einem langersehnten Buch. Ich beginne eine Weile darin zu blättern, finde einige interessante Anregungen für meine zukünftigen Workshops und mache erste Notizen und Skizzen. Mittlerweile kehrt auch meine Frau von der Arbeit zurück. Wir trinken gemeinsam Kaffee und tauschen uns über die aktuellen Vorkommnisse aus. Dann unternehmen wir eine Radtour auf die andere Seite des Sees und haben am Ende um die 18 km zurückgelegt. Bis zum Abendessen führe ich noch zwei Telefonate mit zwei Interessenten an meinen Seminaren und schaue in den Garten. Langsam wird es herbstlich, und die Äpfel haben bereits eine satte, rote Farbe angenommen. Sie sehen ungemein verlockend aus. Ich verkneife es mir, einen davon zu pflücken – es ist das Refugium meiner Frau, hier befindet sich eine Zuständigkeitsgrenze.

Nach dem Abendessen klebe ich die letzten Sperrholzteile an die Weihnachtspyramide, die ich im vergangenen Jahr im Erzgebirge als Bausatz gekauft habe, und nehme mir vor, im kommenden Jahr wieder eine zu basteln. Als ich die Teelichte zum Testlauf der Pyramide anstecke, fällt mir auf, wie sehr ich doch diese Freiheit und Exklusivität des Ruhestandes genieße. In Gedanken lasse ich den Tag Revue passieren und denke an die vielen angenehmen Gespräche, die ich heute hatte, und die wunderbaren Geschenke, die ich entgegennehmen durfte. Ein ausgefüllter, anregender Tag voller gelassener Betriebsamkeit neigt sich dem Ende zu, und ich bin unendlich dankbar für einen weiteren perfekten Rentnertag …

Anhang

Auswertung der Ruhestandstypen (Abschn. 5.3):

Addieren Sie Ihre Punkte jeweils für die Fragen
1, 9, 10, 15 und 17 für den „Resignierer",
2, 3, 12, 13 und 18 für den „Aussitzer",
4, 5, 8, 16 und 19 für den „Altersleugner" und
6, 7, 11, 14 und 20 für den „Nochmalstarter".

Je höher die jeweilige Punktzahl, desto mehr tendieren Sie
zu diesem Ruhestandstypus.

© Springer-Verlag GmbH Deutschland, ein Teil von **277**
Springer Nature 2018
W. Schiele, *Rastlos im Beruf, ratlos im Ruhestand?*,
https://doi.org/10.1007/978-3-662-56567-4

Literatur

Amman, E. G. (2014). Resilienz. Freiburg: Haufe.

Amman, E. G., Alkenbrecher, F. (2015). Das Sowohl-als-auch-Prinzip. Berlin: Pro Business.

Arwey, C. G. (2016). Die Waldmedizin. In: Psychologie heute 12/2016. http://www.psychologie-heute.de/archiv/detailansicht/news/die_waldmedizin/.

Atchley, R. C. (1976). Sociology of Retirement. New York: John Wiley & Sons Inc.

BKK Dachverband e. V. BKK-Gesundheitsatlas 2015. Berlin.

Birgmeier, B. (2011). Coachingwissen. Wiesbaden: VS Verlag für Sozialwissenschaften, Springer Fachmedien GmbH.

Blickhan, D. (2015). Positive Psychologie. Paderborn: Junfermann.

Bundesministerium für Familie, Senioren, Frauen und Jugend. (2000–2016). Altenberichte der Bundesregierung. Berlin.

© Springer-Verlag GmbH Deutschland, ein Teil von
Springer Nature 2018
W. Schiele, *Rastlos im Beruf, ratlos im Ruhestand?*,
https://doi.org/10.1007/978-3-662-56567-4

280 Literatur

Bryant, F. B., Veroff, J. (2007). Savoring – A New Model of Positive Experience. New Jersey: Lawrence Erlbaum Associates Inc.

Carnegie, D. (1995). Sorge dich nicht, lebe! Bern, München, Wien: Scherz.

Dehner, U., Dehner, R. (2013). Transaktionsanalyse im Coaching. Bonn: managerSeminare Verlag GmbH.

Deutsche Rentenversicherung (2015, 2016). Jahresbericht 2015, Jahresbericht 2016. Berlin.

Deutsche Stiftung Patientenschutz (2015). Patientenschutz-Info-Dienst vom 16.09.2015. Berlin https://www.stiftung-patientenschutz.de/service/informationsmaterial.

Deutsches Zentrum für Altersfragen (2016). Deutscher Alterssurvey 2014. Berlin. https://www.dza.de/fileadmin/dza/pdf/DEAS2014_Kurzfassung.pdf

Eberle, U. (2014). Die gefährliche Frage nach dem Sinn. In: Geowissen Nr. 53. https://www.geo.de/magazine/geo-wissen/13285-geo-wissen-nr-53-05-14-was-gibt-dem-leben-sinn.

Eberle, U., Reeg, A. (2015). Die heilsame Macht der Gedanken. In: Geowissen Nr. 55. https://www.geo.de/magazine/geo-wissen/13199-geo-wissen-nr-55-05-15-zuversicht-die-kraft-des-positiven-denkens.

Engeln, H., Wehrmann, T. (2015). Die verblüffende Reserve in unserem Kopf. In: Geokompakt Nr. 44. https://www.geo.de/magazine/geo-kompakt/13176-geo-kompakt-nr-44-09-15-jung-im-kopf.

Ernst, H. (2017). Nichts zu bereuen. In: Psychologie heute 05/2017.

Frankl, V. E. (1985). Der Mensch vor der Frage nach dem Sinn. München: Piper.

Freudenberger, H., North, G. (2008). Burnout bei Frauen – Über das Gefühl des Ausgebranntseins. Frankfurt am Main: Fischer.

Literatur **281**

Heller, J. (2013). Resilienz – 7 Schlüssel für mehr innere Stärke. München: Gräfe und Unzer.

Hüther, G. (2015). Etwas mehr Hirn, bitte! Göttingen: Verlag Vandenhoeck und Ruprecht.

Koch, A. (2015). 70 – 20 – 10 – Wunschdenken – Zweifel an der Realitätsnähe der Bildungsformel. In: Wirtschaft und Weiterbildung 5/2015. http://docplayer.org/3003483-70-20-10-wunschdenken-zweifel-an-der-realitaetsnaehe-der-bildungsformel.html.

Längle, A. (2011). Sinnvoll leben. Pölten: Residenz.

Längle, A. (2016). Wozu das Ganze? In: Psychologie heute 01/2016. http://www.psychologie-heute.de/archiv/detailansicht/news/wozu_das_ganze/.

Leao, A. (2014). Trainer-Kit Reloaded. Bonn: managerSeminare Verlag GmbH.

Lehr, U. (2006). Psychologie des Alterns. Wiebelsheim: Quelle & Meyer.

Martenstein, H. (2013). Sich mit der eigenen Sterblichkeit abfinden – ist das überhaupt möglich? In: Geowissen Nr. 51. https://www.geo.de/magazine/geo-wissen/13371-geo-wissen-nr-51-05-13-vom-guten-umgang-mit-dem-tod.

Maercker, A., Forstmeier, S. (2013). Der Lebensrückblick in Therapie und Beratung. Berlin, Heidelberg: Springer.

Mauritz, S. (2016). Flexibilität und Stärke. In Praxis Kommunikation 05/2016. https://www.junfermann.de/zeitschrift-1-1/praxis_kommunikation_5_2016-10811/.

McCarthy, B. (2006). Teaching Around the 4MAT Cycle. Thousand Oaks: Saga Publications Inc.

Michler, I. (2016). So jung möchten die Deutschen in Rente gehen. In: Welt online vom 30.12.2016 https://www.welt.de/wirtschaft/article160716387/So-jung-moechten-die-Deutschen-in-Rente-gehen.html.

282 Literatur

Middelhoff, P.; Schmergal, C., Schrep, B. (2014). Im Unruhestand. In: DER SPIEGEL 21/2014. http://www.spiegel.de/spiegel/print/d-127078968.html.

Möller, H.-J., Lax, G., Deister, A. (2013). Psychiatrie, Psychosomatik und Psychotherapie. Stuttgart: Georg Thieme.

Motel-Klingebiel, A., Wurm, S., Tesch-Römer, C. (2010). Altern im Wandel. Befunde des Deutschen Alterssurvey. Stuttgart: Kohlhammer.

O'Connor, J., Seymour, J. (2015). Neurolinguistisches Programmieren: Gelungene Kommunikation und persönliche Entfaltung. Kirchzarten: VAK.

Pertim, E. (2006). Die Freiheit der späten Jahre. München: Allitera.

Pfersdorf, S. (2016). Besser sterben. In: Psychologie heute 12/2016. http://www.psychologie-heute.de/archiv/detailansicht/news/besser_sterben/.

Pöppel, E. (2008). Zum Entscheiden geboren. München: Carl Hanser.

Pöppel, E. (2012). Unser Gehirn altert überhaupt nicht. In: Geowissen Nr. 50.

Pöppel, E., Wagner, B. (2010). Je älter, desto besser. München: Gräfe und Unzer.

Reader's Digest (2009). Presseportal Reader's Digest Deutschland. https://www.presseportal.de/pm/32522/1375853.

Riedel, L. (2012). Der Ruhestand als Krise. Hamburg: Diplomica.

Ritschl, K. (2006). Der Halbzeitpfiff des Lebens. In: „Kommunikation & Seminar" 02/2006. http://www.nlp-spectrum.de/fileadmin/media/info_und_download/d_ueber_uns/Presse/Halbzeitpfiff_des_Lebens.pdf.

Robert-Koch-Institut. (2011). Ergebnisse der Studie Gesundheit in Deutschland aktuell 2009. Berlin.

Schnell, T. (2016). Psychologie des Lebenssinns. Berlin, Heidelberg: Springer.

Schönberger, B. (2016). Große Freiheit oder großes Loch? In: Psychologie heute 09/2016. http://www.psychologie-heute.de/archiv/detailansicht/news/grosse_freiheit_oder_grosses_loch/.

Schwertfeger, B. (2016). Googelst du schon oder denkst du noch? In: Psychologie heute 03/2016. http://www.psychologie-heute.de/archiv/detailansicht/news/googelst_du_schon_oder_denkst_du_noch/.

Seligman, M. (2015). Wie wir aufblühen – die fünf Säulen des persönlichen Wohlbefindens. München: Goldmann Verlag.

Spiegel online vom 11.03.2015. Herbsterwachen. http://www.spiegel.de/spiegel/print/d-132696510.html.

Spiegel online vom 14.03.2015. Es kommen die härteren Jahre. http://www.spiegel.de/spiegel/print/d-132327376.html.

Spiegel online vom 28.03.2015. Die Schrumpfkur. http://www.spiegel.de/spiegel/print/d-132909490.html.

Spiegel online vom 04.04.2015. Die Demokalypse bleibt aus. http://www.spiegel.de/spiegel/print/d-133262107.html.

Statistisches Bundesamt (2015, 2016). Jahresbericht 2015. Jahresbericht 2016. Wiesbaden.

Tesch-Römer, C. (2002). Gerontologie und Sozialpolitik. Stuttgart: Kohlhammer.

Tetra Pak. (2016). Whitepaper Verbrauchergenerationen. Tetra Pak ermittelt Absatzpotenzial für Lebensmittel und Getränke im Seniorenmarkt http://www.tetrapak.com/de/about/newsarchive/absatzpotenzial-fuer-lebensmittel-und-getraenke-im-seniorenmarkt.

The Lancet. Volume 387, No. 10020 (2016). Ein Vergleich der gesundheitlichen Erwartungen über zwei Jahrzehnte in England: Ergebnisse der kognitiven Funktion und der alternden Studie I und II, Universität Newcastle, 20.02.2016 https://doi.org/10.2016/s0140-6736(15)00947-2.

trade-school.net. (2016). Befragung von 2635 Teilnehmern über ihren Traumjob. 24.05.2016, https://www.tradeschools.net/learn/childhood-aspirations.asp.

Vester, F. (1975). Denken, Lernen, Vergessen – Was geht in unserem Kopf vor, wie lernt das Gehirn und wann lässt es uns im Stich? Stuttgart: Deutsche Verlags-Anstalt.

Wahl, H.-W. (2016). Leben wir vielleicht zu lange? In: Psychologie heute 04/2016. http://www.psychologie-heute.de/archiv/detailansicht/news/leben_wir_vielleicht_zu_lange/.

Wahl, H.-W. (2017). Was heißt hier alt? In: Psychologie heute 05/2017. http://www.psychologie-heute.de/archiv/detailansicht/news/was_heisst_hier_alt/.

Ware, B. (2015). Fünf Dinge, die Sterbende am meisten bereuen. München: Goldmann Verlag.

Wolf, A. (2016). Ich und glücklich? In: Psychologie heute 09/2016. http://www.psychologie-heute.de/archiv/detailansicht/news/ich_und_gluecklich/.

Wührich, M. (2008), Soziogerontologische Alterstheorien und Altersbilder. Schule für angewandte Gerontologie Studiengang Zürich 15, Januar 2008. http://s8af36377989fd469.jimcontent.com/download/version/1410065066/module/7338541694/name/070110%20Alterstheorien%20Bilder%20RK-NRS.pdf.

Sachverzeichnis

A

Achtsamkeit 103, 247
Achtung 101, 134, 152, 155, 175
Akzeptanz 37, 162, 168
Altersleugner 90, 93, 96
Altersziel 39, 70, 100, 114, 120, 134, 154, 168
Anknüpfer 90, 93
Anpassungsstörung 8, 78, 145, 147, 153
Apathiephase 153, 158, 159
Atchley, Robert 65–67, 262
Aufblühen 262, 263

Aussitzer 90, 93, 96, 246
Ausstiegszeitparadoxon 75

B

Berufsausstieg 3, 7, 25, 58, 70, 71, 145
Berufsverlust 11, 63, 66, 78, 165
Best Ager 115, 264
Biografie 111, 113, 117, 135, 156, 258
Bore-out 150, 151, 153, 159

© Springer-Verlag GmbH Deutschland, ein Teil von
Springer Nature 2018
W. Schiele, *Rastlos im Beruf, ratlos im Ruhestand?*,
https://doi.org/10.1007/978-3-662-56567-4

286 **Sachverzeichnis**

C

Changemanagement 55, 194

D

Dankbarkeit 176, 257, 258, 262
Defizitmodell 36
Demenz 46, 147, 148, 172, 266
Depression 8, 46, 58, 67, 69, 78, 144, 146, 147, 153
Digitalisierung 230, 274

E

Einsamkeit 227
Erfahrungskompetenz 190, 191
Erinnerungskompetenz 193
Ernüchterungsphase 67, 71
Erwartungskompetenz 191
Euphoriephase 67, 71

F

Freiheitsmythos 79
Frustrationsphase 152
Führungskompetenz 192

G

Gedächtnis 4, 46, 54, 118, 181, 182, 202, 203, 213
Gehirn 132, 147, 172, 179, 180, 182, 187, 191, 198, 202, 204, 208, 212, 213, 218, 235
Generation
Ruhestand 32, 35, 50, 53, 54, 189, 274
Y 50, 220
Genuss 235, 243, 256–262, 272

H

Herzenswunsch 112, 113, 126, 135, 139

I

Ideenbaum 183, 184, 188
Identität 1, 9, 69, 182, 203, 215, 222, 241, 251, 254, 265
Isolation 227, 229, 230

K

Kompetenz 188, 189, 191–193, 198, 205, 220, 221, 223, 264
Kompetenzmodell 36, 38
Konfliktkompetenz 194, 195
Kontrollüberzeugung 163, 168
Kreativität 14, 78, 93, 104, 186

Sachverzeichnis   287

L

Lebensalter 42, 45, 75, 124, 186, 230
Lebenserwartung 31, 40, 44, 47, 218, 223, 246, 259, 272
Lebensphase 22, 24, 33, 42, 49, 54, 64, 82, 97, 103, 106, 115, 117, 120, 133, 135, 139, 142, 154, 165, 172, 175, 183, 193, 196, 203, 212–215, 217, 219, 231, 234, 237, 242, 256
Lebenstreppe 40, 41
Lebenszielfalle 74
Lernmethode 206
Lerntyp 201, 207, 209
Lernvorliebe 208, 215
Lösungsorientierung 164, 168

N

Nachhaltigkeit 86
Nachholer 90
Netzwerk 3, 24, 57, 58, 60, 74, 102, 106, 148, 198, 206, 220, 223, 230
Netzwerkorientierung 164, 168
Neugier 23, 42, 66, 123, 136, 179, 182, 186, 215–217, 269
Nochmalstarter 90, 92

O

Ökocheck 130, 133

P

Prozesskompetenz 197

R

Rentnerblues 140, 141
Reorganisationsphase 67, 70
Resignierer 90–92, 246
Resilienz 160–165, 167–169, 246
Ritual 12, 98, 101, 102, 275
Rückschau 20, 21, 43, 89, 117, 240
Ruhestandsfalle 73, 81
Ruhestandsprojekt 84, 265
Ruhestandstyp 90, 92, 94, 96

S

Savoring 257, 262
Schatztruhe 113, 117, 119, 133, 134, 264
Sehnsuchtsziel 112, 131, 137, 164, 218
Selbstreflektion 4, 59, 85, 118, 166, 182, 240
Selbstverantwortung 163, 168

288 Sachverzeichnis

Selbstwert 136, 156, 173, 221, 251
Selbstwertschätzung 69, 128, 152
Selbstwirksamkeit 100, 127, 157, 164–166, 168, 258
Sinngebung 43, 120, 242
Sinnlosigkeit 9, 17, 227, 231
SMART-Modell 131, 133
SOK-Modell 38
Stillstandsphase 152
Suizid 7, 10, 147, 153

T

Tod 149, 226–228, 235–239

U

Überlastungsneurose 76
Umschaltphase 152
Unruhestand 4, 62, 64, 168, 212, 229, 251
Unterforderungseffekt 77, 78

V

Veränderungskompetenz 194, 204
Verbundenheit 101, 102, 227, 229, 230
Vision 66, 71, 83, 109, 111, 116, 119–121, 125, 126, 164

W

Wahrnehmungsfilter 208
Werteglück 256, 257, 262
Werteliste 253
Wertewelt 24, 67, 84, 155, 229, 265
Wissensdurst 182, 215
Wissenskompetenz 19, 195
Wohlfühlglück 256, 257, 262

Z

Zugehörigkeit 26, 56, 64, 89, 222
Zukunftsplanung 165, 168

Springer springer.com

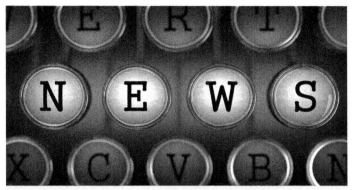

Willkommen zu den Springer Alerts

Jetzt anmelden!

- Unser Neuerscheinungs-Service für Sie:
  aktuell *** kostenlos *** passgenau *** flexibel

Springer veröffentlicht mehr als 5.500 wissenschaftliche Bücher jährlich in gedruckter Form. Mehr als 2.200 englischsprachige Zeitschriften und mehr als 120.000 eBooks und Referenzwerke sind auf unserer Online Plattform SpringerLink verfügbar. Seit seiner Gründung 1842 arbeitet Springer weltweit mit den hervorragendsten und anerkanntesten Wissenschaftlern zusammen, eine Partnerschaft, die auf Offenheit und gegenseitigem Vertrauen beruht.

Die SpringerAlerts sind der beste Weg, um über Neuentwicklungen im eigenen Fachgebiet auf dem Laufenden zu sein. Sie sind der/die Erste, der/die über neu erschienene Bücher informiert ist oder das Inhaltsverzeichnis des neuesten Zeitschriftenheftes erhält. Unser Service ist kostenlos, schnell und vor allem flexibel. Passen Sie die SpringerAlerts genau an Ihre Interessen und Ihren Bedarf an, um nur diejenigen Information zu erhalten, die Sie wirklich benötigen.

Mehr Infos unter: springer.com/alert

Ihr Bonus als Käufer dieses Buches

Als Käufer dieses Buches können Sie kostenlos das eBook zum Buch nutzen. Sie können es dauerhaft in Ihrem persönlichen, digitalen Bücherregal auf **springer.com** speichern oder auf Ihren PC/Tablet/eReader downloaden.

Gehen Sie bitte wie folgt vor:
1. Gehen Sie zu **springer.com/shop** und suchen Sie das vorliegende Buch (am schnellsten über die Eingabe der eISBN).
2. Legen Sie es in den Warenkorb und klicken Sie dann auf: **zum Einkaufswagen/zur Kasse.**
3. Geben Sie den untenstehenden Coupon ein. In der Bestellübersicht wird damit das eBook mit 0 Euro ausgewiesen, ist also kostenlos für Sie.
4. Gehen Sie weiter **zur Kasse** und schließen den Vorgang ab.
5. Sie können das eBook nun downloaden und auf einem Gerät Ihrer Wahl lesen. Das eBook bleibt dauerhaft in Ihrem digitalen Bücherregal gespeichert.

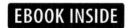
978-3-662-56567-4
mdHgNe6hBstABQs

eISBN
Ihr persönlicher Coupon

Sollte der Coupon fehlen oder nicht funktionieren, senden Sie uns bitte eine E-Mail mit dem Betreff: **eBook inside** an **customerservice@springer.com**.